발건강관리학

발건강관리학

이재남 | 김미정 | 김유정 지음

구민사
Technology Computer
www.kuhminsa.co.kr

머리말

최근에는 육체적, 정신적 건강에 대한 관심이 고조되면서 건강하고 아름다운 삶을 영위하기 위한 건강관리에 많은 관심과 노력을 기울이고 있다.

특히, 오늘날의 문명사회에서는 우리 인간의 보행 활동이 매우 축소되고, 운전이나 시멘트 및 보도블록, 하이힐 등 인간의 보행 즉 발에 영향을 미치는 제반 환경과 현대인의 인스턴트 식습관, 스트레스 등으로 인한 건강 적신호 현상으로 발 건강관리에 대한 중요성이 매우 중요해지고 있다.

이에 본서에서는 발관리 개론 및 발반사요법의 기초이론, 발의구조와 기능, 발관리 분야의 위생, 발의 변형 및 질환, 인체 각 장기에 따른 반사구들을 설명 하였고, 이를 바탕으로 최근 가장 많이 알려지고 이용되는 발반사요법 테크닉 1과 2, 정맥마사지, 족부소퇴반사, 일상생활에서의 주요 응용발반사 요법, 발과 관련된 경락 등을 그림 및 사진으로 수록하여 구성하였다. 따라서 대학에서 공부하는 학생, 미용분야에 관심이 있거나 종사하는 많은 미용인뿐 아니라, 일반인들 또한 본서에 수록된 발관리 이론 및 테크닉 실기를 손쉽게 이해하고 습득함으로써 산업 현장이나 가정에서 건강하고 아름다운 삶을 영위하기 위한 건강관리에 많은 도움이 되었으면 한다.

언제나 집필 후엔 미처 생각하지 못한 부족한 점들이 발견되어 늘 아쉬움이 많이 남는다. 하지만 이러한 부분들은 차후 더욱 연구하고 보완하여 좀 더 도움이 될 수 있는 유익한 책을 출간 할 것을 약속드리며, 미력하나마 많은 분들께 도움이 될 수 있기를 기대하며 본서를 출간하고자 합니다.

끝으로 본서의 출판에 도움을 주신 분들께 감사드리며, 빠듯한 일정임에도 불구하고 최선을 다해주신 구민사의 조규백 사장님과 김효섭 차장님, 편집부에 깊은 감사를 표합니다.

저자 일동

차 례

5장 발의 변형 및 질환

6장 반사구와 장기의 위치

7장 발관리 준비물 및 순서

8장 발관리의 실제

9장 질환 및 증상별 반사요법

10장 발과 관련된 경락

1장

발관리 개론

인체의 모든 기관은 발과 연결되어 있고, 발은 몸의 하중을 지탱하며 발에는 엄청난 수의 모세혈관과 자율신경이 자리잡고 있어 발을 제 2의 심장이라고 할 만큼 중요함을 강조하고 있다.
제 2의 심장이란 심장이 자력으로 수축과 이완을 하는 것처럼 우리 인간은 걷거나 뛰는 행위를 통해 발바닥에 자극을 가함으로써 혈액이 순환할 수 있도록 간접적인 펌프작용을 돕는 것이다. 결국 발에 자극을 가하여 혈액순환 작용을 촉진하여 제 2의 심장으로써의 발의 기능을 향상 시킨다.

1장
발관리 개론

1. 발관리학의 개요

발은 인체의 기초로서 몸의 균형을 유지하며 신체의 모든 건강의 근원이다.

인체의 모든 기관은 발과 연결되어 있고, 발은 몸의 하중을 지탱하며 발에는 엄청난 수의 모세혈관과 자율신경이 자리잡고 있어 발을 제 2의 심장이라고 할 만큼 중요함을 강조하고 있다(그림 1 - 1). 제 2의 심장이란 심장이 자력으로 수축과 이완을 하는 것처럼 우리 인간은 걷거나 뛰는 행위를 통해 발바닥에 자극을 가함으로써 혈액이 순환할 수 있도록 간접적인 펌프작용을 돕는 것이다. 결국 발에 자극을 가하여 혈액순환 작용을 촉진하여 제 2의 심장으로써의 발의 기능을 향상 시킨다.

그러나 걷고, 달리고, 뛰어 오르는 역할을 하는 발은 이러한 지속적인 충격 때문에 족궁의 모양이 변하게 되고, 발에 문제가 생기면 보행이 자유롭지 못할 뿐 아니라 우리 인체의 구조부분인 직립관절 부분이 수평을 잃게 되어 모든 관절에 불균형을 초래(그림 1 - 2), 일상생활을 편안하게 할 수 없음은 물론 체형의 변화와 나아가서는 생명까지 위협할 수 있다. 이처럼 발은 신체와 연관되어 자신의 건강상태를 좌우할 수 있기에 건강한 신체를 위해서는 올바른 신발 착용과 바른 걸음걸이, 자기 스스로 질병에 걸리지 않도록 자연치유력을 가져야 한다. 따라서 발관리학의 궁극적인 목적은 발관리 시 자극에 의해 혈액순환을 원활히 하고, 신체 대사기능 활성화로 세포 증식을 활성화 시키며, 면역기능을 향상시켜 스스로 질병을 방어할 수 있는 자연치유력을 향상 시키는 것이다. 또한 현대인들의 바쁜 일상생활과 스트레스로 쇠약해진 심신에 피로회복 효과를 부여하여 건강한 일상생활을 영위할 수 있도록 하는 데 목적이 있다.

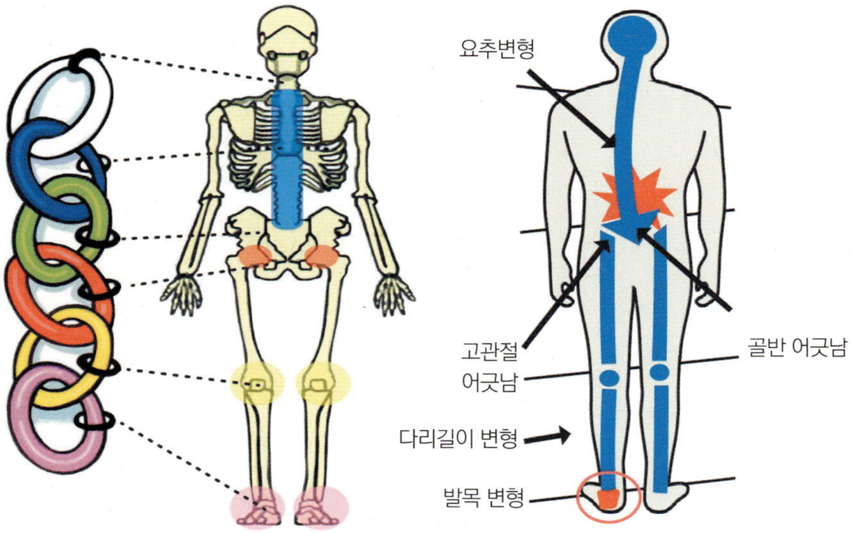

그림 1-1. 인체의 사슬구조(직립관절)

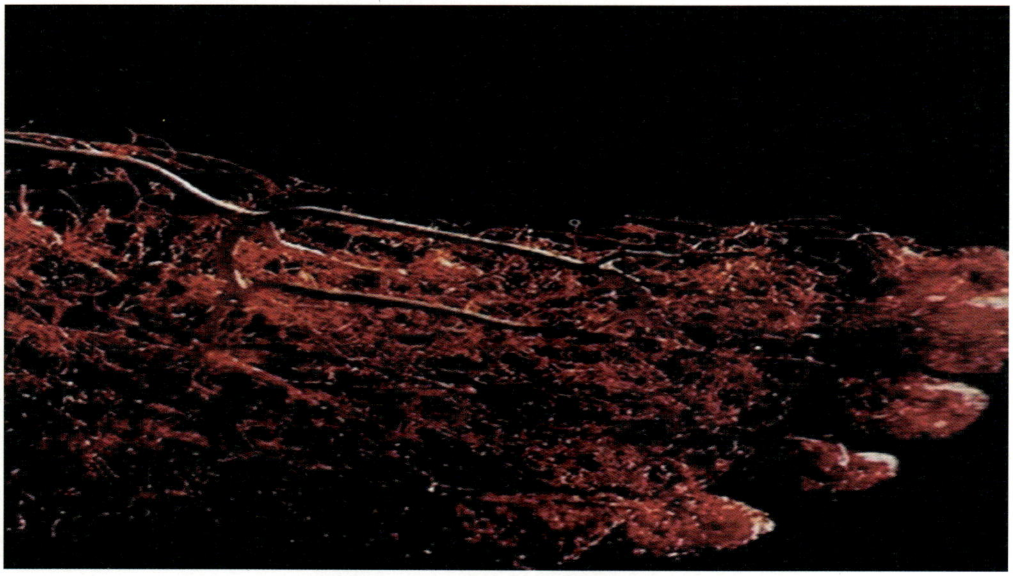

그림 1-2. 제 2의 심장 역할: 발의 모세혈관

2. 발관리학의 역사

발반사요법에 있어서 반사라고 하는 것은 신경학적으로 신경을 자극하여 반응하는 각 운동 또는 자율신경계 등에서 흔히 말하는 반사의 의미라기보다는 인체의 전체적인 구조가 인체 중 어떤 일부분에 반사 투영돼 축소되어 보여진다는 이론이다.

현재 전해져 오고 있는 증거에 의하면 반사요법은 4,000년 이전으로 거슬러 올라간다. 이러한 발관리는 인류의 역사와 함께 좀 더 건강하게 살아가려는 인류의 희망과 함께 꾸준히 발전되어 왔다. 그 정확한 기원은 다소 불분명하지만 발관리요법은 다양한 문화와 오랜 역사를 가지고 구전 전승되어 내려오던 것을 현대에 들어 재정립한 건강요법이다.

1) 이집트의 발관리

발관리가 소개된 가장 오래된 문헌은 중국 문명보다 이전에 이집트와 바빌로니아 문명에서 시작되었다는 역사적 증거물을 찾을 수 있다. 이 기록의 추정 연대는 대략 기원전 2330년경으로 상형문자로 쓰여진 이집트의 사카라에 있는 의사의 앙크마호 무덤에서 발견된 벽화에서 그 유래를 찾을 수 있다. 그 벽화에는 피시술자가 '아프게 하지 마시오'라고 하자, 시술자가 '원하는 대로 해드리겠소'라고 대답한다는 내용이 상형문자로 나타나 있다. 또한 발관리는 이미 인도, 중국, 북미 인디언들이 전통적으로 사용해 왔으며, 주로 발마사지의 형태로 전해져 왔다.

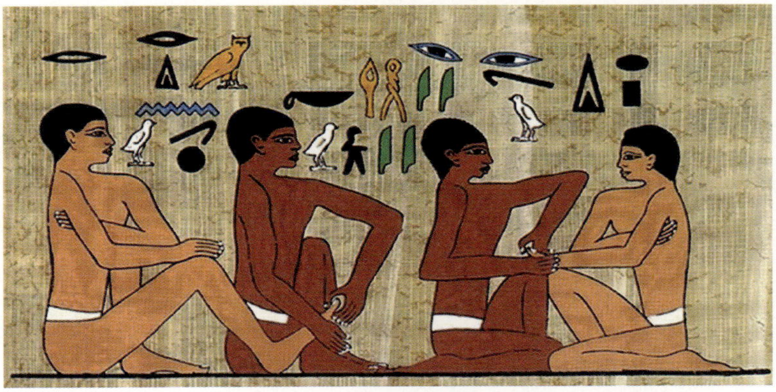

그림 1-3. 이집트 앙크마호르 무덤에서 발견된 벽화

2) 중국의 발관리

중국에서는 고대 의학서인 황제내경(皇帝內經)의 「소녀편(素女篇)」에 기록된 '관지법(觀趾法)' 혹은 '족심도(足心導)' 등에서 그 기원을 찾아볼 수 있다. 관지법이나 족심도에서는 혈점을 누르고 반사 부위를 자극하여 치료 효과를 얻는 의료의 한 분야로 활용되었다. 또한 한나라 시대의 화타(華佗)라는 명의는 상고시대, 즉 진나라 시대 이전의 관지법을 재연구하여 관지법보다 향상된 '화타밀급'을 창안하였다. 이것이 현재 불려지고 있는 족심도의 시조가 되었고, 그 이후 화타밀급이 당나라 때 일본으로 전해 들어가 오늘날의 침술과 족심도가 되었다고 한다.

3) 이스라엘 히브리민족의 세족식

세족식은 이스라엘에서 태어난 그리스도 예수(BC 7~AD 26)가 유대인들의 정치적 계략에 의해 '유대의 왕'이라는 죄목으로 십자가에 못박혀 처형되기 전날 밤 최후의 만찬, 성만찬을 집행하기 전에 12명의 제자들에게 서로 용서하고 겸손히 이웃을 섬기라는 교훈을 담아 발을 씻겨준 일에서 유래되었다. 오늘날에도 교황이 평신도의 발을 씻기는 의식, 교회나, 교회학교 등 다양한 교육과정으로 하나의 상징적 교육이라는 뜻에서 세족식이 많이 행해지고 있다.

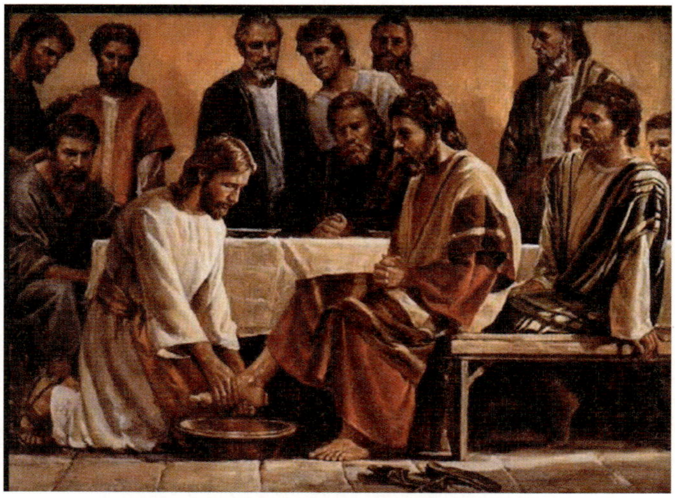

그림 1-4. 제자들의 발을 씻겨주는 예수(세족식)

4) 16세기의 발관리

유럽에서는 16세기에 처음으로 유럽의 라이프찌히 출신 Dr. Ball에 의해 발반사요법 이론이 처음으로 알려졌다.

5) 19세기의 발관리

반사요법의 과학적 근거는 1890년대에 헨리 헤드 경(Sir Henry Head)이 런던에서 수행한 신경학적 연구에 토대를 두고 있다. 그는 1898년 피부의 특정 부위가 내부 장기나 특정한 척수신경과 연결되어 있음을 발견하였는데, 예를 들면 발바닥을 자극하면 방광에 자극이 전달될 수 있다고 하였다.

6) 20세기의 발관리

발반사요법의 근대사에 가장 큰 영향을 준 미국인 의사 윌리암 피츠제럴드(Dr. Willam Fitzgerald, 1859 - 1952)가 1913년 현대이론에 입각하여 몸은 여러 개의 영역으로 구성되어 있음을 발견했고 이후 부위치료법(zone therapy)을 개발하였다. 그는 원래 이비인후과 의사로 손과 발을 포함한 신체의 각 부위에 압력을 가하면 다른 부위에 있던 통증이 사라지는 것을 발견했으며, 그는 자신이 발견한 이 방법을 소규모 수술에 활용했다.

피츠제럴드의 존 테라피(Zone Therapy)의 골자는 인체의 각 기관이 상호 신경라인으로 복잡하게 연결되어 있는 것에 착안하여 인체를 머리에서 몸체, 손, 발까지 척추를 중심으로 세로로 각각 5개 구역(10 등분)으로 구분하고, 가로로도 10개 구역으로 나누었다(그림 1-5) 그는 가로와 세로로 나누어져 있는 발바닥의 각 구역을 일정하게 자극하면 이것이 인체의 특정 기관에 영향을 주어 특별한 반응을 일으키는지 연구하였다. 그 결과 손과 발에 있는 말초신경을 자극하면 인체의 내부 장기가 반사운동에 의해 반응을 일으킨다고 보고하였다.

1920~1930년 사이 미국인 의사 라일리(Dr. Riley)는 윌리암 피츠제럴드의 Zone Therapy 방법을 더욱 발전시켰으며, 그 후 손가락으로 견갑골 부위의 아래를 깊숙이 눌러주는 심부압박 기술을 개발하여 부위치료와 연관하여 시행하였다. 또한 라일리는 발과 귀 반사점의 위치를 표시한 그림을 최초로 만들었으며 「알기 쉬운 부위치료(Simplified zone therapy)」를 출간

했다. 이러한 발반사 치료 지식은 19세기 말에서 20세기 초에 시작된 의학 정신 연구가 아니었다면 그냥 사장될 뻔 했다. 이때부터 사람들이 발반사 치료 개념에 흥미를 느끼고 발반사 요법 연구에 관심을 갖기 시작했다.

라일리박사의 미국인 물리치료사 조수인 유니스 잉햄(Eunice ingham, 1889 - 1974)은 오늘날 우리가 알고 있는 반사요법의 창시자다. 유닉스 잉햄은 1938년 「발이 전하는 건강이야기(Stories the feet can tell)」, 1963년에는 「발과 건강(Stories the feet have told)」을 집필했다.

1966년에는 도린 베일리(Doreen Bayly)가 영국에 반사요법을 도입하여 관련학교를 개설하였다. 독일인 의사인 한네 마르콰르트(Dr. Hanne Maquardt)는 1970년대에 독일에 반사요법을 소개하였다. 그는 연구에 그치지 않고 발반사 요법을 행하는 방법까지 구체적으로 발표하여 여러 의사와 간호사들을 교육시켰으며 일반인들도 적극적으로 접할 수 있는 기회를 만들게 되었다.

스위스 출신의 간호사 헤디 마자프레드(Hedi Masfret)는 중국 선교사로 근무 후, 고향인 스위스로 돌아가 중국에서의 경험을 바탕으로 발반사 요법에 관계되는 이론을 담은 「미래를 위한 건강(Good Health For The Future)」을 펴냄으로써 일반인들에게 발반사요법이 본격적으로 전파되는 계기가 되었다.

1982년에는 '로셔 건강협회(The rwo shur health institute)'가 설립되었다. 로셔요법은 대만에서 선교 활동을 펼치던 스위스에서 파송되어 온 Fr. 요세프 유그슈터(Josef Eugster, 오약석) 신부에 의해 개발되었다. 그는 자신의 고질병인 무릎의 류마티스 관절염을 중국의 족혈안마 요법(足穴按摩療法)을 통하여 치료한 후 발반사 요법의 효능을 보다 널리 알리고자 하였다. 그리고 선교 활동과 함께 '약석건강법'이라는 명칭을 제정 후 발반사 요법을 전국적으로 보급하는데 주력하였으며 많은 사람들에게 호응을 얻게 되었다. 이후 대만 전역으로 오약석 신부님의 이름이 알려지고 당시 진무송이라는 중국인이 세례명(Josef)을 협회명으로 넣어 '국제약석건강연구회'를 발족하였다. 이렇듯 발반사요법 역사는 유럽인들이 선두에 서서 발반사 요법에 관한 연구를 진행하고 진취적인 미국인들이 오늘날의 발반사요법 연구재단을 설립하기에 이른 것이다. 이에 현재는 세계 전역에서 발반사구를 자극함으로써 인체의 질병을 예방하고 치료하는 대체의학의 한 분야로 사용되고 있다.

1985년 덴마크 태생인 잉에 도우건(Inge Dougans)은 '남아프리카 반사요법학회(South african reflexology society)'를 설립했다. 잉에 도우건은 반사요법에서 활용되는 지압 부위가 침술에서 활용되는 경락과 관련이 있음을 증명했다.

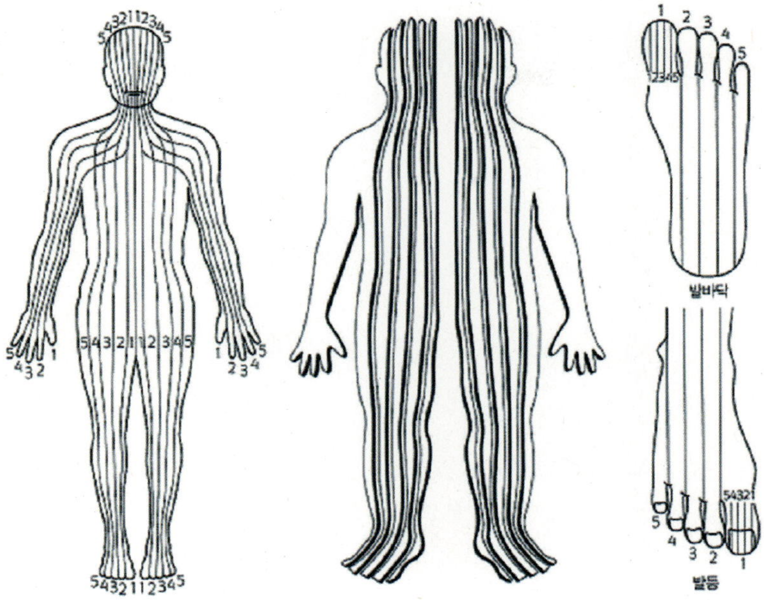

그림 1-5. 피츠제럴드의 Zone Therapy : 몸과 발의 세로구역

7) 한국의 발관리

예전에는 새신랑이 결혼해서 처갓집으로 신행을 가던 풍습이 있었다. 신행을 가면 친척과 친구들이 새신랑의 다리를 천장을 향해 매달아놓고(동상례) 때렸는데, 이는 심장에서 먼 발바닥을 나무막대기로 두드려 혈액순환을 돕는 방법의 하나였다. 또한 생식기 부위의 신경반사대의 자극으로 아들 딸 낳고 잘 살라는 기원이 깃들어 있는 방법으로 세계에서 유래를 찾아볼 수 없는 우리 고유의 발반사요법 문화의 일부였던 것이다.

우리나라 역사 속에 전해져오는 발에 관한 문헌을 찾아보면 세종대왕에 관한 것이 있는데, 세종대왕은 태어날 때부터 국가지도자의 자질을 갖춘 건강한 인재는 아니었다고 한다. 실제로 27살 때부터는 악화된 건강을 신하들에게 숨기기 위해 노심초사했다고 한다.

그의 가장 큰 질환으로는 30살이던 세종8년 5월 당뇨병으로 인한 풍기(고혈압)와 소갈증이었으며, 이밖에도 다리의 관절염, 신장염, 방광염, 어깨 등의 심한 피부염, 천식, 수전증, 신경쇠약, 이질, 위궤양 등으로 참혹한 고통을 겪었다고 한다.

세종대왕의 대표적인 발반사요법은 일상생활 중에서도 자신의 건강을 유지하기 위하여 버선 속에 날콩을 한 움큼 집어넣어 지압효과를 본 것이라고 한다.

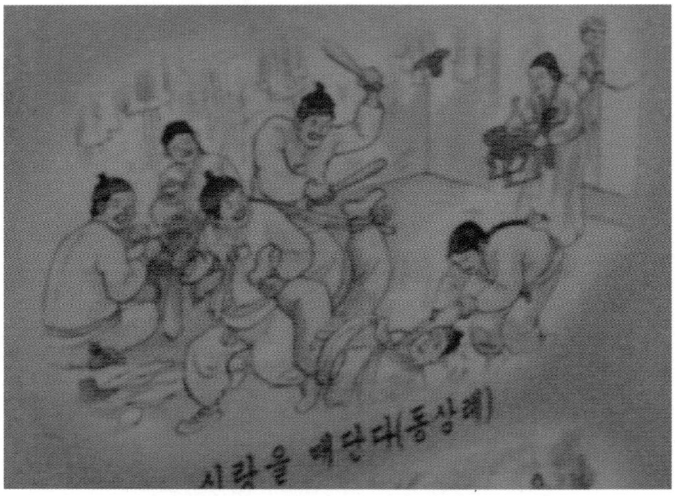

그림 1-6. 새신랑 동상례 (출처: 민속촌게시자료)

1930년대 들어서는 미국의 존 테라피(Zone Theraphy)이론이 의학계에 발표된 것을 시작으로 유럽 여러 나라의 학자들에 의해 본격적인 연구와 임상이 진행되었다. 그 후 1970년대 후반 대만에서 '관족법'이라는 이름으로 대중에 일반화되었고, 이어 일본에서도 급속하게 확산되었다.

우리나라에는 1980년대 이완분 여사(1924~1994)가 족심도에 의한 「건체강심법」을 출간하여 처음 알리기 시작하였고, 1987년에 오약석 신부가 2년여간 한국에 체류하면서 대만의 '약석건강법'을 보급하였다. 이후 여러 단체들을 통해 활발하게 알려져 왔다. 여기에 미국에서 보편화된 〈네일아트〉가 우리나라에서도 인기를 끌게 되면서, 〈페디큐어〉의 부분적인 각질관리와 발톱관리, 그리고 네일 칼라가 첨가되어 발전하였다.

발 건강관리에 대한 사회적 인식이 높아지면서 20여년 전 부터 발관리학이 대학의 교과과정으로 도입되었다. 최근에는 올바른 보행만으로도 바른 척추와 체형 형성에 도움을 줄 수 있다고 알려져 발관리에 대한 관심이 고조되고 있다. 그러나 국민 건강증진에 실질적인 도움을 줄 수 있으려면 체계적인 연구가 이루어져야 할 것이며, 무엇보다도 발 건강관리에 대한 제도권의 보장과 자격제도의 표준화가 우선시 되어야 한다.

2장

발반사요법

반사요법이란 엄지, 다른 손가락들 그리고 지압봉을 이용하여 발이나 손에 압력을 가하는 관리법으로, 신체 모든 부위 및 마음을 모두 고려하여 면역력을 강화시키고 정상적인 기능을 원활하게 해주는 전인적인 관리법을 말한다. 반사요법은 특정 장기를 집중적으로 관리하기 보다는 몸 전체를 종합적으로 다루고 증상을 관리하는 동시에 그 원인도 함께 관리의 목표가 된다.

2장

발반사요법

1. 발관리의 3대 영역

① **Fuss-Pflege**(푸스-플레게)

발위생(발의 청결관리), 티눈, 못박힌발, 굳은살, 갈라진 뒤꿈치, 냄새나는 발, 열나는 발들을 관리하는 것을 말하며 대부분 발의 구조적 문제(좁은 구두 착용 등의 요인)에서 기인한다.

② **Vein massage**(정맥마사지)

심장에서 나온 혈액을 발끝에서 다시 심장쪽으로 보내주는 정맥마사지 기법이다.

스크럽, 크림, 아로마 오일 등을 사용하며, 특히 임산부, 당뇨, 붓는발, 열나는 발에 효과적이다.

③ **Foot Reflex-zone Therapy**(발반사요법)

발바닥의 감각기관을 자극하여 특정한 기관이나 선(gland), 또는 근육이 규칙적인 운동을 일으키게 하는 방법으로 장기와 연관된(상응) 부위를 엄지, 다른 손가락들 그리고 지압봉을 이용하여 발에 압력을 가하는 관리법으로, 신체 모든 부위 및 마음을 모두 고려하여 면역력을 강화시키고 정상적인 기능을 원활하게 해주는 전인적인 관리법이다.

2. 발반사요법이란?

발은 신체의 각종 장기와 내분비 기관들의 축소판이자 거울이라 할 수 있으며, 발의 각 부위마다 해당 영역을 도해도로 표시할 수 있다. 왼발은 몸의 왼쪽 반을, 오른발은 몸의 오른쪽 반을 나타낸다. 반사요법 도해를 살펴보면 발과 신체 각 부위가 연관성이 있음을 쉽게 알 수 있다. 따라서 실제로 실습을 통하여 장기와 연관되는 반사점들의 위치를 체득하게 된다.

반사요법이란 엄지, 다른 손가락들 그리고 지압봉을 이용하여 발이나 손에 압력을 가하는 관리법으로, 신체 모든 부위 및 마음을 모두 고려하여 면역력을 강화시키고 정상적인 기능을 원활하게 해주는 전인적인 관리법을 말한다. 반사요법은 특정 장기를 집중적으로 관리하기보다는 몸 전체를 종합적으로 다루고, 증상을 관리하는 동시에 그 원인도 함께 관리의 목표가 된다.

3. 발반사요법과 에너지

반사요법은 기(氣)라고 하는 인체 내의 에너지 개념에 근거를 두고 있다. 모든 생명과 물질에는 에너지(氣)가 작용하고, 기(氣) 또는 생명력이라고 알려져 있는 에너지로 인해 인간을 비롯한 생명체는 삶을 유지한다. 이 에너지가 신체의 각부에 원활히 공급되면 몸이 건강해지고 신체적, 정신적으로도 자연과 조화로운 상태를 유지하게 된다. 그러나 모든 병은 에너지(氣)의 흐름이 원활하지 못한데서 기인하기 때문에 이러한 에너지의 흐름이 정체되거나 막히면 질병이 생긴다. 따라서 이러한 에너지 흐름을 방해하는 요소들을 제거하면 질병을 치유할 수 있다.

기(氣)는 한 기관에서 다른 기관으로 순환한다. 인체의 주요 기관을 통과하는 6개의 경락은 발에 있다. 따라서 에너지가 차단되었을 경우 발에 있는 경락을 지압하면 에너지의 순환경로를 열어주어 인체 내 에너지 흐름이 원활해진다.

근래에 와서 과학자들과 의사들도 우리 신체를 움직이도록 하는 것이 바로 에너지(氣)라는 사실에 많은 생각들을 같이하고 있으며, 발반사요법을 행하면 이 에너지가 활기를 찾게 된다는 사실도 밝혀졌다. 앤 질랜더스(Ann Gillanders, 영국, 발반사학자)는 인체의 에너지 흐름에 대해 "인체에도 양극과 음극으로 나뉘는 전기 회로처럼 전류가 순환하고 있어 발반사요법은 우리 몸에 전기를 넣어주는 것과 마찬가지라고 할 수 있으며, 각종 인체 기관과 선(腺), 세포로 이어지는 부분이 발에 있기 때문에 일정 지점을 자극하면 원활한 에너지 흐름이 가능하다"라고 언급하였다. 또한 현대 발반사요법의 어머니로 불리는 유니스 잉햄(Eunice ingham, 미국, 물리치료사)은 "인체의 신경은 전기와 비슷하다. 환경으로부터 전기에너지를 얻는 것은 개인의 능력이고 각 기관이 정확한 기능을 하도록 만드는 것은 에너지의 강도이다. 발에서 이러한 신경의 전달이 제대로 이루어지도록 하는 것은 전기기구를 충전하는 것과 같은 원리이다."라고 하여 인체에서 에너지의 중요성을 지적하고 있다.

인체 각 기관의 기능을 최적화하기 위해서는 에너지의 순환이 막힘없이 이루어져야 하며, 음(陰)에너지와 양(陽)에너지가 상호보완적인 역할을 해야 한다.

발은 음(陰)과 양(陽)이 만나는 곳이며, 또한 음(陽)과 양(陽)이 바뀌는 곳이기도 하다. 발에 자극을 주면 에너지 경로나 경락으로 연결된 인체 기관에서는 자극에 대한 반사작용이 나타난다. 이러한 반사작용은 인체의 모든 기관에서 연쇄적으로 일어나 에너지가 지나가는 모든 경로가 개방 됨으로써 인간의 신체적, 정서적 및 정신적 측면에 이르기까지 에너지를 전달할 수 있다.

따라서 인체의 항상성이 무너졌을 경우 발반사요법을 실시하면 인체의 에너지(氣) 흐름의 평형상태를 유지해 주고 원기를 회복시켜 우리 몸을 역동적인 음양의 조화상태로 되돌려 놓을 수 있을 것이다.

4. 발반사 요법의 원리

'반사'란 자극에 대한 무의식적 반응으로 발바닥 안에 인체의 축소판이 자리 잡고 있어 발바닥을 자극하면 특정 부위와 연관된 인체의 기관과 조직이 반응하여 혈액순환과 신경을 통해서 내분비선 또는 근육의 반사운동을 일으키는 현상으로 질병을 예방하고 치료한다고 보는 것이다. 이와 같은 발바닥의 특정 부위를 반사구라 하고 반사구를 누르거나 문지르기, 비비기 등의 자극을 주면 인체 기관의 기능이 회복되어 건강을 유지하고 개선 보완한다.

1) 혈액순환 원리

인체의 기관이 정상적인 기능을 수행하기 위해서는 원활한 혈액순환을 필요로 한다. 혈액은 혈관을 통하여 인체의 각 부분에서 필요한 영양, 산소, 호르몬 및 항체 등을 보내주고 동시에 대사산물과 노폐물을 받아들여 체외로 배출시킴으로써 인체의 활성을 유지하게 된다.

따라서 그물처럼 엮어져 있는 수많은 혈관들이 그 역할을 충실히 하지 못하면 노폐물이 각 장기의 반사구와 관련된 말초신경과 발의 반사구에 쌓이는 원인이 되고, 그것과 대응하는 기관과 부위의 기능이 나빠지거나 장기에 질병이 생기는 것을 알 수 있다. 즉, 모든 세포와 각 기관의 기능이 저하되어 질병의 원인이 되며, 각 기관과 부위에 질병이 생길 경우 순환기능에 반드시 나쁜 영향이 나타난다. 따라서 발반사요법을 통한 발바닥 자극을 통해 산소와 영양분을 운반하고 몸속의 노폐물을 몸 밖으로 운반하는 혈액의 흐름을 원활히 하여 인체 기관의 정상적인 기능을 회복시키고 건강을 유지할 수 있도록 한다.

2) 신경반사 원리

피츠제럴드 학설에 의하면 가상의 수직선을 이용하여 인체를 두부에서 발에 이르기까지 열개의 구역을 나누어 구분했다. 각각의 구역은 그 구역 안에서 각각의 장기와 관계가 있다고 했다. 반사원리란 발바닥에 있는 인체의 감각기능을 자극하면 이것이 대뇌에 전달되어 뇌에서 척수를 거쳐 내려온 많은 신경들이 자극에 의하여 반사운동을 일으키고 손과 발에 모여있는 말초신경에서 그 반응이 나타나는 것이다. 즉 반사 부위란 선을 따라 내려가며 인체의 각 기관에 해당하는 반사점이 있어 반사 부위는 서로 연결된 각 기관에 영향과 변화를 준다는 것으로 발반사요법의 가장 중추적인 핵심이론은 자율신경을 조절하여 각 장기의 기능 및 강화, 치유를 증진시키는 신경반사의 원리이다.

3) 음양오행 원리

신체의 오장육부를 음과 양 두 부분으로 나누어 구분하고, 신체의 음양 균형이 깨지면 건강상에 문제를 일으킨다고 보는 것이 음양오행의 기초 원리이다. 즉, 땅에는 지기(地氣)가 흐르고 있고 인체에는 사람의 에너지(氣)가 흐르고 있다고 보는 것이다.

동양의학에서 자연이 상호 영향을 주면서 균형을 갖고 운행하고 있듯이, 우리 신체의 각 부분을 음·양으로 나누어 구분하여 서로 상호 영향을 주면서 자연계와 밀접한 관계가 있다고 말하고 있다. 만물이 음과 양으로 구분되어 있지만 이것이 따로 존재한다거나 대립을 의미하는 것은 아니다.

발반사 요법을 통해 몸의 말초신경을 자극하여 혈액순환을 좋게 하고, 각 기관의 음양의 조화를 통해 정상적으로 작동하게 하여 인체의 자연치유력을 향상시킬 수 있다.

양	태양	하늘	빛	남자	왼쪽	겉	남쪽	등	피부	위	뜨겁다	기	육부
음	달	땅	그림자	여자	오른쪽	안	북쪽	배	장기	아래	차다	혈	육장

5. 발반사 요법의 효과

① 혈액과 림프액의 순환기능이 향상된다.
② 심신의 긴장을 풀어준다.
③ 육체적, 정신적 스트레스를 감소시킨다.
④ 신체 각 부위에 있는 독소를 분해하여 분비시킨다.
⑤ 신체 각 부위가 균형을 이루어 항상성을 회복시킨다.
⑥ 생체에너지의 흐름을 향상시킨다.
⑦ 체내에서 엔도르핀의 분비를 촉진, 통증을 감소시킨다.
⑧ 뇌의 신경전달물질 세르토닌의 분비를 촉진, 우울증에 효과적이다.
⑨ 근육의 긴장을 이완시킨다.
⑩ 여러 가지 질병의 예방 및 치유를 도와 건강회복에 좋다.
⑪ 자기 치유능력이 강화된다.

6. 발반사 요법이 인체에 미치는 영향

1) 반사요법이 뼈와 관절에 미치는 영향 및 효과

- 긴장된 관절을 이완시킨다.
- 혈액순환을 촉진하여 뼈와 관절에 영양분과 산소공급을 증가시킨다.

2) 반사요법이 근육에 미치는 영향 및 효과

- 근육의 통증을 경감시키고 경직된 근육과 피로를 풀어준다.
- 해당 근육에 혈액순환이 촉진되어 영양분과 산소공급으로 기능회복 및 손상된 근육의 재생을 촉진시킨다.

3) 반사요법이 순환기계통에 미치는 영향

- 혈액순환 촉진으로 조직에 영양분과 산소공급으로 조직을 재생시킨다.
- 대사산물인 각종 노폐물이 잘 제거된다(통증예방).

4) 반사요법이 림프계통에 미치는 영향

- 림프액의 순환을 촉진, 조직 내의 독소제거를 촉진하며 면역기능을 증진시킨다.
- 림프액의 흐름을 개선하여 부종예방 및 감소시킨다.

5) 반사요법이 신경계통에 미치는 영향

- 통증을 감소시키고 체내에서 분비되는 진통물질인 엔도르핀의 분비를 촉진한다.
- 뇌에 대한 반사요법을 시행하면 전신의 신경계통에 영향을 준다.
- 교감신경과 부교감신경의 균형을 맞춰줄 수 있다.

6) 반사요법이 내분비계통에 미치는 영향

- 스트레스 호르몬 분비억제로 스트레스 해소 및 전신이완에 영향을 미친다.
- 호르몬 분비를 정상화시켜 호르몬과 관련된 여러 질환에 효과가 있다.

7) 반사요법이 호흡기 계통에 미치는 영향

- 흉부의 근육을 이완시켜 호흡을 개선하며, 불안장애와 관련하여 흉부에 불쾌감이 있는 사람에게 효과적이다.
- 폐로 혈액순환이 촉진되어 영양분이 충분히 공급되고, 혈액에 있는 이산화탄소가 효과적으로 제거되어 폐기능 개선을 기대할 수 있다.

8) 반사요법이 소화기 계통에 미치는 영향

- 장의 연동운동을 활발하게 하여 노폐물의 배출을 촉진한다.
- 복부팽만감이나 변비해소에 효과적이다.

9) 반사요법이 생식기 계통에 미치는 영향

- 혈액공급이 증가하여 생식기계통에 산소와 영양분이 충분히 공급되며 노폐물이 제거되어 월경증후군 예방 및 감소에 효과적이다.

10) 반사요법이 비뇨기 계통에 미치는 영향

- 림프액의 순환을 촉진하여 소변의 양을 증가시키고, 신장과 방광의 기능을 증진시킨다.

7. 발반사요법 시 주의사항

① 식후 1시간 이내에는 자극하지 않는다.
② 자극할 때 전용크림이나 오일을 사용하도록 한다.
③ 시작과 끝 순서는 배설기관의 반사구를 자극한다.
④ 발바닥에서 무릎 위까지 양발을 30~40분 정도로 자극한다.
⑤ 뼈의 부분을 너무 세게 자극하지 않도록 한다.
⑥ 발가락 사이를 강하게 자극하지 않는다.
⑦ 임신중, 생리중, 교통사고 직후에는 자극하지 않는다.
⑧ 수술 후는 상처가 완치된 후에 자극하도록 한다.
⑨ 발의 심한 부종으로 인하여 열이 나는 경우 자극하지 않는다.
⑩ 피부에 심한 염증이 있는 경우 자극하지 않는다.
⑪ 반사구에 이상병변이 있거나 고객이 심한 고통을 호소하는 경우 자극하지 않는다.
⑫ 자극이 끝나면 400~500cc 정도의 미온수를 마신다.

8. 발반사요법 후 나타날 수 있는 신체반응

① 발진이 일어날 수 있다.
② 트림이나 가스가 자주 나온다.
③ 장운동이 활발해져 설사 또는 대변 횟수가 증가한다.
④ 소변 배출량이 증가하고 색깔이 진하며 냄새가 강하다.
⑤ 수면 양상은 숙면을 취할 수도 있고 수면에 방해를 받을 수도 있다.
⑥ 코나 입, 기관지 등에서 분비되는 점액질의 분비가 증가한다.
⑦ 열, 피로, 권태감, 하품 등이 나타난다.
⑧ 발목이나 발뒤꿈치가 조금 부어오를 수 있다.
⑨ 반사구에 통증이 나타날 수 있다.
⑩ 발의 정맥이 확연히 드러나 보일 수 있다.

9. 발반사요법과 노폐물제거

생명 유지와 건강의 증진을 위해서는 끊임없이 산소와 영양분이 요구된다. 인체의 이러한 신진대사는 많은 노폐물을 만든다. 대표적인 노폐물로는 탄화수소와 지방의 연소 찌꺼기인 이산화탄소, 노후한 적혈구 파괴에서 파생하는 담즙산염과 담즙색소, 음식물의 과잉 섭취에 의한 각종 무기염, 단백질 분해 과정에서 발생된 요소 및 과량의 물 등이 있다. 이산화탄소는 숨을 내쉴 때에 수증기와 함께 폐에서 배출되며 담즙산염과 담즙색소는 일부가 재흡수되고 나머지는 변과 함께 배설된다. 또한 잉여의 물과 요소는 비뇨기계통을 통한 소변으로 배출되고 나머지 수분과 염류 및 요소의 일부는 피부의 한선을 통하여 땀으로 된다.

이러한 노폐물의 축적은 인체의 항상성 유지에 가장 큰 저해 요인으로 적시에 배출되지 않은 노폐물은 우리 몸의 가장 낮은 위치에 있는 발에 축적되기 쉽다. 신경말단 부위에 결정체로 축적된 노폐물은 제 2의 심장인 발에 영향을 미쳐 혈액과 에너지의 흐름 및 신경흥분 전달의 통로를 막고, 발에 위치한 신경반사구의 기능을 약화시켜 상응 부위인 각 장기 및 조직의 기능에 악영향을 미친다.

따라서 걷기 운동이나 발반사요법에 의한 발의 자극을 통해 혈액의 흐름을 조절하고, 신경말단에 축적되어 신경흥분 전도와 에너지 흐름을 차단시키는 젖산과 칼슘 결정체 등의 노폐물을 배출시켜야 한다. 이러한 노폐물의 배출은 인체의 세포, 조직 및 각 장기의 기능을 강화시켜준다.

1) 발에 축적되는 노폐물의 종류

(1) GAS 형태

- 음식물을 섭취하는 모든 동물에게 나타난다.
- 위에서 음식물이 분해될 때 발생되는 기체로 트림, 방귀, 발 냄새 등으로 나타난다.
- 발을 부풀게 하는 원인이 되며, 발바닥 중심 부위(아치가 형성된 부분)에 잘 생긴다.
- 족궁 부위에 작은 알맹이가 느껴진다.

(2) 요산 형태

- 동물성 단백질을 섭취했을 때 단백질 분해에 의한 아미노산 최종 산물이다.
- 맹독성으로 임신 중독증의 원인이 되며 혈액을 탁하게 하고 고이게 한다.
- 혈액에 점성이 생긴다.
- 요산이 많아지면 결석이 생긴다.
- 발관리 시 통증이 느껴진다.
- 주로 발가락 사이 및 발바닥에 잘 생긴다.

(3) 수분 형태

- 발을 자주 붓게 한다.
- 수분은 발등에 주로 축적된다.
- 오랫동안 서 있을 경우나 림프에 문제가 있어 면역력이 저하될 때 나타난다.
- 불필요한 수분이 배설되지 못하고 발에 축적되어 가스와 함께 발을 붓게 한다.

(4) 지방 형태

- 육식을 좋아하는 사람이나 유지 성분을 섭취하는 사람에게 많다.
- 관절과 관절 사이에 존재하며 관절염에 걸리기 쉽다.

(5) 중금속 형태

- 인스턴트 식품을 자주 즐기는 사람에게 많다.
- 대부분의 중금속은 신체 밖으로 배출되지 않고 인체에 축적되어 중독현상을 일으킨다.
- 발 전체에 축적되어 발끝 부위가 피부색보다 탁하거나 검게 보인다.

10. 발반사요법 후 주의 사항

반사요법을 실시한 후에는 고객에게 다음의 사항들을 알려주어 반사요법의 효과를 극대화 할 수 있게 한다. 관리 후의 주의 사항은 반사요법을 실시한 후 24시간 동안 지키도록 하는 것이 효과적이다.

1) 긴장을 풀고 쉬도록 한다.

고객에게 깊은 호흡을 연습하게 하고 이완을 위한 여러 기법을 숙지하여 활용하게 함으로써 신체의 자기치유 능력을 극대화 할 수 있도록 한다.

2) 독소배출을 촉진하기 위해 물을 마신다.

미온수 400~500cc를 마시도록 한다.
이는 원활한 독소배출과 명현현상의 예방에도 좋다.

명현현상이란

한의학에서는 '호전반응'이라고도 하는데 허약하거나 질병으로 인해 균형을 잃었던 몸이 정상화되는 과정에서 일시적으로 증상이 악화되거나 엉뚱한 반응이 나타나기도 하는 것을 말한다. 명현현상의 대부분은 좋지 않았던 몸이 새롭게 질서를 잡으면서 몸속의 나쁜 기운이 나올 때 나타나는 증상이다. 이것이 과학적으로 증명되지 않았기에 그간은 한방에서만 주장해 오던 학설에 지나지 않는다고 이야기했던 것이 사실이다.

최근 들어 구미의 자연의학계에서는 이러한 명현현상을 '치유의 위기(crisis for healing), 회복의 징후(healing sign)'라고 부르며 새로운 시각으로 바라보고 있다. 이 말은 치유 과정에서 중단하게 될지도 모르는 위기의 순간을 말하는 것으로 실제로 이 위기를 잘 견뎌야 질병으로부터 건강을 지켜 나갈 수 있다는 뜻이다.

독일의 생리학자이자 심리학자인 헤링은 "모든 치료는 안에서 밖으로, 머리에서 아래로, 증상이 일어난 역순으로 일어난다"고 말하였다. 즉, 몸속의 질병에 대한 반응이 가장 먼저 일어나고, 머리에서 발바닥으로 그리고 최근에 발생된 병부터 차례차례 명현현상이 일어난다는 설명이다.

3) 가벼운 식사와 소식을 한다.

음식을 많이 먹으면 소화를 위해 혈액이 위 장관으로 집중되므로 음식은 가능한 한 조금만 먹는다. 이렇게 혈액이 한 곳에 집중되면 자기치유를 위해 필요한 에너지가 분산되므로 과일이나 채소 등 가벼운 식사가 가장 적당하다.

4) 카페인이 들어있는 자극적인 음료나 차는 마시지 않는다.

카페인이 들어있는 커피나 콜라, 또는 각종 차는 마시지 않는 것이 좋다. 카페인은 자극제이기 때문에 반사요법을 받은 후에 최대한의 긴장을 풀어 이완시키는데 방해가 된다.

5) 음주와 담배를 제한한다.

반사요법을 실시한 후에는 최소 24시간 동안 술이나 담배를 하지 않도록 한다. 반사요법은 몸안의 각종 노폐물과 독소를 배출시키는데 음주나 흡연은 몸안에 다시 독소를 생성시키기 때문이다.

6) 기타 사항

관리사는 고객 개개인의 차이를 고려하여 관리를 실시한 후 주의 사항을 고객에게 적절하게 설명할 수 있어야 한다. 때에 따라서는 평상시에 운동, 향기요법, 허브요법, 영양요법 등 다양한 건강관리에 도움이 되는 요법들도 활용할 수 있도록 조언해주도록 한다.

현대인들의 질병요인의 70% 정도를 차지하는 스트레스를 어떻게 해소할 것인지에 대한 조언도 매우 중요하다.

3장

발의 구조와 기능

인체의 모든 기관은 발과 연결되어 있고, 발은 몸의 하중을 지탱하며 발에는 엄청난 수의 모세 혈관과 자율신경이 자리잡고 있어 발을 제 2의 심장이라고 할 만큼 중요함을 강조하고 있다 제 2의 심장이란 심장이 자력으로 수축과 이완을 하는 것처럼 우리 인간은 걷거나 뛰는 행위를 통해 발바닥에 자극을 가함으로써 혈액이 순환할 수 있도록 간접적인 펌프작용을 돕는 것이다. 결국 발에 자극을 가하여 혈액순환 작용을 촉진하여 제 2의 심장으로써의 발의 기능을 향상 시킨다.

3장

발의 구조와 기능

1. 발의 기능

발은 인체의 기초로서 온 몸의 무게를 지탱하고, 균형을 잡아주는 중요한 역할을 하며, 인체를 움직이는데 지렛대 역할을 하는 전신의 축도라 할 수 있다. 발은 인간의 행동에 있어 매우 중요한 역할과 위치를 담당하고 있다.

약 100만 년 전에는 인간도 본래 다른 짐승들과 같이 네 발로 자신의 체중을 지탱하고 다녔으나 인간은 차츰차츰 직립보행을 하기 시작하였다. 인간이 네 발로 걸어다닐 때에는 등이 휘고 배나 내장기관들이 땅과 가까웠으나, 두 다리로 서면서부터 상반신이 위로 올라감에 따라 시야가 넓어지게 되었으며, 시야에 들어오는 모든 정보량은 인간의 뇌를 자극하게 되어 인류 문명에 많은 발전을 가져오게 되었다. 그러나 상체의 발달과 함께 발에는 과중한 중량을 감당하여야 하는 오랜 투쟁이 시작되었다. 발에 문제가 생겨 병이 발병되면 종아리나 무릎에 이상이 발생하게 되는데, 이때 계속 무리를 하게 되면 골반과 허리, 생식기관, 척추, 어깨, 목 부위까지 이상이 나타나게 된다. 즉, 발은 건강의 근원이며 신체의 건강을 좌우하는 지표라 할 수 있다.

1) 발의 기능

- 인체를 지탱해주는 역할을 한다.
- 인체의 지렛대 작용을 한다.

- 인체의 균형을 유지한다.
- 보행 시 충격을 흡수하여 완화한다.
- 운동기능을 담당하여 보행을 하게 한다.

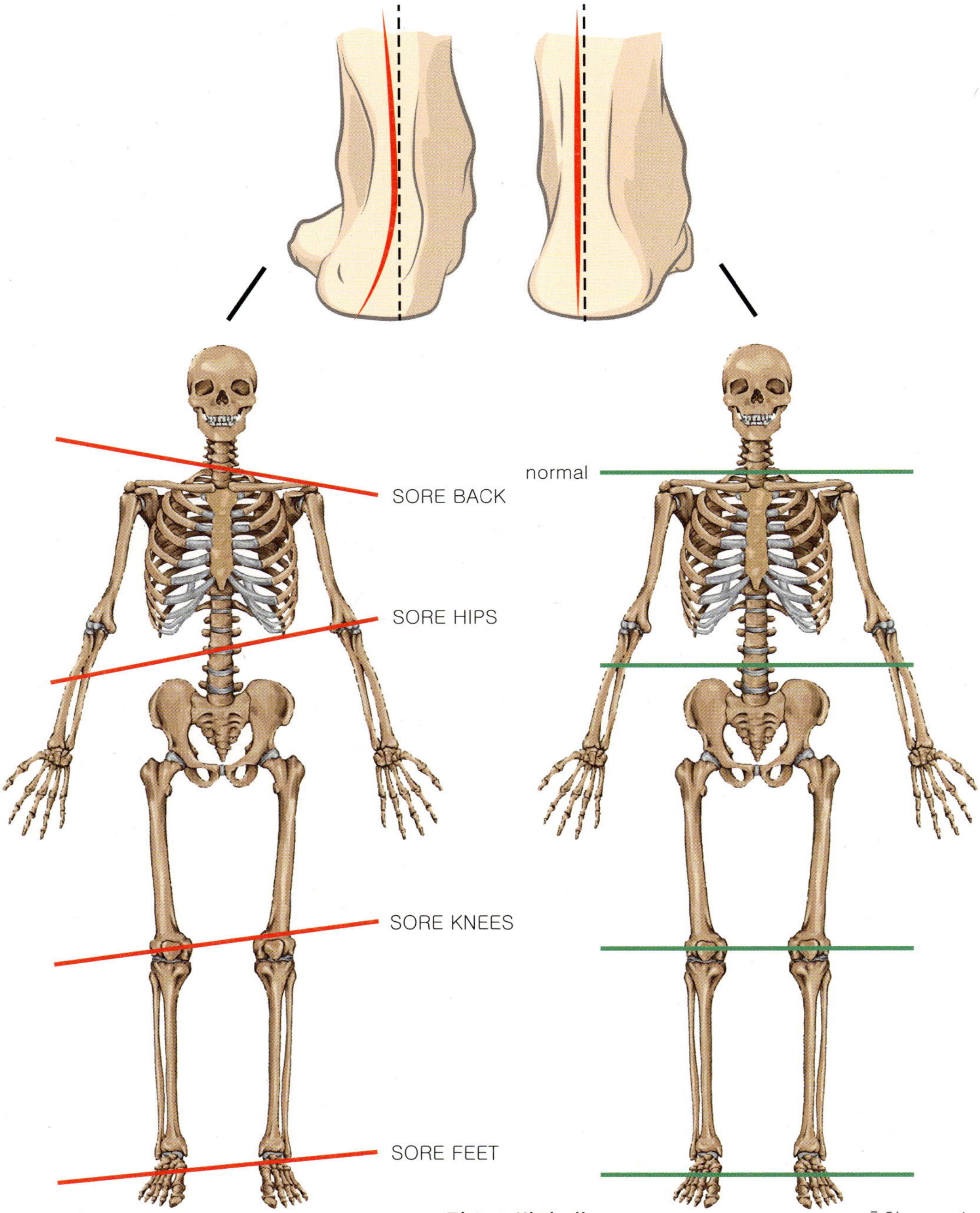

그림 3-1. 발의 기능

출처 : google

2) 건강한 발의 조건

- 발이 항상 따뜻해야 한다.
- 발의 변형이 없어야 한다.
- 발 피부가 매끄러우며 광택이 있어야 한다.
- 외관으로 보았을 때 균형 잡힌 모양이어야 한다.
- 발목에 부종이 없어야 한다.
- 발가락 사이사이가 부채처럼 벌어져야 한다.
- 발가락이 발등 쪽으로 잘 휘어지는 것이 좋다.
- 발 뒤꿈치가 일직선이 되어야 한다.
- 발바닥의 아치(가운데 면)가 뚜렷해야 한다.
- 아킬레스건이 잘 발달되어 있어야 한다.
- 관절의 움직임이 원활해야 한다.
- 무좀이나 곰팡이균에 의한 질병이 없어야 한다.
- 붓거나 아프지 말아야 하며, 발 자극 시 통증이 없어야 한다.

2. 발의 해부학

발은 직립 자세에서 인체를 지지하는 기능을 하면서 몸의 균형을 유지하고 똑바로 서 있거나 뛸 수 있도록 매우 정밀하고 복잡한 구조로 이루어져 있다. 우리 몸의 대부분의 무게를 지탱하는 발에서의 뼈, 강인한 근육과 힘줄, 인대, 혈관, 신경 등의 구조는 인체에서 가장 강력한 구조로 이루어져 있다.

1) 골격계(Skeletal System, 뼈대계)

우리 몸은 206개의 뼈로 구성되어 있다. 뼈는 중배엽에서 발생된 결합조직의 특수한 형태로서 치아와 함께 인체에서 가장 단단한 조직이다. 신생아 때는 연골 상태에서 성장하면서 점차 단단해지고 20~25세에 뼈의 성장이 끝난다. 이 뼈는 처음엔 연골 상태로 매우 부드러우나 인산칼슘과 같은 미네랄이 흡수되면서 단단한 골격이 된다.

골격은 우리 몸을 지탱할 뿐 아니라 근육과 조직을 부착시키고, 내부 장기를 보호하며, 뇌의 지령을 받아 운동을 수행하는 역할을 한다. 뼈의 성장에 관여하는 요인으로는 호르몬, 영양분, 자극, 스트레스 등이 있다.

(1) 뼈의 종류

① **장골**(long bone) : 손, 발의 긴뼈

② **단골**(short bone) : 손목과 발목의 작은 뼈

③ **편평골**(flat bone) : 머리뼈나 골반과 같이 편평한 형태의 뼈

④ **불규칙골**(irregular bone) : 척추나 갈비뼈와 같이 형태가 불규칙하며 특정한 모양이 없다.

⑤ **연골** : 관절 주위에 위치하는 뼈

(2) 하지골(다리뼈, bones of limb)

하지뼈는 모두 62개로 한 족에 31개씩의 뼈로 구성되어 있으며 하지연결대, 대퇴, 하퇴, 발의 4부분으로 구성된다.

하지뼈는 체중을 지탱하고 원활한 운동을 할 필요가 있어 상지골 보다 튼튼하고 견고하게 만들어져 있다. 골반을 형성하여 하지를 몸통에 연결시키는 좌우 관골(2)을 하지대라고 하며, 대퇴골(2), 슬개골(2), 경골(2), 비골(2), 족근골(14), 중족골(10), 지골(28) 등을 자유 하지골이라고 한다.

① 관골(힙뼈, 볼기뼈, hip bone)

척추와 하지를 연결시켜 골반을 구성하는 뼈 중 가장 큰 뼈다. 출생 시는 장골(엉덩이뼈, ilium), 좌골(궁둥뼈, ischium), 치골(두덩뼈, pubis) 등 세 개의 뼈가 Y자형으로 연골에 의해 서로 결합되어 있다가 15~16세경부터 한 개의 뼈로 구성된다.

② 대퇴골(허벅지뼈, femur)

약 40cm 정도로 인체에서 가장 긴뼈로 상단은 관골구(힙뼈)와 더불어 고관절을 형성하고 하단은 경골과 관절하며, 바로 전면에는 무릎뼈 부위 위 슬개면(무릎면, patellar surface)이 있다.

③ **슬개골**(무릎뼈, patella)

대퇴사두근건(넙다리네갈래근)의 힘줄 속에 밤톨 같은 모양의 종자뼈(sesamoid bone)이다. 슬개골은 볼록한 전면과 오목한 후면을 갖고 있고 후면은 다리를 쭉 뻗었을 때 대퇴골 위에 얹히게 된다.

④ **경골**(정강이뼈, tibia)

하퇴의 내측을 연결하는 크고 강한 뼈이다. 상단은 대퇴골과 관절하고 하단은 내복사뼈와 연결되어 있으며 삼각형 모양의 전면은 날카로워 충돌 시 쉽게 타박상을 입기도 한다.

⑤ **비골**(종아리뼈, fibula)

경골 바로 옆에 붙어 있는 가느다란 긴뼈이다. 무릎 관절에는 직접 관여하지 않기 때문에 체중을 지탱하는 역할은 하지 않는다. 상단은 경골에 하단은 외복사뼈에 관절하여 족근관절의 형성에 관여한다.

(3) 발의 뼈

발의 뼈 구조는 족근골, 중족골, 지골 3부분으로 구분되며, 한쪽 발에 26개의 뼈로 양발에 52개의 뼈와 19개의 근육, 107개의 인대로 구성되어 있다. 이는 우리 몸의 총 206개의 뼈 중 약 4/1(25%)에 해당하는 부분이 발에 밀집되어 있는 것으로 발이 얼마나 중요한 부위인지 알려주고 있다.

① **족근골**(발목뼈, tarsal bones)

발목을 형성하는 7개의 뼈로 구성되어 있고 이들은 모두 불규칙 뼈이다.

• **거골**(목말뼈, talus)

1자 모양의 뼈로 종골 위에 얹혀 있고 경골과 비골에 관절하며 경골의 무게를 받아 종골뼈로 전달하며 입방골과 관절하고 있다.

• **종골**(발꿈치뼈, calcaneus)

발뒤꿈치(heel)의 융기를 형성하고 위에서 거골과 앞쪽의 입방골과 관절하고 있으며 아킬레스건이 부착되어 있으며 거골을 지지한다.

• **주상골**(발배뼈, navicular)

발의 내측에 있으며 거골과 설상골 사이에 위치한다.

• **입방골**(입방뼈, cuboid)

발의 내측에 있으며 종골의 전단과 관절한다.

• **설상골**(내측, 중간, 외측쐐기뼈, cuneiforms)

3개의 설상골은 각각 1, 2, 3 중족골과 관절하여 주상골 앞쪽에 나란히 있다.

② **중족골**(발바닥 뼈, metatarsal Bones)

발바닥을 형성하는 5개의 긴뼈로 엄지발가락부터 새끼발가락까지 차례대로 관절한다. 제 1중 족골은 무게를 제일 많이 지탱하는 부위로 굵으며 발가락 뼈인 지골과 관절한다.

③ **족지골**(발가락 뼈, phalanges)

발가락을 형성하는 뼈로 엄지발가락만 2마디(기절골과 말절골)로 되어 있고 나머지 2, 3, 4, 5지는 3마디(기절골, 중절골, 말절골)로총 14마디로 되어 있다. 발가락 끝 부위는 발톱이 부착되어 있다.

④ **족궁**(발바닥활, arch of the foot)

서있는 자세에서 발에 체중이 실리는 점은 거골을 통해 족궁으로 내려와 발로 분산되는데, 발 뒤꿈치와 제1 중족골의 골두와 제2~5중족골의 골두(head of metatarsal bone)의 세 부분이다. 이와 같이 체중을 분산시키기 위해 발바닥의 뼈들은 전체적으로 휘어져 있어 족궁을 형성한다.

족궁은 발의 각 부분에 몸의 무게를 분산시켜 인체의 충격을 완화하는 역할을 하고, 걷거나 뛸때 충격을 흡수하여 완화해 주는 스프링과 같은 역할을 한다.

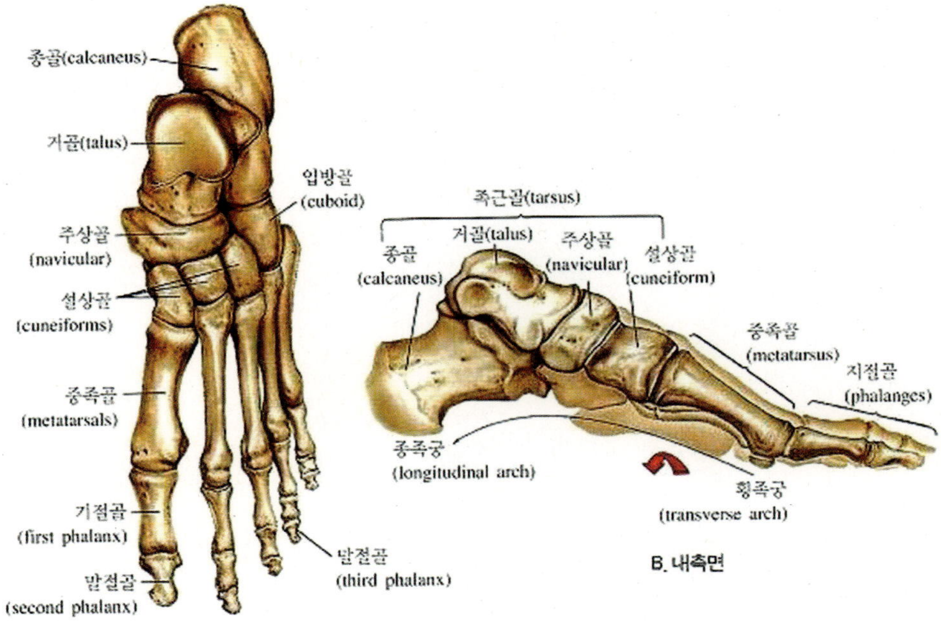

그림 3-2 발의 뼈 구조

족궁은 2개의 종족궁과 1개의 횡종족궁으로 구성되어 있고, 인대와 하퇴근의 건이 단단히 고정되어 있어 아치를 형성하나 선천적 기형이나 잘못된 보행으로 인해 아치가 무너져 편평한 발이 되기도 한다. 이런 발을 평발(flat foot)이라 하고 오래 걷거나 뛰면 피로가 쉽게 온다.

- **내측종족궁**(가쪽세로발바닥활) : 높고 탄성이 강해 점프하거나 높은 곳에서 뛰어내릴 때처럼 발바닥에 오는 강한 충격을 흡수하는 작용을 한다.
- **외측종족궁**(안쪽세로발바닥활) : 굴곡이 적고 탄성도 적어 주로 걷거나 뛸 때 더 유용하다.
- **횡종족궁**(가로발바닥활) : 주상골, 설상골 및 중족골저로 구성되어 있고 장비골근건이 이를 유지하는데 중요한 역할을 한다.

(4) 발바닥의 무게 중심

체중의 부하는 한쪽 발에 50%씩 나눠진다. 이 중 발뒤꿈치에 25%가 전달되며, 나머지 25% 중 10%는 엄지중족골 쪽에, 15%는 둘째부터 새끼중족골 쪽으로 분산되어 있다.(양발일 경우 50 : 20 : 30%). 또한 체중 부하 시 족궁(아치)은 무게 전달 시 무게를 흡수하여 유연하게 하여 마치 용수철과 같은 역할을 담당한다. 이때 무게를 떠받치는 힘은 각종 발바닥인대(plantar ligament)에서 80%를 담당하고 근육들과 힘줄들은 나머지 20%를 담당한다.

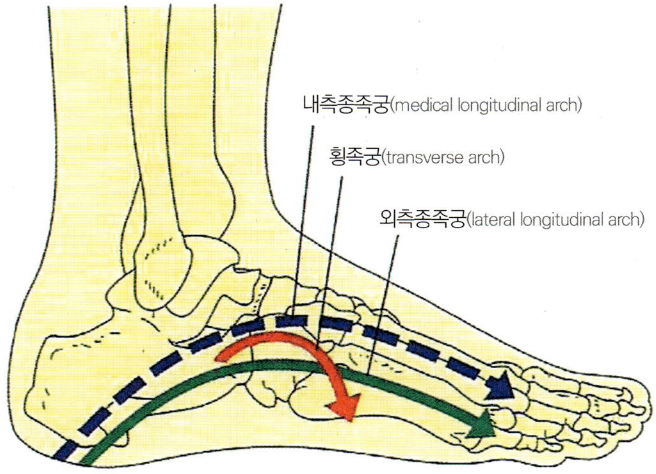

그림 3-3. 족궁(아치)

2) 근육계

(1) 근육의 특성

근육은 골격이나 피부에 부착하여 인체의 형태를 이루고 장기나 혈관의 벽을 구성한다. 근육은 구성위치에 따라 골격에 부착되어 있는 골격근(가로무늬근; skeletal muscle), 심장을 구성하는 심장근(cardiac muscle), 각종 장기나 혈관의 벽을 이루는 평활근(민무늬근)(smooth muscle)과 가로로 무늬가 있는 횡문근(striated muscle)으로 구분하고, 신경지배에 따라 의지대로 움직일 수 없는 불수의근(involuntary muscle)과 의지대로 움직일 수 있는 수의근(voluntary muscle)으로 구분한다.

① **골격근**(뼈대근육, skeletac muscle) : 뼈에 붙어있는 근육이 수축하여 뼈가 움직임으로써 운동을 하게 하는 자유의지근으로 수의근(voluntary muscle)이라 부른다.

② **평활근**(내장근육, visceral muscle) **:** 소화기, 호흡기, 혈관 등의 내부기관의 벽을 이루는 근으로 자율신경과 호르몬에 의해 움직이는 불수의근(involuntary muscle)이다.

③ **심근**(심장근육, cardiac muscle) **:** 심장의 벽을 이루는 근육으로 휴식없이 움직여 수축운동을 하는 가로무늬 근육으로 수의적, 불수의적 양쪽의 특징을 모두 가지고 있는 근육이다.

(2) 하퇴근육(종아리 근육)

하지의 근육은 인체의 몸무게를 지탱하고 상지의 근육에 비해 훨씬 운동량이 많으며 발목과 발가락 운동에 관여한다. 종류로는 전하퇴근과 외측하퇴근 및 후하퇴근이 있다.

① **전하퇴근**(정강이 근육, anterior crural muscles) **:** 하퇴의 전외측에 있는 전경골근(앞정강근), 발가락을 펴는 긴엄지폄근(장무지신근), 제3 비골근(3째 종아리근) 및 긴발가락폄근(장지신근) 등 4개의 근으로 구성되어 있다.

② **외측하퇴근**(lateral crural muscles) **:** 하퇴의 바깥쪽 비골에서 시작하는 긴 비골근(긴종아리근, 장비골근)과 짧은 비골근(짧은 종아리근, 단비골근)은 발목을 굽히거나 젖히는 작용을 하며, 발목 염좌를 잘 일으키는 근육이다.

③ **후하퇴근**(뒤종아리 근육, posterior crural muscles) **:** 뒷면 종아리를 형성하는 근육이다. 종아리세갈래근은 후면과 안쪽 및 측면위 관절 융기에서 일어나는 장딴지근과 이 근육 바로 밑에 자리잡고 있는 정강이뼈와 종아리뼈 윗부분에서 일어나는 가자미근(넙치근)으로 구성되어 있다. 이 두 힘줄은 발 뒤쪽 아킬레스건에 부착되어 있다. 아킬레스건은 강한 힘줄이지만 순간적으로 과도한 힘을 주면 끊어지는 경우도 있다.

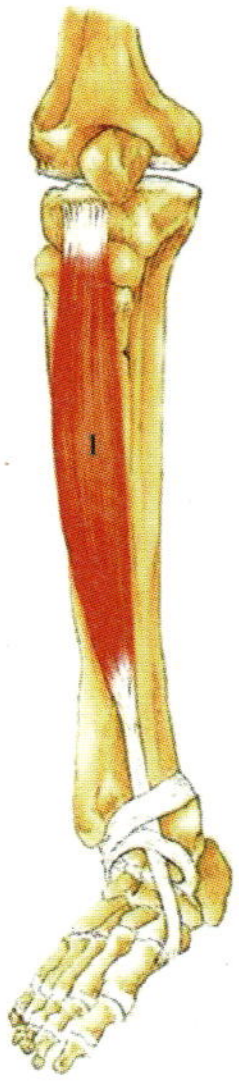
전경골근

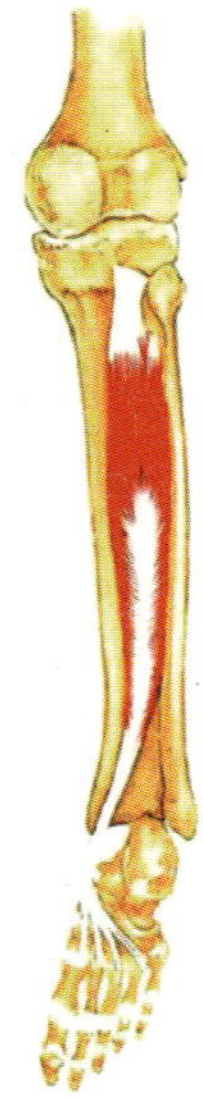
후경골근

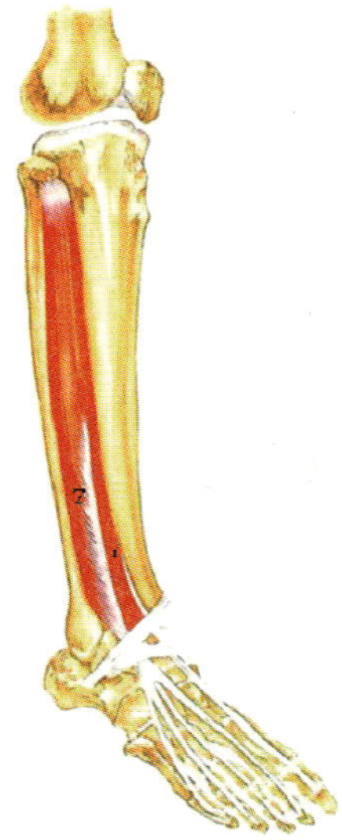
장무지신근과 장지신근

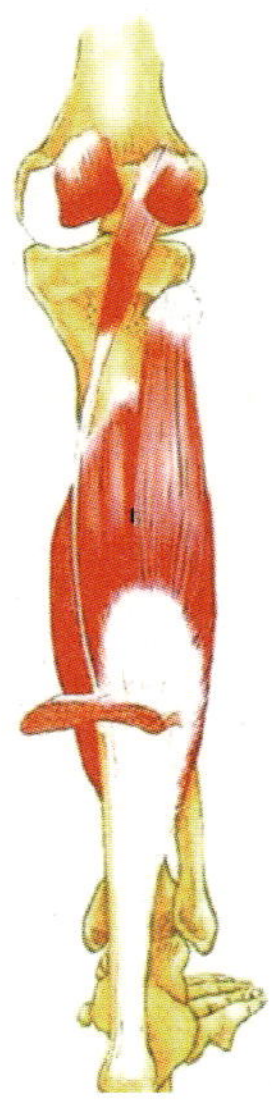
장비골근(긴종아리근)

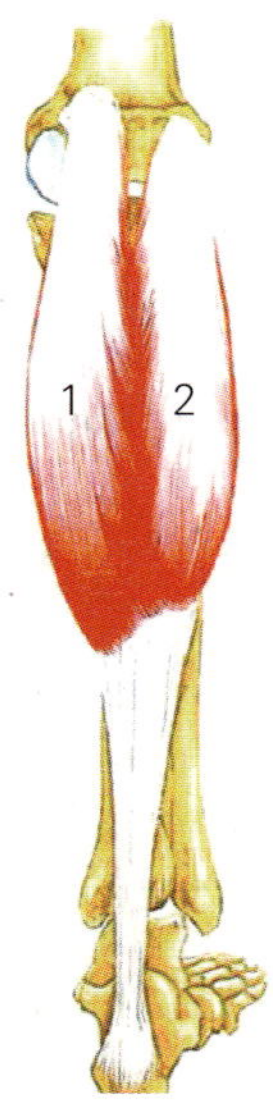

가자미근(Soleus), 비복근

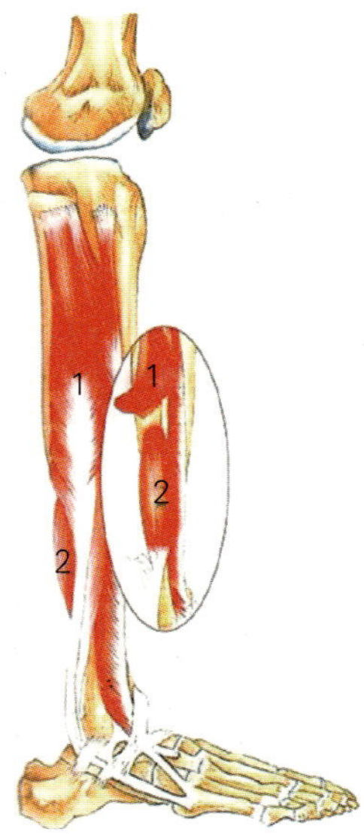

내측두(1)와 외측두(2)

그림 3-4. 하퇴(종아리)근육

(3) 발의 근육(muscle of the foot)

발의 근육은 발등의 족배근과 강한 발바닥의 족척근으로 이루어져 있고, 발등의 근육보다는 발바닥의 근육이 많다. 모든 동작에 대응하여 움직이는 작용을 하며 쿠션 역할을 하고 수축성이 있어 노폐물을 밀어낸다.

① 족배근(발등근육, dorsal muscles of foot)

단무지신근(짧은 발가락폄근)은 2~5지 발가락을 펴는 근이며 단자신근(짧은 엄지폄근)은 엄지발가락을 펴는 근이다.

② 족척근(발바닥근육, plantar muscles of foot)

족척근은 엄지발가락 부위의 근육, 새끼발가락 부위의 근육, 발바닥 사이의 근육 등 3개 근육근으로 되어 있다.

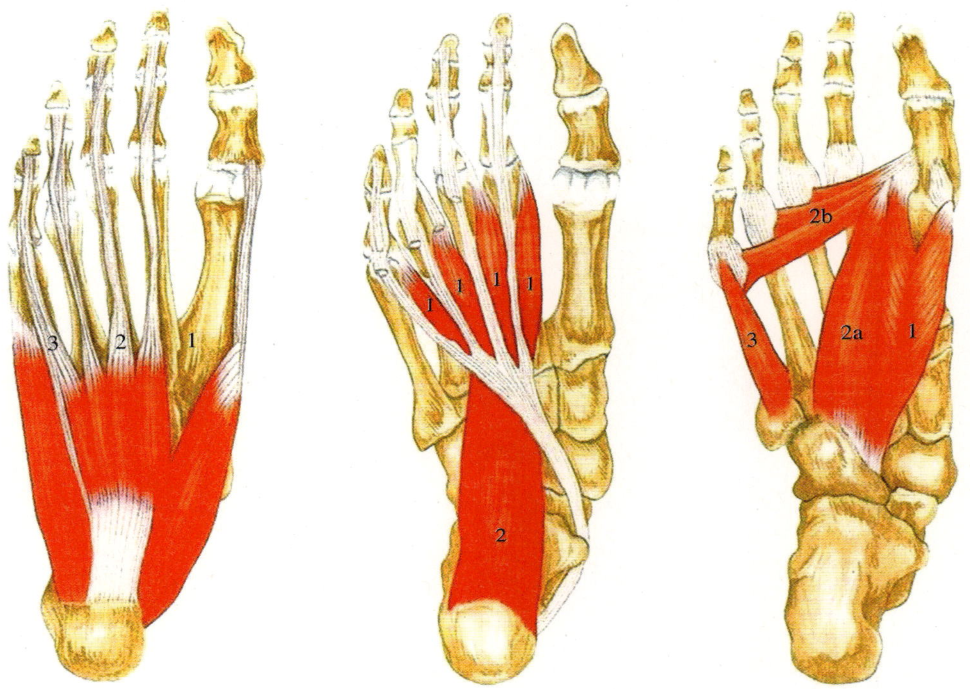

1. 무지외전근(엄지벌림근)
2. 단지굴근(짧은발가락굽힘근)
3. 단소지외전근(짧은새끼벌림근)

1. 충양근(벌레근)
2. 족척방형근(발바닥네모근)

1. 단무지굴근(짧은엄지굽힘근)
2a. 무지내전근(엄지모음근, 빗근)
2b. 무지내전근(엄지모음근, 가로근)
3. 단소지굴근(짧은새끼굽힘근)

그림 3-5. 발의근육(족척근)

• **엄지발가락 부위의 근육 :** 엄지발가락의 굽힘과 안쪽, 바깥쪽으로의 작동을 하게 하고 단무지굴근, 무지내전근, 무지외전근이 있다.

• **새끼발가락 부위의 근육 :** 새끼발가락의 굽힘과 바깥쪽 움직임을 하게 하고 단무지굴근, 소지외전근이 있다.

• **발바닥 사이의 근육 :** 발바닥의 피부와 족저건막의 널힘줄을 제거하면 발바닥 안 깊은 곳에 자리를 잡고 있으며 후방에 족저방형근, 전방에 충양근, 골간근이 위치한다.

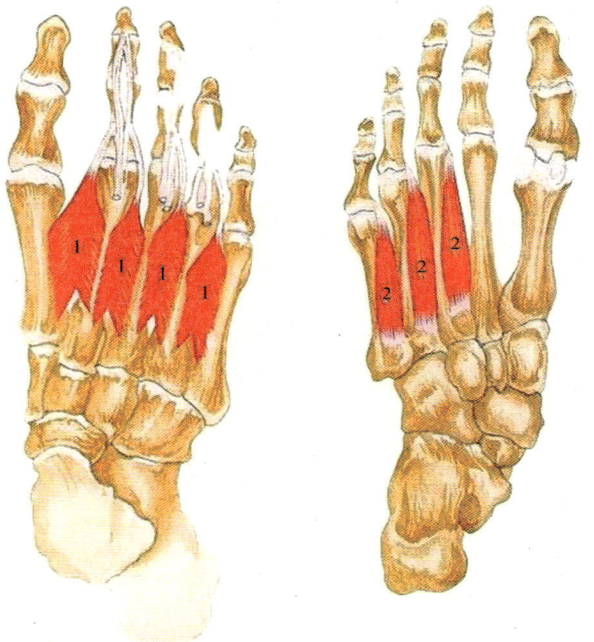

배측골간근(등쪽뼈사이근)　　　척측골간근(발바닥뼈사이근)

그림 3-6. 발의근육(족배근)

3) 인대(ligament)

인대는 당기는 것에 잘 견디는 결합조직의 섬유다발로 되어 있다. 뼈와 뼈를 결합시키고 관절을 강화시키며 운동을 제어한다. 그러나 신축성이 지속적으로 좋은 것이 아니기 때문에 무리한 운동을 하면 인대가 손상될 수 있다.

발바닥은 다음과 같은 근막과 인대가 있다.

① **발바닥 근막 :** 발굽골의 밑쪽에서 5개로 나눠져 발바닥뼈 앞머리를 통과해 첫 마디 뼈에까지 이어지며 발바닥에서 가장 강인한 인대이다. 발에 가해지는 체중을 지탱하고, 내·외 횡족궁의 탄성을 유지시키는 기능을 한다.

② **긴 발바닥인대 :** 발굽골의 밑쪽에서 나와 발바닥뼈 바닥에 이른다.

③ **내·외측 인대 :** 거관절 상부의 내·외측을 강화시킨다.

④ **발굽발배인대 :** 발굽골에서 시작하여 입방골에 이른다.

4) 관절의 종류

① **섬유성 관절**(fibrous joint)

섬유성 결합조직으로 연결된 전혀 움직이지 못하는 부동 관절로 봉합, 인대결합이 있다.

② **연골성 관절**(cartilaginous joint)

골단의 연골에 의해 연결되며 유연성이 있는 연골조직으로 연결되어 있어 약간의 운동성을 가지고 있어서 반가동 관절이라 하며 연골결합, 치골결합이 있다.

③ **활막성 관절**(synovial joint)

대부분의 뼈의 결합 양식으로 뼈와 뼈 사이에 일정한 공간이 있어 운동성이 매우 좋은 관절이다. 경첩관절, 중쇠관절, 평관절, 타원관절, 안장관절, 절구관절면이 있다.

(1) 하지의 관절(joints of lover limb)

관절(articular, joint)이란 둘 이상의 뼈가 서로 연결되는 것을 말하며 연결방식에 따라 운동이 가능한 것과 불가능한 것이 있다.

① **천장관절**(sacroiliac joint)

골반 후벽을 이루는 천장관절은 천골과 장골을 연결하는 운동성이 극히 제한된 관절이다.

② **치골결합**(symphysis joint)

좌·우의 치골이 정주면에서 섬유연골이 치골간원판에 의해 결합되며 운동이 극히 제한된 관절이다.

③ **고관절**(hip joint)

골반과 대퇴골을 잇는 엉덩이뼈 관절로 대퇴골두와 관골구 간에 이루어지는 절구관절(구상관절)이다. 굴 곡, 신전, 외전, 내전, 회전, 순환운동이 가능하고 안정성은 좋으나 견관절에 비하여 운동범위는 제한되어 있다.

④ **무릎관절**(knee joint)

대퇴골과 경골을 잇는 접번관절(경첩관절)로 인체에서 가장 복잡하고 약하여 침해를 받기 쉬운 곳이다. 하지를 무릎에서 뒤쪽으로 굽히는 기능이 있다.

⑤ **경비관절**(tibiofibular joint)

경골외측과 비골두간에 이루어지는 평면관절(활주관절)로 3곳에서 관절을 이룬다.

⑥ **발목관절**(ankle joint)

경골 및 비골의 하단에 있는 관절면과 거골 사이에 이루어지는 경첩관절로 발의 족배굴곡과 족저굴곡이 가능하다. 체중을 유지하는데 중요한 위치여서 탈구와 염좌가 쉽게 발생한다.

⑦ **족근간관절**(intertarsal joint)

7개의 족근골들 사이에 이루어지는 관절로 거골 하면과 종골 상면에 있는 4개의 관절면 사이에 형성되는 과상관절이다.

⑧ **족근중족관절**(tarsometatarsal joint)

3개의 성설상골 및 입방골, 5개의 종족골 사이에 형성되는 평면관절이다.

⑨ **중족간관절**(intermetatarsal joint)

5개의 중족골들이 저부에서 이웃하는 중족골과 이루는 반가동관절이다. 상하면과 골간에 인대가 있다.

⑩ 중족지절관절(metatarsophalangeal joint)

5개의 발바닥뼈와 5개의 발가락뼈 간의 절구관절(구상관절)이다. 관절 양측에 강한 측부 인대가 있다.

⑪ 지절간관절(interphalangeal joint)

3개의 지절골 즉, 기절골, 중절골, 말절골 사이에 이루어지는 경첩관절(접번관절)로서 관절의 양측에는 질긴 측부인대로 보강되어 있다.

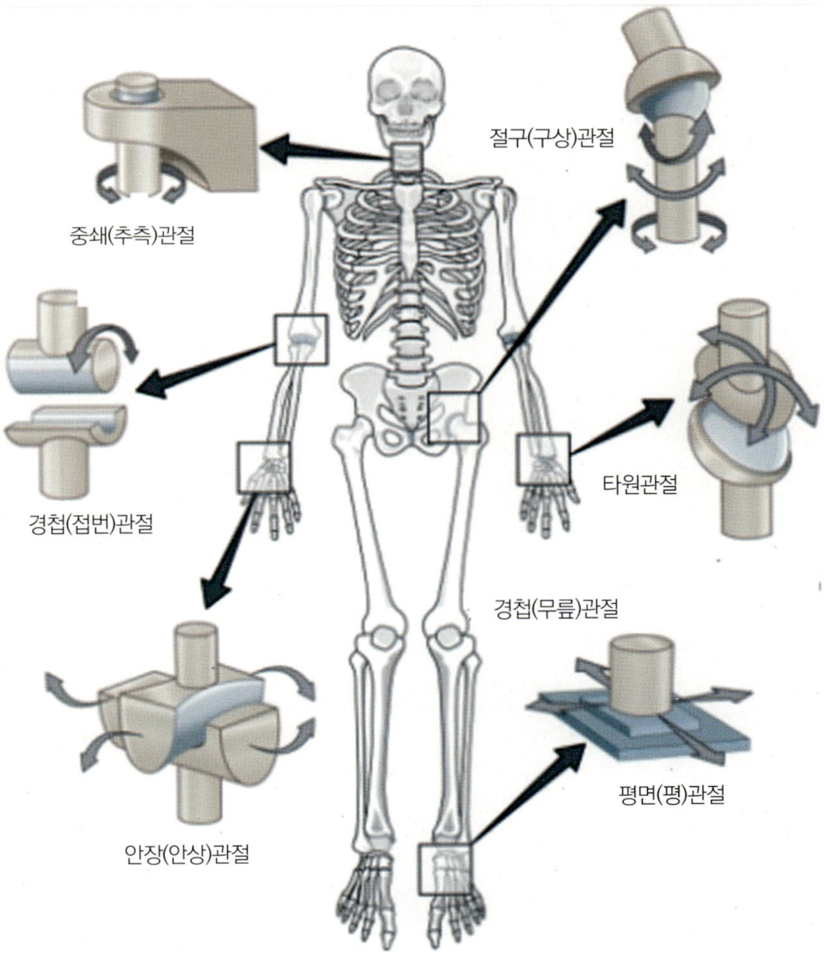

그림 3-6. 활막성관절

4장

소독과 위생

피부미용인은 개인위생 및 작업장인 살롱 내부 환경을 더러움과 병균으로부터 깨끗이 위생적으로 관리해야 할 책임이 있다. 발미용관리사나 피부미용관리사 나아가 고객 또한 직접적인 피부접촉, 곰팡이균, 바이러스 등에서 오는 위험과 기구로 인한 간접적인 병원균으로부터 전염되어 아프거나 죽음까지 초래할 수 있다.

4장
소독과 위생

1. 소독

1) 소독

소독이란 병원성 미생물의 감염을 제거하거나 죽이는 것으로 물리적 방법과 화학적 방법을 사용하는 것을 말한다. 미생물의 영향력(감염균)을 사멸시킬 수는 있으나 아포까지 파괴할 수는 없다.

2) 살균

미생물의 성장을 저지시키거나 미생물의 수를 감소시키는 것을 말한다.

3) 멸균

소독과는 달리 강한 살균력을 작용시켜 모든 미생물의 영향력(감염균)이나 아포까지도 사멸 또는 파괴시키는 조작이다. 주로 약품이나 열 등으로 균을 완전히 사멸시키는 것으로 미생물이 전혀 없는 무균상태를 말한다.

2. 소독법의 종류 및 소독기

발관리 기구들의 소독을 철저히 하여 기구로 인해 병원균이 전염되지 않도록 유의한다. 기구의 재질이나 소독기의 사용법을 제대로 파악하여 기구가 변형되거나 손상되지 않도록 유의한다.

1) 물리적 소독법

(1) 자비멸균법(Sterilization by boiling)

일반적으로 물을 끓여서 사용하는 법을 말한다. 100℃에서 10분~20분 정도 끓여서 균을 사멸시킨다.

(2) 건열멸균법(Dry heat sterilization)

160~180℃에서 1~2시간 동안 건조한 열로 미생물과 포자까지 완전하게 멸균하는 방법이다. 주사기나 금속류 등의 멸균에 사용한다.

(3) 고압증기 살균소독법(Sterilization by high pressure steam autoclaving)

증기의 온도는 압력이 높을수록 높아진다. 100~135℃의 수증기로 멸균하는 방법이다. 병원이나 실험실 등에서 많이 사용하고 있다.

(4) 자외선 살균소독법(Ultra violet)

일반적으로 관리실에서는 자외선 살균 소독기를 이용한다.

자외선의 260~280nm 파장을 이용하여 만든 자외선램프를 사용하여 인공적으로 쐬며 살균한다. 햇빛을 이용하는 방법이 제일 좋다.

2) 화학적 소독법

소독을 하기 위해 사용하는 소독약(disinfectants)으로, 아포까지 사멸시키지는 못하고 병원 미생물을 죽이거나 성장을 억제하기 위하여 사용한다.

(1) 석탄산수(Phenol)

일반적으로 소독에 사용하는 농도는 3~5% 수용액이다. 낮은 온도에서는 효력이 약하며 냄새가 나는 단점이 있다.

(2) 크레졸수(Cresol)

손이나 피부를 소독할 때는 1%의 용액을 사용한다. 피부가 손상이 되었을 경우에는 사용하지 않는다. 여러 가지 세균에 효력이 있으며 소독력이 강하지만 독성이 있다.

(3) 승홍수(Sublimatum)

물에 승홍을 1,000~5,000배 희석해야 하는 살균제이다. 강한 살균력이 있으며 독성도 강하다. 관리실에서는 사용하지 않는다.

(4) 알코올(Alcohol)

알코올 중에서 에탄올과 이소프로판을 살균제로 사용하고 있다. 피부소독에 많이 사용되지만 소독력은 약하다.

(5) 계면 활성제

① **음성계면활성제**(Anionic soap)

일반적으로 사용하는 비누. 세정작용은 높으나 살균작용은 약하므로 소독제로 사용하기에는 부적합하다.

② **양성계면활성제**(Cationic soap)

역성비누라고도 하며 독성이 약하고 살균력은 강하다. 손, 기구 등의 소독에 적당하다.

3) 소독기 종류

(1) 크리스탈 멸균기

원형용기 안에 있는 크리스탈의 온도를 약 220~240℃로 가열시킨 후 멸균할 도구를 용기 안에 담구어 둔다. 이때 주의할 점은 기구를 너무 오래 용기 안에 담가두면 기구가 손상될 수 있다. 보통 열에 약한 기구는 5초 정도, 프레저 종류는 10초 정도, 일반 금속제품은 20~25 초 정도 담구어 둔다.

(2) 자외선 소독기

관리실에서 가장 많이 쓰이는 소독기구로 법적으로도 구비하게 되어있다.

자외선 소독은 미리 기구를 소독액으로 소독한 후 자외선으로 소독하는 방법이다.

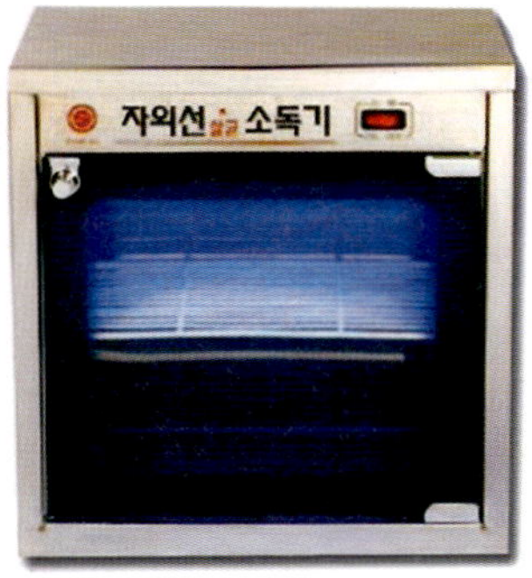

3. 발관리 분야의 위생

피부미용인은 개인위생 및 작업장인 살롱 내부 환경을 더러움과 병균으로부터 깨끗이 위생적으로 관리해야 할 책임이 있다. 발미용관리사나 피부미용관리사 나아가 고객 또한 직접적인 피부접촉, 곰팡이균, 바이러스 등에서 오는 위험과 기구로 인한 간접적인 병원균으로부터 전염되어 아프거나 죽음까지 초래할 수 있다. 따라서 살롱 내에서 사용하는 기기 및 도구들, 기구들, 고객베드, 주위환경 등을 위생적으로 관리하여 관리사 스스로와 고객들이 전염성 질병요인를 제거하도록 한다.

1) 관리사의 개인위생

① 관리사는 위생복을 항상 깨끗하게 자주 갈아입는다.
② 관리 시 1회용 마스크를 쓴다.
③ 손톱을 짧게 깎고, 손 청결을 위해 손소독액을 항상 준비해 놓도록 한다.
④ 관리사는 몸을 청결히 하고, 구취나 채취가 나지 않도록 주의한다.
⑤ 반지 등의 액세서리는 착용하지 않는다.
⑥ 굳은살 제거나 문제성발톱 관리 시에는 손소독제나 일회용 장갑(라텍스 장갑)을 반드시 사용한다.

⑦ 사용한 온습포는 100℃에서 10~20분 이상 자비멸균법으로 소독한다.

⑧ 기구는 미리 소독해 놓아야 하며, 사용한 기구는 종류에 따라 철저하게 소독한다.

⑨ 관리에 들어가기 전, 고객의 발을 각탕기에 5~15분 정도 담근 후 관리한다. 또는 발 전용 소독제(포름알데히드, 은용액)로 깨끗이 소독한다.

2) 관리실 기구 및 기기 소독

(1) 발관리 베드

- 고객을 관리한 후에 사용한 타월은 뚜껑이 달린 세탁물통에 넣는다.
- 베드 겉면과 베드 위에 깔아 놓은 비닐 등은 70% 알코올을 사용하여 닦는다.
- 베드 팔걸이와 다리 등도 먼지들이 쌓이거나 크림 등으로 더러워지지 않도록 항균 세제로 닦은 후 70% 알코올로 닦아낸다.

(2) 족탕기, 각탕기, 스파 및 세면대

- 관리 시 매 고객마다 새로운 물을 공급한다.
- 고객 관리 후에는 세제로 깨끗이 닦은 후 건조시켜 사용하고, 만일 건조시키지 못하는 경우에는 70% 알코올로 닦은 후 사용한다.

(3) 버퍼

- 개인용 또는 일회용 버퍼를 사용한다.
- 만일 공용으로 사용할 경우는 버퍼 표면에 균이나 오염물질이 다른 사람에게 직접적으로 전파시켜 줄 수 있어 주의를 요한다.

(4) Hornhauthobel 크레도

- 크레도를 이용한 굳은살 제거 시 면도날은 매 고객에게 사용할 때마다 교환해야 한다.
- 크레도 사용 시 상처가 날 경우 세균 침입의 우려가 있으므로 상처 부위를 바로 소독하고 주의하도록 한다.
- 사용 후 미온수에 세제를 풀어 솔로 닦은 후 흐르는 물에 잘 헹구어 물기를 제거한다.

- 70% 알코올이 담긴 통에 20분간 담근 후 물기를 완전히 제거하여 자외선소독기에 보관한다.
  * 미국의 경우 면도날을 이용한 굳은살 제거기 사용을 1977년부터 법적으로 금지하고 있다.

(5) 지압봉

- 개인용 사용이 원칙으로 락스를 물과 1 : 10 비율로 만들어 20분 이상 담근 후 흐르는 물에 잘 헹구어 타월로 닦고 통풍이 잘되는 그늘진 곳에서 말린다.

(6) 발관리 특수 기계류

- 기계에 따라 또는 사용설명서에 따라 적합하게 소독을 한다.
- 기계에 부착하는 부속용품은 플라스틱이나 금속류에 따라 작은 브러쉬를 사용하여 깨끗이 세척한 후 70% 알코올에 담그거나 또는 70% 알코올로 닦은 후 자외선 소독기에 넣어 보관 한다.
- 발관리 특수 기계류를 사용할 때는 특히 오염물질이 주변에 튀므로 주변 청결에 유의한다.

(7) 족문 관찰용 기구류

- 고객의 발이 닿는 부분은 사용시마다 70% 알코올 적신 솜으로 닦아준다.

(8) 발판

- 미온수에 항균세제를 풀어 틈새의 먼지나 오염물질 등은 솔을 이용하여 깨끗이 세척한다.

(9) 린넨 및 마스크

- 시술자 무릎에 사용하는 덮개와 마스크는 일회용이 좋으며, 린넨을 사용할 경우는 세탁 후 건조하여 사용한다.

(10) 시술자의 손 소독

- 시술이 끝날 때마다 반드시 흐르는 물에 항균 비누와 손세척용 브러시를 사용하여 깨끗이 씻고 물기를 제거한다. 고객 시술 직전에 70% 알코올을 적신 솜으로 시술자의 손을 닦은 후에 발관리 서비스를 시작한다.

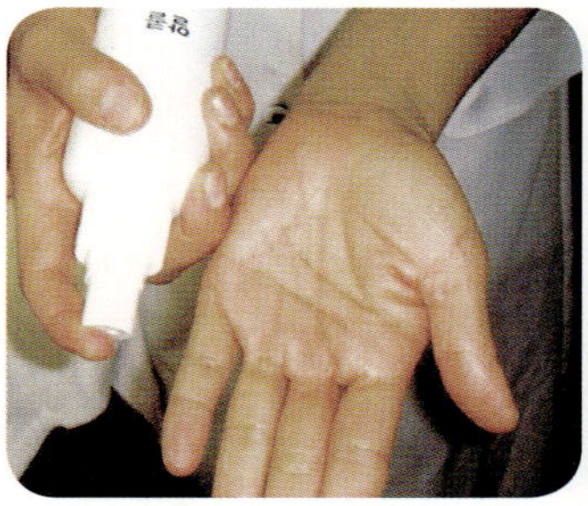

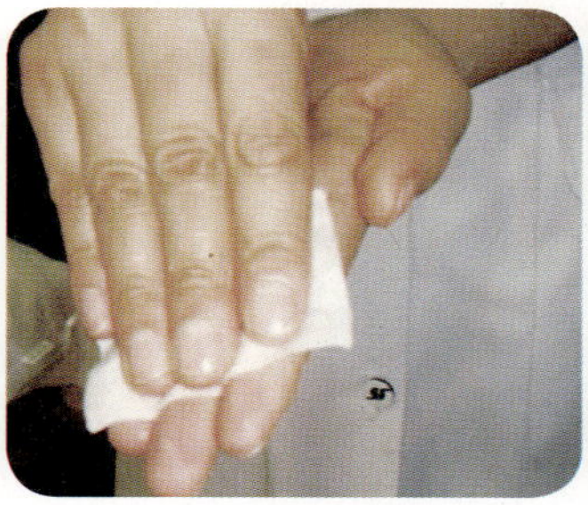

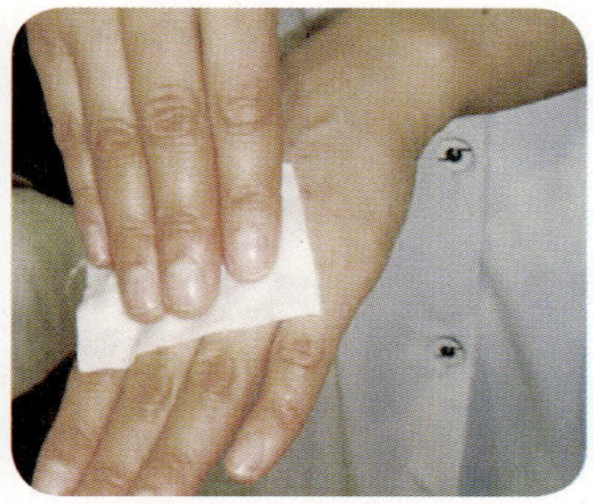

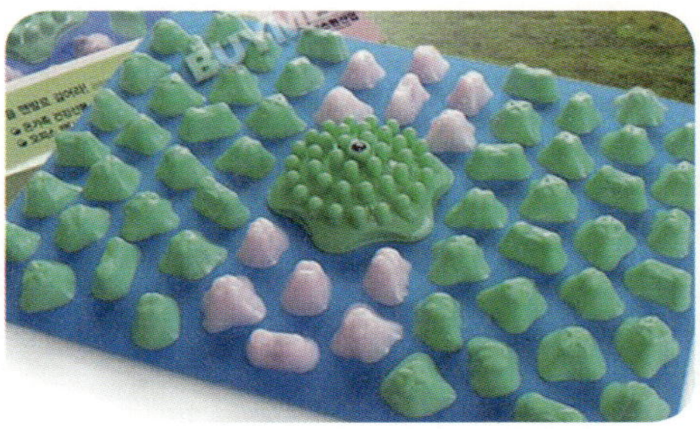

발판

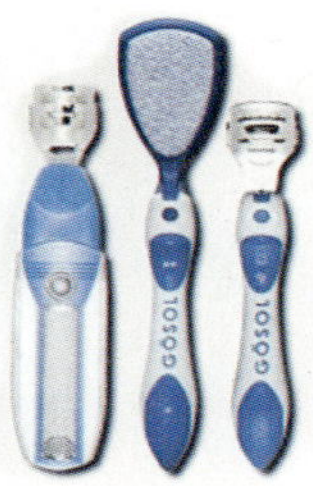

크레도/버퍼

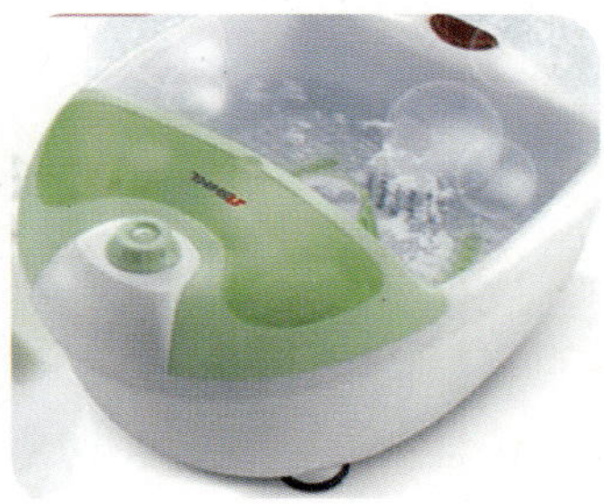

각탕기

5장

발의 변형 및 질환

5장

발의 변형 및 질환

1. 이상적인 발

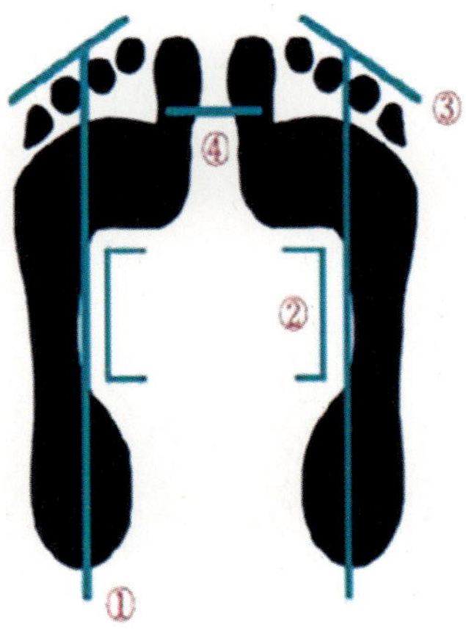

- 전체적인 음영이 고름, 곡선이 부드럽고 섬세함
- 좌우 발의 모양이 대칭
- 선 ①처럼 3번째 발가락과 뒤축을 이은 선이 발의 한 가운데로 지남
- 아치의 모양은 선 ②처럼 ㄷ자 형태
- 적당한 간격의 발가락들, 선 ③
- 발과 연결된 엄지발가락, 선 ④

2. 발의 변형 및 질환 원인

인체의 약 2% 내외밖엔 되지 않는 발바닥의 면적은 과중한 인체의 무게를 지탱해야 하므로 늘 피곤해 있다. 더욱이 후천적으로 성장하면서 내외적인 영향으로 인하여 점차 발의 변형이 이루어진다. 또한 행동기관으로 굳은살이나 티눈이 생길 가능성이 많으며 신발 속에서 장시간 있어 발의 변형이 쉽게 올 수 있다. 발의 변형을 가져오는 내적·외적 원인은 아래와 같다.

1) 내적인 원인

- 유전적 원인
- 비만 또는 급격한 체중 변화에 따른 체중 부하
- 혈액장애나 혈관질환에 따른 근육과 조직 약화
- 성장기에 비타민 D 혹은 미네랄과 칼슘 부족 등으로 인한 뼈의 휘어짐
- 당뇨, 통풍, 류머티즘 등의 질병의 영향
- 영양 부족이나 신진대사 장애 또는 피부병

2) 외적인 원인

- 지나치게 꼭 끼는 신발의 장시간 착용
- 작은 신발 혹은 큰 신발의 착용
- 자세의 뒤틀림 혹은 보행의 잘못된 습관
- 마찰이나 운동 부족 또는 과중한 운동으로 인한 발의 부담
- 수술을 하였거나 혹은 심한 상처
- 발가락과 발톱 부위에 생긴 상처나 감염에 의한 변화
- 영양결핍(비타민 A나 B의 부족)

3. 발의 변형

1) 굳은살(Calluses)

(1) 증세

물리적 압력으로 인한 피부의 과각화의 일종이다. 발바닥 외측 부위나 발뒤꿈치가 두꺼워지며 딱딱하게 굳는 현상으로 주로 발바닥이 닿는 부분 또는 발이 변형되어 가장 체중부담이 많은 부분에 생긴다. 굳은살은 혈관이나 신경이 지나가지 않으므로 통증은 없으나 심하면 갈라져 피가 난다.

(2) 원인

- 맨발 보행
- 신발에 의한 압박
- 체중의 부담
- 각질의 수분 부족
- 잘못된 걸음 습관

(3) 관리방법

- 특정 부위에 체중이 실리지 않게 올바른 보행을 한다.
- 건조한 상태에서 각질을 버퍼로 갈아낸다.
- 증세가 심한 경우는 따뜻한 물에 부드럽게 불린 후 도구를 이용하여 제거한다.
- 보습 크림을 바르고 부드럽게 마사지 한다.
- 발에 맞는 편안한 신발을 착용한다.
- 상처가 생기지 않도록 주의하여 손질한다.

2) 티눈(Corn)

(1) 증세

티눈의 모양은 원형 또는 타원형의 작은 콩 정도의 크기로 발바닥이 자극 받기 쉬운 부분, 구두 안쪽에 닿는 발가락 가장자리, 체중이 실리는 발가락 끝에 생기기 쉽다.

발가락 사이나 발등, 발바닥 등에 생기는 경계를 식별할 수 있는 부분적으로 두꺼워진 각질과 함께 각질핵이 피부 깊숙이 박혀 있는 것이 특징이다. 이 각질핵은 시간이 경과할수록 피부층 깊숙이 파고 들어가 발가락 신경을 자극하여 골막이나 발뼈를 자극함으로써 통증을 느끼며 전신과 연결된 반사 부위에 이상 증상과 혈액순환 저해까지도 나타날 수 있다.

(2) 원인

- 잘못된 보행 습관
- 지속적 압박을 받은 부위에 발생
- 신진대사 저하
- 폭이 좁은 구두의 착용
- 작은 신발을 장시간 신었을 경우

(3) 관리방법

- 폭이 넓은 구두를 신는다.
- 보행 시 걸음걸이의 하중이 한쪽으로 쏠리지 않도록 한다.
- 발 사이즈보다 조금은 큰 사이즈의 신발을 신는다.
- 티눈 전용 의료용품을 이용한다.
- 어븀 레이저나 탄산가스 레이저를 이용하여 치료한다.

3) 무좀(Tinea pedis)

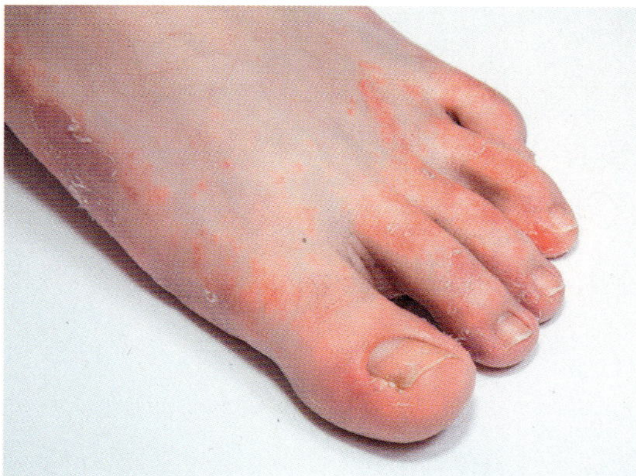

(1) 증세

피부 사상균(dermatophyte)이라는 곰팡이에 의한 대표적인 표재성 진균 감염증으로 발가락 사이나 발바닥, 발 옆이 건조해지며 살이 무르고 껍질이 일어나거나 벗겨지는 작은 발진 증상이 나타난다. 상태가 진전되면 가려움과 따가움을 심하 게 느낀다.

무좀의 종류

① **지간형 무좀**(Interdigital type) : 고온 다습한 여름에 가장 흔히 발생하는 병형습한형으로 발의 둘째, 넷째 발가락 사이에 생기기 쉽다. 각질이 일어나거나 균열이 나타나고 껍질이 벗겨지며 짓무르게 되며 붓거나 악취를 동반한다.

② **소수포형 무좀**(Vesicular type) : 가려움증을 동반하며 발바닥과 가장자리에 작은 수포가 드문드문 생기거나 다발로 발생한다. 터뜨리면 맑은 황색 액체로 가득 차있으며 진행되면 점차로 붉어지면서 벗겨진다.

③ **각화형 무좀**(Hyperkeratotic type) : 건성형으로 발바닥 전체에서 가장자리에 걸쳐 각질증상을 일으켜 피부가 벗겨지고 갈라진다. 가려움이 있는 경우와 없는 경우가 있다.

(2) 원인

- 습한 발에 진균이 침투하는 경우
- 다른 사람의 신발, 양말 착용 시

(3) 관리방법

- 발 무좀이 있는 사람의 신발이나 양말은 신지 않는다.
- 청결한 발관리 습관을 기른다.
- 발은 씻은 후에 드라이 등으로 발가락 사이 물기를 완전히 건조시킨다.
- 신발을 자주 갈아 신도록 한다.
- 해변가에서 모래찜질을 실시한다.
- 무좀 외용 연고를 사용한다.

4) 발톱무좀

(1) 증세

무좀균에 의한 질환으로 발톱의 색이 누렇게 되거나 검정색으로 변색된다. 광택전이 소실되고 시간이 경과함에 따라 발톱이 두텁게 되며 뒤틀리며 들뜨거나 삭아서 떨어져 나간다. 손톱, 발톱 무좀은 연령의 증가와 함께 발생률이 높아진다. 그 이유는 나이가 들수록 손, 발톱의 자라나는 속도가 느려지기 때문에 진균에 대한 감염률이 높아지기 때문이다.

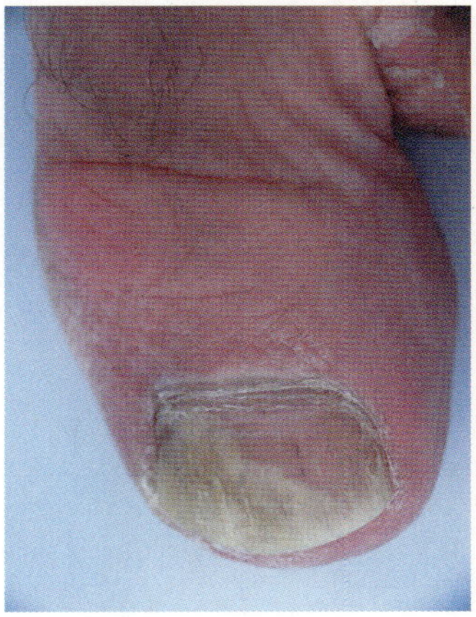

(2) 원인

- 유전
- 발톱 속에 진균이 침입하는 경우
- 혈액 및 림프순환 장애
- 당뇨로 인한 순환장애, 흡연 등
- 손톱, 발톱의 기형
- 손톱, 발톱의 상처
- 꽉 끼는 신발, 고무장갑 사용, 나일론 양말

(3) 관리방법

- 발톱을 깊게 깎지 않으며, 발톱 모서리는 버퍼를 이용하여 갈아낸다.
- 전문 의약품 및 핀 포인트 레이저를 사용한다.
- 손톱, 발톱에 상처가 나지 않도록 주의한다.
- 손, 발이 습하지 않도록 하며 청결하게 유지한다.
- 손과 발의 무좀을 깨끗이 치료한다.
- 신발은 꽉 조이는 것을 신지 않으며 환기를 시켜준다.

5) 파고드는 발톱(감입발톱)

(1) 증세

엄지발톱의 상부가 발톱 옆 살을 파고 들어가 심한 통증 및 염증을 유발한다. 계속적인 통증으로 걸음을 걷기가 불편하며 발톱을 뽑아야 하거나 외반모지가 될 확률이 높다.

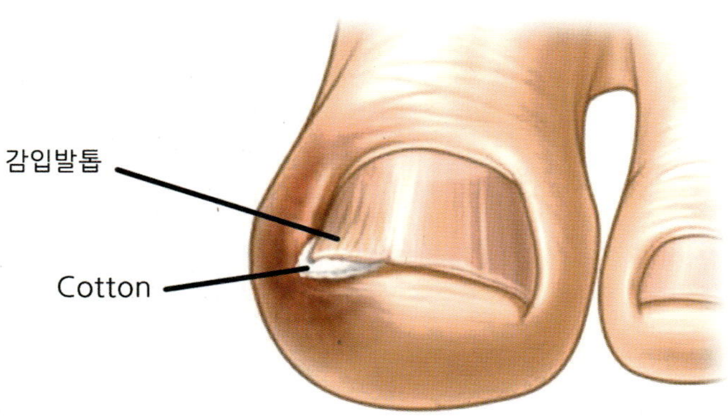

(2) 원인

- 앞이 좁은 구두의 착용
- 유전적 성향
- 잘못된 습관

(3) 관리방법

- 발톱을 부드럽게 불려준다.
- 파고드는 발톱을 들어 올려 발톱을 찢듯이 끝을 잘라낸다.
- 발톱을 일자로 깎는다.
- 특수 거즈를 이용하거나 spange를 끼워준다.
- 폭이 좁은 구두의 착용을 피한다.

6) 나무발톱(Holznagel)

(1) 증세

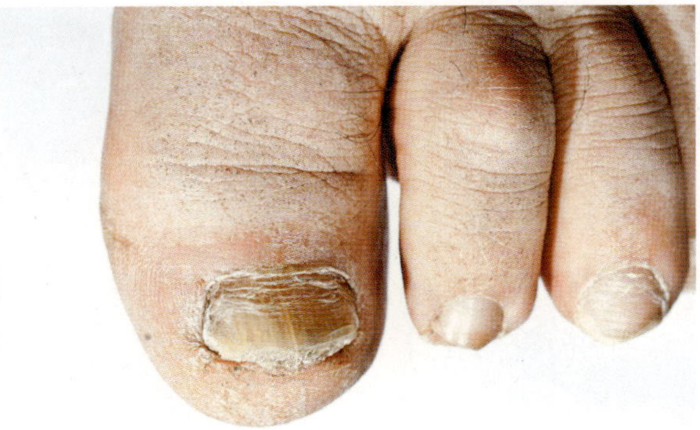

일반적으로 발톱의 형태가 변화되어서 생기는 현상으로써 발톱이 두껍게 변화되고, 노란색을 띠며. 푸석푸석하게 발톱이 잘 부서지는 특징이 있다. 발톱무좀과 비슷한 부분 때문에 구별하는데 어려움이 있으나 냄새가 나지 않는 것이 특징이다.

(2) 원인

- 편하지 않은 신발의 압박으로 인하여 발생
- 발톱뿌리나 발톱조상이 상처를 입었을 때
- 습진과 같은 피부병으로 인하여 발생
- 영양 부족과 혈액순환 저하
- 노화현상에 따른 발톱의 변화

(3) 관리방법

- 발톱 소독을 자주 한다.
- 발톱을 짧게 깍아준다.
- walzen fraser를 이용하여 발톱을 갈아준다. 이때 가는 방향은 왼쪽에서 오른쪽으로, 위에서 아래로 한다.
- 발톱의 가장자리는 Rad fraser를 이용하여 갈아준다.

7) 다리정맥류(Varicose vein)

(1) 증세

다리의 중간 부분인 슬하를 중심으로 표피정맥이 어떤 원인으로 인해 늘어나서 혈관이 울퉁 불퉁하게 돌출되어 부풀어 오른 현상을 말한다. 오랫동안 서 있을 경우 하지의 무거움, 피곤함, 부종, 뻐근함, 경련, 외상 시 출혈 증상, 림프 활동 감소 등이 나타나며 정도에 따라 피부염, 피부 궤양도 생길 수도 있다.

(2) 원인

- 혈액순환 장애에 의한 정맥의 압박
- 정맥판막의 기능 부전
- 담배나 알코올의 과다 섭취
- 비만
- 유전적으로 정맥벽이 약한 사람
- 직업적으로 오래 서서 일하는 사람
- 꽉 끼는 의상이나 액세서리 착용

(3) 관리방법

- 짠 음식, 지나치게 신 음식, 고단백, 훈제제품, 지방의 섭취를 제한한다.
- 섬유소가 많은 곡물, 신선한 야채 또는 과일 등의 섭취로 변비 예방을 한다.
- 몸에 조이는 의상은 입지 않는다.
- 굽이 높은 신발을 신지 않는다.

- 오랫동안 다리를 꼬고 있지 않는다.
- 체중 조절을 한다.
- 독소를 배출시키는 다리 림프 마사지를 실시한다.
- 오랫동안 서 있거나 다리에 힘을 주지 않는다.
- 심장보다 다리를 항상 높게 하여 준다.
- 정맥류용 고탄력 압박스타킹을 착용한다.
- 사우나 같은 뜨거운 곳에 노출을 삼간다.
- 증세가 심한 경우 레이저 및 외과적인 수술로 치료한다.

8) 열나고 차갑거나 따가우며 무거운 발

(1) 증세

인체의 손과 발, 귀, 즉 인체의 반사 부위에는 모세혈관의 70%가 모여 있으며, 손 및 발과 귀는 혈액의 중심부인 심장과 가장 멀리 떨어져 있는 장기이기도 하다.

심장에서 방출된 혈액은 온몸을 거쳐 다시 심장으로 돌아와야 한다. 그러나 그 기능이 저조해지거나 원활하지 못하면 손과 발이 저리거나 따갑고 수족냉증과 함께 반대로 열이 날 수도 있다. 손과 발이 차가워지면 신경계에도 이상이 발생하며 대표적인 증상으로 불면증이나 두통 질환이 나타나게 된다.

(2) 원인

- 혈액순환 장애
- 말초혈관계 장애

(3) 관리방법

- 발을 씻을 때에도 체온보다 따뜻한 물을 사용한다.
- 주 3회 종아리까지 족탕욕을 실시한다.
- 항상 면양말을 착용한다.
- 손바닥을 이용하여 발 전체를 마사지 해준다.

9) 발꿈치 갈라짐

(1) 증세

남성보다는 여성에게 많이 나타난다. 통증을 동반하고 심한 경우 피부가 터지기도 하고 피가 난다. 주로 발 뒤꿈치, 발 가장자리가 건조하고 각질이 두터워지며 갈라지고 터진다.

(2) 원인

- 자궁계가 약한 사람
- 여성호르몬의 불균형 및 폐경기 이후
- 화학 제품의 접촉으로 인하여 발생
- 직업적 환경 영향
- 영양부족 상태

(3) 관리방법

- 건조한 상태보다는 따뜻한 물에 불린 후 각질을 제거한다.
- 심한 굳은살은 크레도를 사용하여 조심스럽게 굳은살을 제거한다.
- 굳은살 제거 부위에 압박붕대를 감거나 패드를 붙인 후 양말을 신는다.
- 유분과 수분이 다량 함유된 크림을 1일 2회 정도 발라준다.
- 맨발로 다니지 말고 부드러운 면양말을 착용한다.
- 세균에 감염될 수 있으므로 1일 1회 소독을 실시한다.
- 마찰이나 압력의 원인을 제거한다.

10) 평발(편평족, Flat foot)

(1) 증세

발의 종아치(족궁)가 무너져 내려앉은 발로 횡아치와 종아치가 발바닥에 닿아 있는 것을 말한다. 걸음을 조금만 걸어도 쉽게 피로감을 느끼고 발바닥에 만성적으로 근육 통증을 느낀다. 또한 종족궁의 변화로 인해 발바닥을 구부리지 못하게 된다.

(2) 원인

- 유전적인 경향
- 관절염
- 정서적 긴장
- 체중과다
- 운동부족
- 발의 노화현상

(3) 관리방법

- 발 안쪽에 안창을 대어 높여준다.
- 발바닥 가운데를 많이 자극해 준다.
- 성인이 되어서도 평발의 경우에는 무리한 운동이나 등산, 달리기, 오래 걷기, 오래 서 있기 등은 피한다.
- 다리나 발에 무리한 자극이 가해졌을 경우에는 수시로 마사지를 하여 다리의 피로를 풀어준다.
- 발 운동을 통해 발의 혈액순환을 촉진시켜 염증성 질환을 예방할 수 있다.

11) 망치발(Mallet toe)

(1) 증세

발가락이 굽어진 변형으로 후천적인 발 변형의 결과로 많이 나타난다. 발가락이 긴 발에 변형이 오기 쉽고 발가락 중 2지에 많이 생긴다. 굽어진 발가락 끝부분에 굳은살이나 티눈이 생겨 통증을 호소하는 경우가 종종 있다.

(2) 원인

- 앞볼이 좁고 작은 신발의 장시간 착용
- 잘못된 습관으로 인해 후천적인 경우

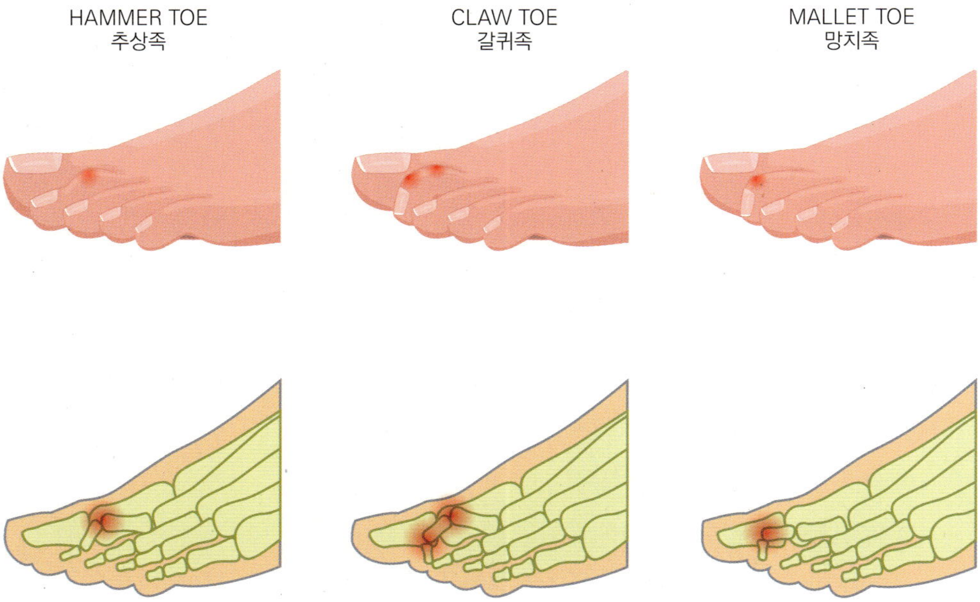

(3) 관리방법

- 편안하도록 제작된 맞춤 신발을 착용
- 티눈과 굳은살을 제거
- 압박을 완화시키는 전용 패드를 이용

12) 외반모지(Hallux valgus)

(1) 증세

엄지발가락이 둘째발가락 쪽으로 휘어지고, 중족골이 측면으로 튀어나오며, 발의 횡아치가 무너지고 둘째, 셋째 발가락 밑에 굳은살이 형성된다.

족문을 찍으면 엄지가 찍혀 나오지 않으며, 초창기에는 통증과 신발 형태의 변형, 피로감이 과중되며 굳은살, 티눈, 통풍이 걸릴 가능성이 많다. 걸을 때 엄지발가락이 땅에 닿지 않으므로 걸음걸이에 문제가 발생하고 심한 외반모지의 경우에는 무릎, 고관절 및 척추의 변형까지도 초래할 수 있다.

(2) 원인

- 발에 맞지 않는 볼이 좁거나 뾰족한 구두로 인한 자극
- 신발의 압박
- 과체중
- 신경통, 류머티즘, 통풍 등의 질환

(3) 관리방법

- 굽이 높은 신발을 신지 않는다.
- 편안하며 볼이 넓은 신발을 신는다.
- 상태가 심할 경우에는 외과적 수술로 치료한다.
- 엄지발가락의 뒤틀림을 방지하기 위한 면패드 보호용 캡을 띄우기도 한다.

13) 추상족(Hammer toe)

(1) 증세

발가락이 길어서 구부러지고 휘어지는 등 발가락 관절이 변형되어 쇠망치의 중앙부처럼 되어 발가락이 굽어진 채 펴지지 않게 된다. 추상족은 피로감을 쉽게 느끼기 때문에 오래 걷거나 뛰는 동작은 안된다.

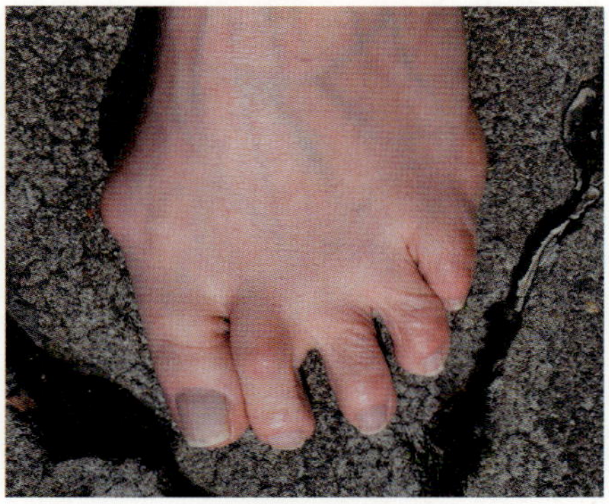

(2) 원인

- 유전적
- 신발의 압박
- 관절염이나 근육계통 질병

(3) 관리방법

- 굳은살 제거 및 편안한 신발 착용
- 전문적 발 관리

14) 요족(High arched foot)

(1) 증세

평발과 반대로 발등이 솟아올라 횡아치가 튀어나와 있으며, 발가락이 중족골 쪽으로 오그라든 모양으로 발등이나 발 앞머리에 통증이 발생된다. 발바닥 인대의 위축으로 인해 발바닥을 굽히고 펴는데도 어려움이 따른다. 또한 신발 압박에 의해 티눈이나 굳은살이 발생한다.

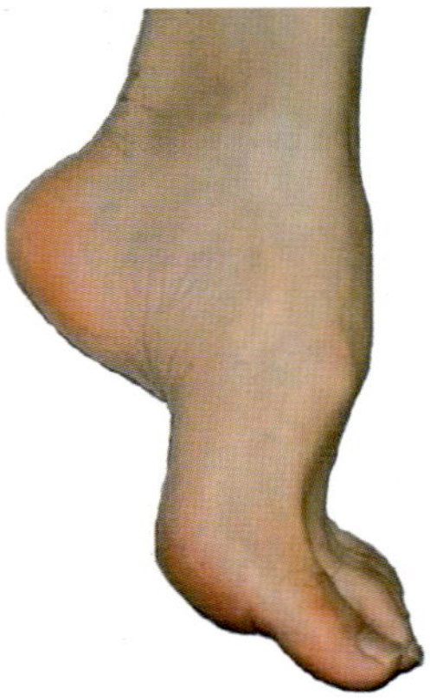

(2) 원인

- 유전적, 선천적 질병
- 높은 신발 착용
- 근골의 골절과 인대가 당기는 질환

(3) 관리방법

- 규칙적인 발마사지를 실시한다.
- 적당한 높이의 신발을 착용한다.
- 신발에 안창 깔기
- 보호용 스펀지를 부착(티눈과 굳은살 방지)한다.

15) 갈퀴족(Claw foot)

(1) 증세

족궁이 비정상적으로 높아지면서 중족골의 아치는 낮아지고 발가락이 갈쿠리처럼 변형된 경우이다. 서 있을 때 체중이 발뒤꿈치와 발 끝에 주로 실려 매우 불편함을 느끼며 발가락은 중족지골 앞쪽으로, 뒤로 돌아가 있고 오그라든 형태를 보인다.

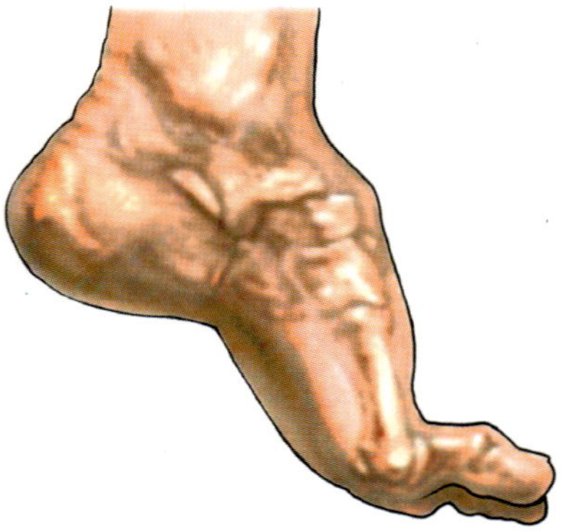

(2) 원인

- 선천적
- 신경근육성 질환(소아마비, 뇌성마비, 다발성 신경염 등)의 후유증

(3) 관리방법

- 발 보조기구를 착용한다.
- 신발에 안창을 대준다.
- 발에 맞는 신발을 신는다.
- 규칙적인 발 관리를 시행한다.
- 필요에 따라 외과적 수술을 시행한다.

16) 수하족(Foot drop)

(1) 증상

거골이 아래로 내려앉아서 근골과 발배골 사이를 누른다. 이로 인해 뼈는 발등에 서로 각기 펴지므로 발바닥 안쪽과 발등 안쪽에 통증이 나타난다. 발배골은 심하게 돌출되는 형상을 나타내며 중족골과 더불어 바닥에 닿게 된다. 수하족의 상태가 오래 지속되면 나중에는 편평족으로 변하게 된다. 인대가 늘어남에 따라 발바닥이나 발등에 통증이 생겨 둔부까지 전해지는 경 우가 있다.

(2) 원인

- 취약한 발의 근육조직
- 체중의 증가
- 한쪽으로만 치우치는 체중 부담
- 오랜 기간의 병상 생활 등으로 인한 근육의 퇴화

(3) 관리방법

- 체중조절 및 규칙적인 발관리를 한다.
- 증상을 완화시키기 위해서는 근육을 강화한다.

17) 첨족(Talipes equinus)

(1) 증상

발이 발바닥 쪽으로 구부러지고 보행 시 발꿈치는 붙어서 발가락으로 걷는 기형으로 선천성인 경우는 드물고 후천성인 경우가 많다. 주로 남성에게 많이 발생하며 몸의 하중이 골고루 실리지 않으므로 관절에 변화를 가져온다.

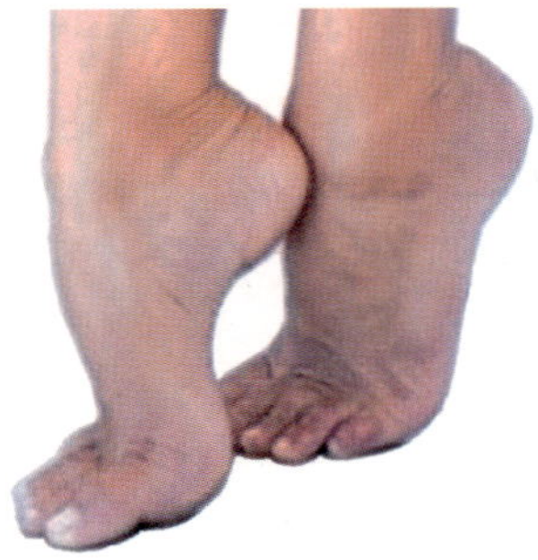

(2) 원인

- 발등의 근육이나 힘줄이 늘어나는 경우
- 대퇴 및 하퇴골의 골절
- 장기간 누워 있는 환자의 잘못된 간호
- 중추신경 장애에 수반하는 것
- 파상풍의 발작
- 중뇌 손상에 의한 경우

(3) 관리방법

- 특수신발을 신는다.
- 신발에 깔창을 사용한다.
- 심한 변형일 경우 외과적 수술로 교정한다.

18) 족저근막염(Plantar fascitis)

(1) 증세

발의 아치를 유지하고, 체중부하 상태에서 발을 올리는데 도움을 주며, 걷는데 중요한 역할을 하는 족저근막이 염증을 일으켜 생기는 것이다. 흔히 발에서 화끈거리게 열이 난다거나 서 있을 때 피로를 느끼며 때로는 통증을 느낄 때도 있다. 장시간 서

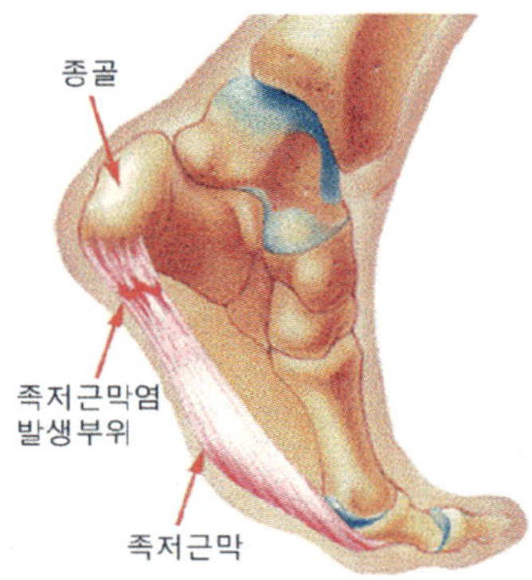

서 말을 하거나 발바닥에 무리한 힘이 실리는 하이힐 등의 신발을 신으면 통증이 심하게 된다.

(2) 원인

- 족저근막의 인대 쪽에 만성 염좌, 관절염
- 과도한 사용으로 인한 자극이나 염증
- 발의 화끈거림과 피로

(3) 관리방법

- 스트레칭 같은 운동요법을 실시한다.
- 심할 경우 약물요법으로 치료한다.
- 신발 안에 족저근막염 깔창을 대준다.

19) 림프 부종(Lymph edema)

(1) 증상

림프관의 폐쇄 및 순환부전으로 림프액이 역류되어 단백질 농도가 상승하여 발이 붓는 현상이다. 선천성이나 암 자체에 의한 경우로 암 치료 과정에서 수술 및 방사선 치료 후유증으로 치료 후에 생기는 경우가 흔하다.

(2) 원인

- 선천성 림프계의 이상
- 림프계의 외상, 종양, 림프관염
- 비만으로 인한 체중 부하, 장시간 서 있는 자세

(3) 관리방법

- 장시간 서 있거나 체중 부하를 줄여야 한다.
- 저염, 저당질, 저칼로리, 저지방식 등 식생활 개선 필요
- 하루 2000ml의 물을 충분히 먹어준다.

- 지나치게 뜨거운 온도의 사우나, 찜질, 목욕 등을 금한다.
- 충분한 산소 공급과 규칙적인 운동이 필요하다.
- 순환을 방해하는 너무 꽉 끼는 옷은 피한다.
- 림프배농 마사지로 림프 순환을 원활히 해준다.
- 붕대 및 압박 스타킹을 착용한다.

20) 버거씨병(Buerger's Disease)

(1) 증세

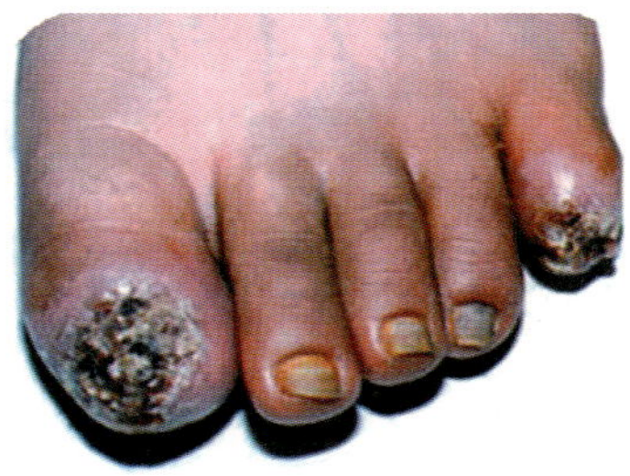

동맥, 정맥, 신경을 따라 혈관폐색이나 말초순환 부전으로 괴양 및 괴사를 초래하는 질환으로 극심한 통증이 온다. 통증이 올 때는 피부 표면의 체온과 피부색이 창백하게 되는 등의 증상이 나타나며 괴양화(ulceration)나 탈저(gangrena)가 오기 전에 먼저 침범된 혈관을 따라서 통증이 온다.

버거씨병의 근본적인 치료법은 없고 사지 말단을 절단하다가 종래에는 사지를 잃게 되는 경우도 있다. 연령별로 흡연을 하는 20~40대 남자에서 많이 발생하는 것으로 알려져 있다.

(2) 원인

- 정확한 원인은 불분명하다.
- 흡연과 가장 관련성이 높다.

(3) 관리방법

- 손과 발을 따뜻하게 관리한다.
- 발에 잘 맞는 신발을 착용한다.
- 팔·다리 외상과 감염으로부터 보호한다.
- 신발에 연한 패드를 넣으며, 맨발로 외출하지 않는다.
- 과도한 운동을 피한다.

- 식이요법 등 여러 가지 생활습관을 개선한다.
- 항생제 연고를 사용한다.

21) 통풍(Gout)

(1) 증상

몸속에 있는 요산이 관절이나 다른 조직에 쌓여 염증 반응을 일으키는 대사성 질환으로 남자에게서 더 많이 발생한다. 증세는 관절통을 일으키거나 소관절 부종을 일으킨다. 초기에는 통증이 짧게 오며 이후 전혀 통증이 없고 깨끗이 완치된 것처럼 보여진다. 그러나 이를 제대로 치료하지 않고 방치하여 반복적으로 진행이 되면 관절의 기능을 잃게 되어 위험한 합병증이 나타난다.

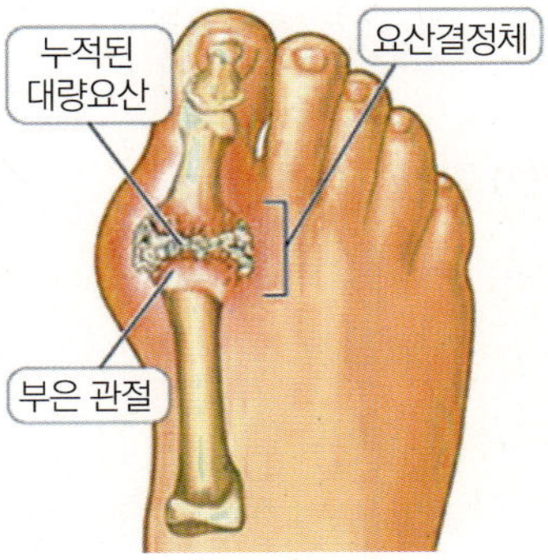

(2) 원인

- 요산이 몸속에 축적되는 고요산혈증
- 신체 내부에서 요산을 과잉으로 생산
- 유전적
- 정신적 스트레스

(3) 관리 방법

- 금주 및 운동요법을 실시한다.
- 꾸준한 약물치료를 받는다.
- 당분이 많은 음식 및 고단백질 음식을 주의한다.
- 적당한 수분을 섭취한다.

22) 류마티스 관절염(Rheumatoid arthritis)

(1) 증상

류마티스 관절염은 만성 전신성 염증질환으로 대칭성, 다발성의 관절염과 이에 따른 관절의 손상 및 변형이 생기는 질환이다. 여성이 남성보다 많이 발생하며 20~40대에 자주 발생한다. 초기에는 관절의 활막에 염증을 일으키고 점차 주위 연골과 뼈까지 침범하여 관절의 파괴와 변형을 초래하며 뼈의 강직과 변형 때문에 움질일 수가 없다.

(2) 원인

- 유전적인 요인
- 바이러스 감염
- 호르몬의 이상
- 면역 조절가능 이상
- 정신적 스트레스

(3) 관리방법

- 체중조절을 한다.
- 균형 잡힌 식사를 한다.
- 가벼운 걷기와 수영을 실시한다.
- 가벼운 마사지 실시 및 관절 운동을 한다.
- 온열요법, 약물치료, 수술요법 등을 받는다.

23) 사마귀(Warts)

(1) 증상

사마귀는 티눈이나 굳은살과 비슷하지만 피부의 표피 또는 진피에 바이러스 감염에 의한 피부의 과각질화 현상을 말한다. 발생 부위 또는 대상에 따라 심상성사마귀, 족저사마귀, 편평사마귀, 성기사마귀 등이 있다.

(2) 원인

- 바이러스에 의한 감염

(3) 관리방법

- 약물요법, 주사요법
- 냉동요법, 전기 소각법, 레이저 요법
- 면역 증강 요법

24) 동상(Chilblain, Frostbite)

(1) 증상

주로 하지, 발가락, 손가락, 코, 귀, 볼 등에서 잘 발생한다. 추위에 의해 피부에 혈액순환에 장애가 옴으로써 국소적으로 조직이 얼고 소양증이 동반한 홍반성 종창, 부종 및 혈전증이 발생되며 증세가 심해지면 수포, 궤양이 발생된다.

동상은 크게 증세에 따라 4개의 단계로 분류하며 3도 동상은 피부 심부에 침범하여 피부괴사를 일으킨다. 4도 동상인 경우는 제일 심한 상태로 뼈까지 침범된 조직손상으로, 합병증이 생기거나 회복 불가능한 상태면을 절단해야 한다.

(2) 원인

- 추위에 의해 발생되는 피하조직의 변화

(3) 관리방법

- 가벼운 동상은 온수로 가볍게 마사지한다.
- 혈액순환을 증진시킨다.
- 환부를 뜨거운 물에 넣지 않는다.
- 찬 곳에서 갑자기 따뜻한 곳으로 이동하지 않는다.
- 증세가 심할 경우 마사지를 피하고 안정과 보온을 해야 한다.
- 중증 환자는 수족을 절단해야 할 경우가 있다.

6장

반사구와 장기의 위치

6장

반사구와 장기의 위치

1. 비뇨 생식기계(Urinary system)

체내에 흡수된 영양은 혈액 속의 불필요한 노폐물을 체외로 배설하고 혈류량, 혈중전해질, 혈중산성도를 조절하는 일련의 과정이다.

1) 신장

(1) 기능

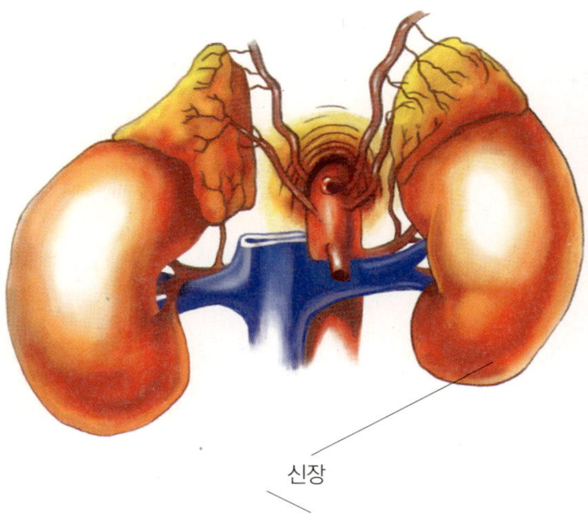

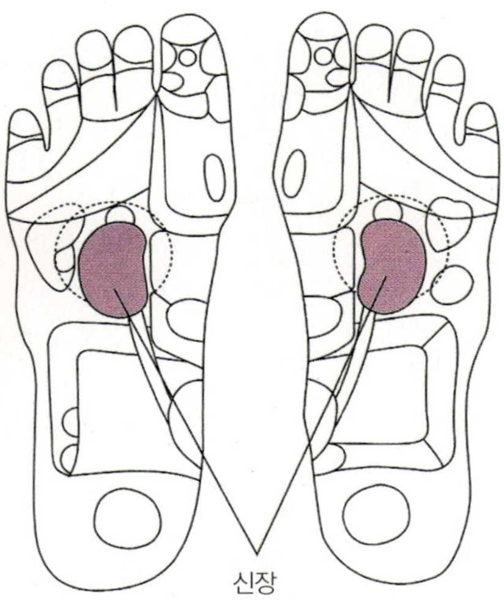

신장은 척추의 좌우에 위치하며, 몸속의 수분과 염분의 양을 조절하고, 체내의 유독물질 등 노폐물을 배설한다. 혈액의 산성도를 조절하여 적혈구와 조혈호르몬(레닌)을 분비, 생성, 촉진하는 역할을 한다.

(2) 반사구 위치

발바닥의 제 2, 3 중족골의 근위끝 엄지발가락 아래 뼈에서 교차되는 부위

(3) 관련 증상 및 효과

부종, 결석, 동맥경화, 고혈압, 관절염, 신장염 등이 관련증상으로 반사구를 자극하여 혈액속의 노폐물을 걸러줌으로써 질병과 면역체계를 강화 시켜주며 신장의 기능을 정상화시킨다.

2) 수뇨관

(1) 기능

신장에서 복막을 따라 방광까지 이어지는 약 25cm의 근육성 관으로 소변의 중력과 근육의 연동운동에 의해 신장에서 여과된 독소, 유독물질, 과다염분을 방광까지 운반하는 통로의 역할을 한다.

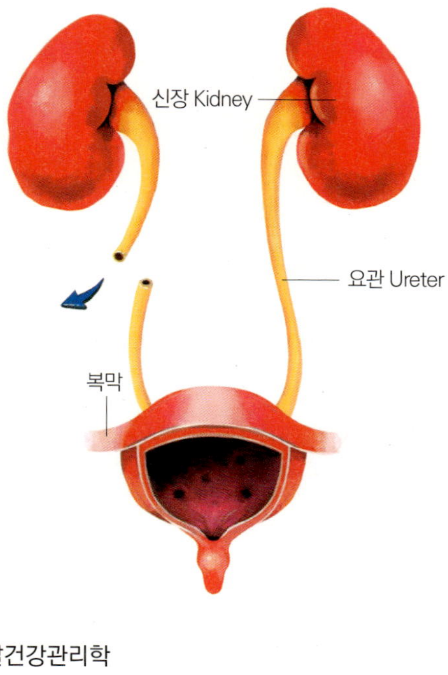

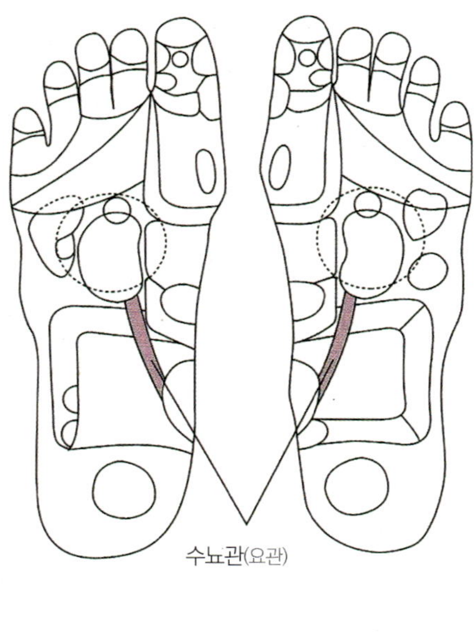

수뇨관(요관)

(2) 반사구 위치

신장반사구와 방광반사구 사선으로 이어지는 연결 부위

(3) 관련 증상 및 효과

신부전증, 방광염, 요관염, 신장결석, 수뇨관결석 등이 관련증상으로 수뇨관반사구와 생식선의 반사구를 자극하여 혈액의 노폐물을 제거해 줌으로써 면역체계를 증강과 체내 저항력을 증강시켜 수뇨관의 기능을 정상화시킨다.

3) 방광

(1) 기능

복막과 치골결합의 아래에 위치하며, 신장에서 걸러준 500cc의 소변을 저장해 일시적으로 축적하는 저수지로 소변이 차면 자율신경계에 의해 배설을 하는 근육질의 주머니이다.

(2) 반사구 위치

양발 안쪽 복사뼈 아래 볼록한 부위로 발바닥 안쪽 부위

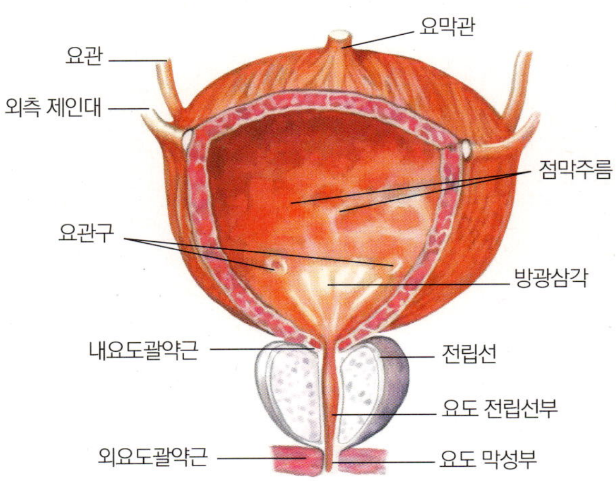

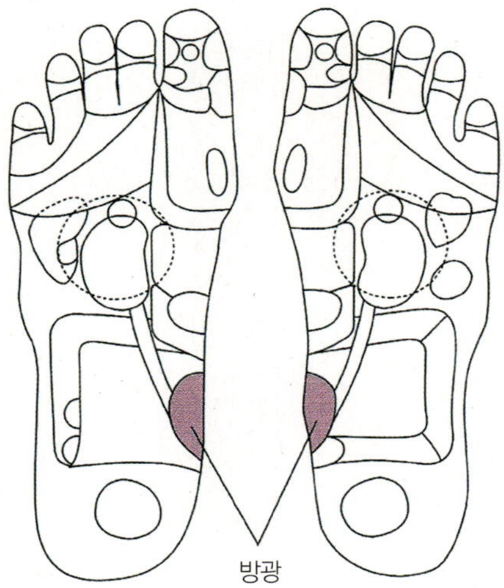

(3) 관련 증상 및 효과

방광경련, 방광결석, 빈뇨증, 요실금, 수뇨관결석, 야뇨증이 관련증상으로 반사구를 자극하여 산소가 풍부한 혈액을 공급하고 방광의 기능을 완화시켜 방광의 배뇨를 정상화시킨다.

4) 요도

(1) 기능

소변을 방광에서 체외로 배출하는 역할을 하는 관이다. 여성의 요도는 약 3~5cm이며 남성에 비해 매우 짧아 방광 질환이 발생하게 된다.

(2) 반사구 위치

양발의 안쪽 복사뼈 아래의 사선 부위

(3) 관련 증상 및 효과

요도염증, 배뇨곤란, 요도발열, 요실금, 여성냉증이 관련질환으로 반사구를 자극하여 규칙적인 배뇨를 돕고 염증을 완화시켜 요도의 기능을 정상화시킨다.

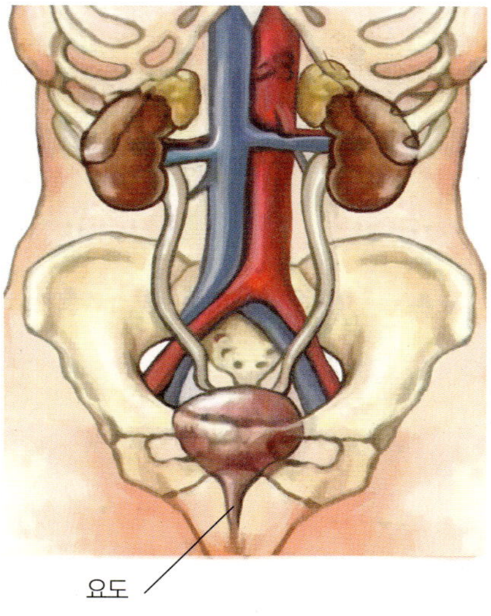

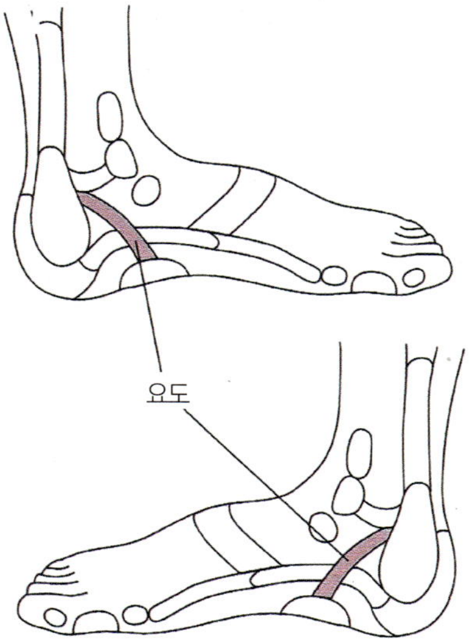

5) 자궁

(1) 기능

골반부의 중앙에 위치하고 방광과 직장 사이에 있으며 편평한 가지모양으로 수정란을 보호, 착상, 발육하는 역할을 한다. 출산 시는 자궁벽을 강하게 수축하여 태아를 밀어내는 역할을 한다.

(2) 반사구 위치

양발 안쪽 측면 복사뼈 후방의 오목한 부위

(3) 관련증상 및 위치

월경통, 월경불순, 자궁질환(자궁하수, 자궁근종)이 관련 증상으로 반사구를 자극하여 성호르몬과 혈액순환을 증진시켜 자궁의 기능을 정상화시킨다.

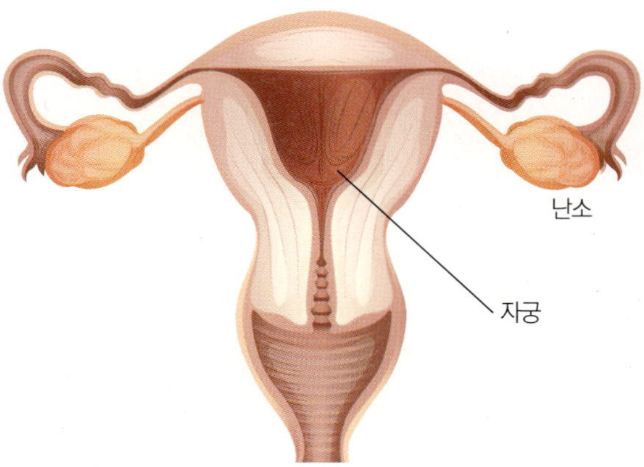

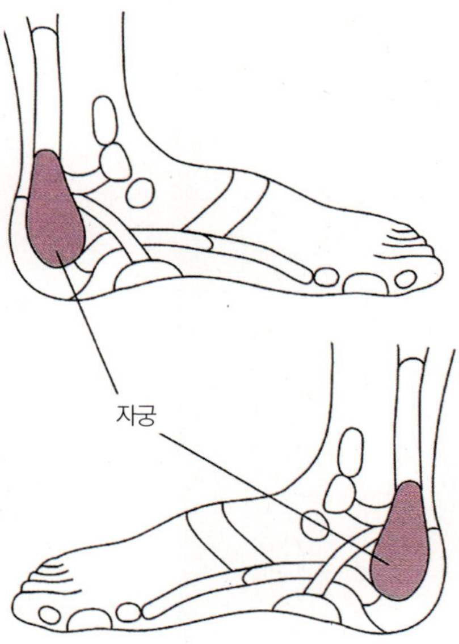

6) 전립선

(1) 기능

방광 밑에 붙어있고 정액의 일부를 분비하는 곳이다. 평활근이 발달된 남성기관으로 산성인 소변의 유해 작용에서 정자를 보호하고 호르몬을 분비하는 역할을 한다.

(2) 반사구 위치

양발 안쪽 측면 복사뼈 후방의 오목한 부위에 위치

(3) 관련증상 및 효과

비뇨, 전립선염, 정력 감퇴, 요도통증이 관련증상으로 반사구를 자극하여 정자를 보호하고 활동을 원활하게 도와줌으로써 전립선 기능을 정상화시킨다.

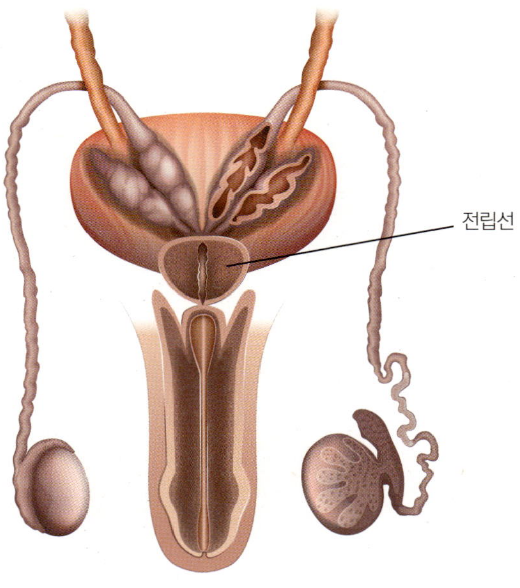

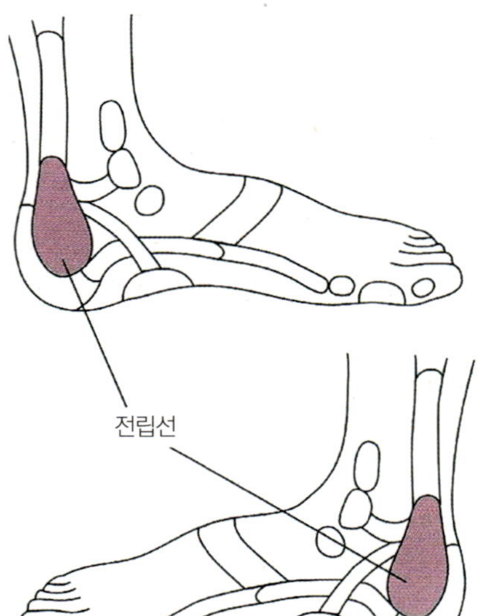

7) 난소, 고환

(1) 기능

난소는 골반강 내 자궁의 양옆에 위치하고, 생리주기와 임신에 영향을 미치는 난자의 성장 및 배란을 유도하며, 여성호르몬(에스트로겐, 프로게스테론)을 분비하는 역할을 한다.

고환은 음낭 내에 들어 있는 납작한 타원형의 기관으로 정액과 정자를 생산하는 장소이다. 남성호르몬인 테스토스테론을 생산한다.

(2) 반사구 위치

양발 바깥 복사뼈 아킬레스건 아래 부위

(3) 관련증상 및 효과

월경불순, 불임, 갱년기장애, 정력감퇴가 관련증상으로 반사구를 자극하여 자궁의 기능을 정상화시킨다. 또한 뇌하수체를 자극해 호르몬의 분비 작용을 촉진하여 난소의 기능과 고환의 기능을 정상화시킨다.

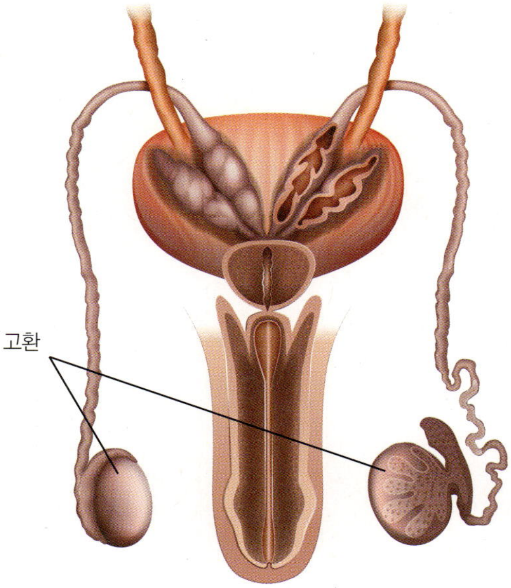

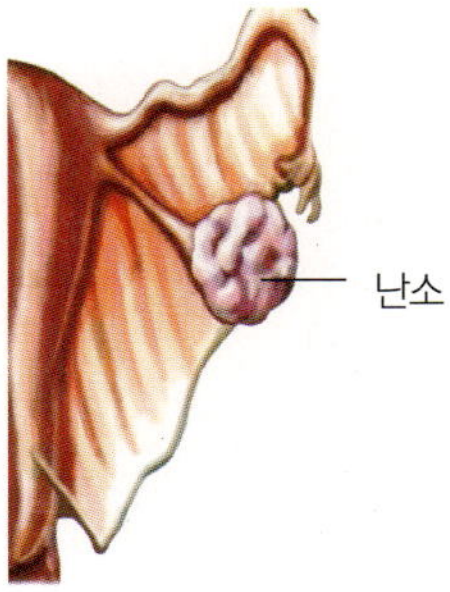

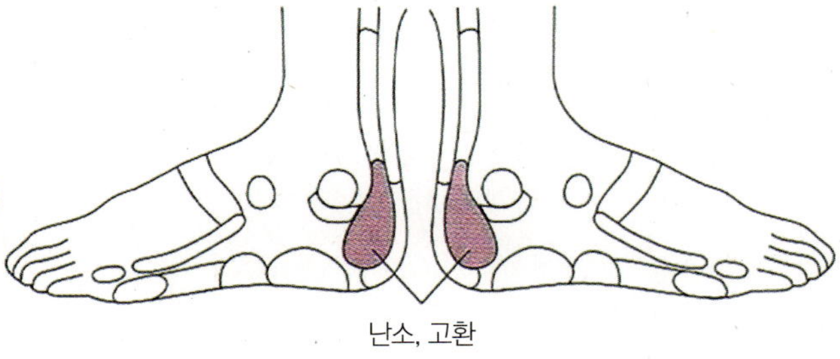

2. 내분비계(Endocrine system)

내분비계의 내분비선은 다양한 호르몬을 분비하며 신경계의 영향을 받아 인체의 기능 조절을 담당한다. 이러한 내분비계는 도관 없이 인체가 필요로 하는 화학물질을 분비하는 선을 말한다.

1) 뇌하수체

(1) 기능

접형골 터어키안의 중앙에 위치하며 뇌 하수체, 갑상선, 부갑상선, 부신, 췌장, 난소, 고환, 신장 등의 체내 내분비 기관을 조절하는 선이다. 뇌하수체의 전엽에서는 인체조직의 성장과 촉진, 난포의 성숙, 배란 조절, 유즙분비작용, 부신피질의 호르몬 분비를 조절, 에스트로겐과 테스토스테론 분비 조절에 관여하며, 뇌하수체의 후엽에서는 신장의 수분배출조절, 혈관수축에 의한 혈압조절, 유선분비 조절의 역할을 한다.

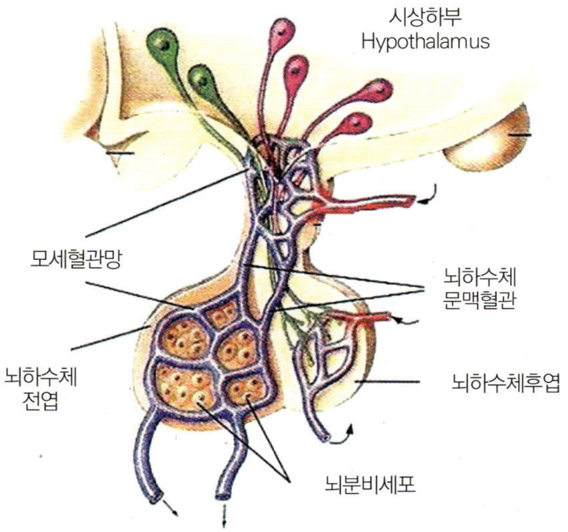

(2) 반사구 위치

양발 엄지발가락 정중앙 부위

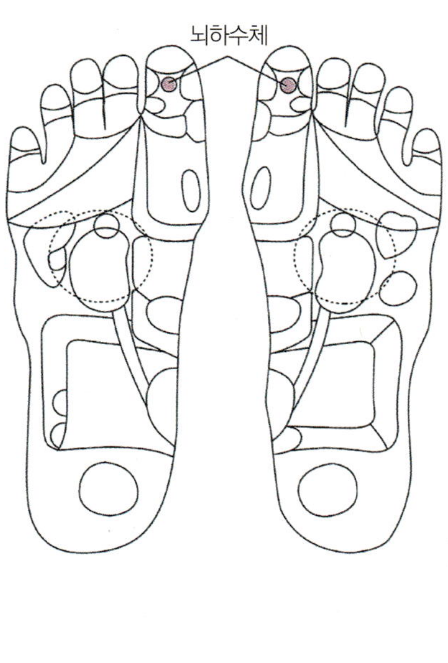

(3) 관련 증상 및 효과

비만, 당뇨, 자궁수축, 갑상선, 발육부진이 관련증상으로 반사구를 자극하여 조절을 통해 내분비 기능을 촉진시킴으로써 뇌하수체의 기능을 정상화시킨다.

2) 갑상선

(1) 기능

후두의 갑상연골의 전면에 위치한 적갈색 나비 모양을 하고 있는 20~30g의 내분비선이다. 호르몬 분비, 혈중 칼슘이온 농도를 조절, 세포의 대사율 증가, 심장의 수축 및 심박수 증가, 생식선의 발육을 증가시키는 역할을 한다.

(2) 반사구 위치

제1 중족골 근처 가장자리 일부를 차지하고 엄지발가락과 검지발가락의 사이 부위

(3) 관련 증상 및 효과

갑상선기능 항진증(체중감소, 안구돌출), 갑상선 기능저하증(비만, 갑상선종), 불면증이 관련증상으로 반사구를 자극하여 호르몬의 기능을 조절, 분비, 촉진시킴으로써 갑상선 기능을 정상화시킨다.

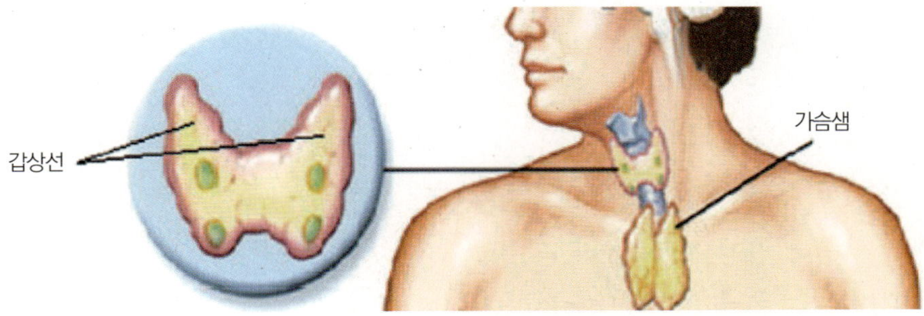

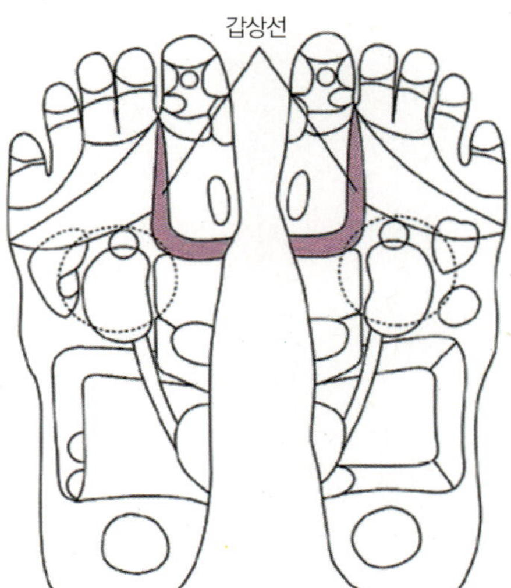

3) 부갑상선

(1) 기능

갑상선 좌·우엽 뒷면에 상하좌우로 붙어있는 0.2~0.5g의 암갈색 타원체이다. 뼈, 소장, 신장에 영향을 미쳐 세포 외액의 칼슘이온 농도를 조절하고 대사 작용, 염증 억제, 상처의 세포생성, 세포의 활성화를 돕는 역할을 한다.

(2) 반사구 위치

양발 엄지발가락의 기절골과 중족골의 연결되는 측면 부위

(3) 관련 증상 및 효과

부갑상선염, 수전증, 불면증, 부갑상선기능 항진증(신경계 기능 저하), 부갑상선 기능저하증(파상풍, 순환계 질환)이 관련증상으로 반사구를 자극하여 신경전달 물질의 기능을 도와주고 호르몬의 분비를 조절함으로써 부갑상선의 기능을 정상화시킨다.

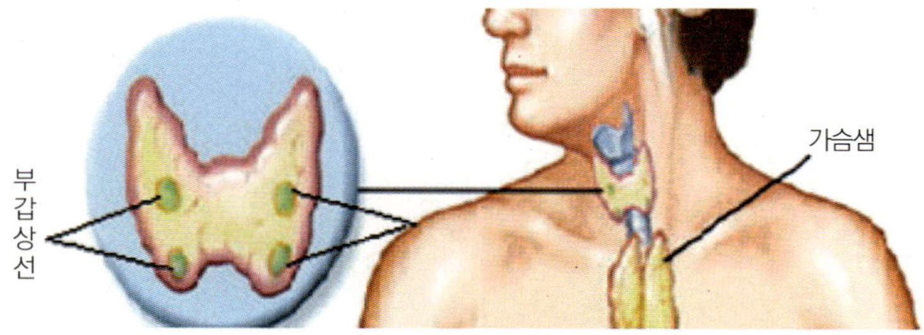

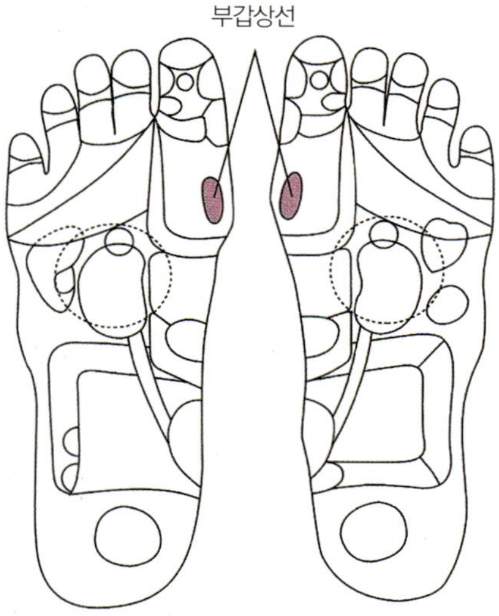

4) 부신

(1) 기능

좌우 신장의 상단에 위치한 삼각형 모양의 한 쌍의 내분비기관이다. 인체의 생명을 유지하는 매우 중요한 기관으로 부신피질호르몬과 부신수질호르몬이 분비된다.

(2) 반사구 위치

양발바닥 둘째, 셋째발가락 사이 교차되는 부위 용천

(3) 관련 증상 및 효과

신부전증, 기관지천식, 관절염, 류마티스, 대상포진, 불임이 관련증상으로 반사구를 자극하여 긴장과 스트레스를 완화시키고 면역력 강화, 체내 호르몬 분비를 조절, 부신의 기능을 정상화시킨다.

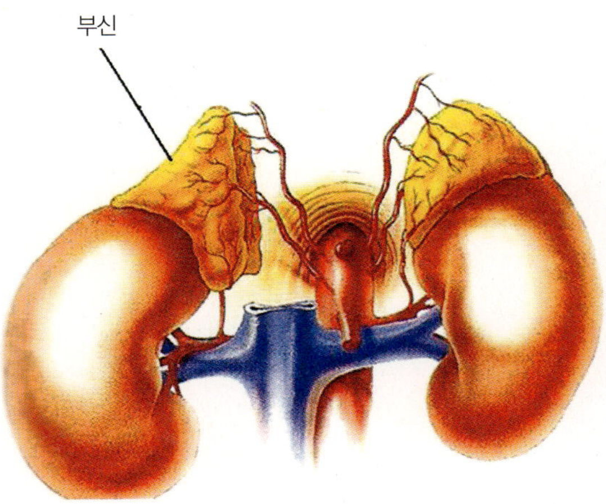

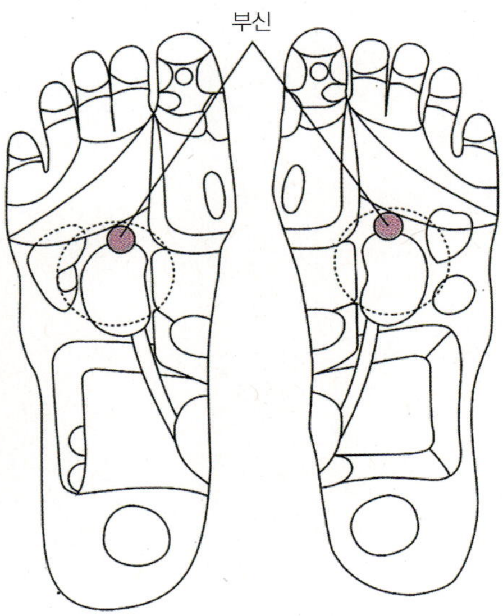

5) 편도선

(1) 기능

입과 목에 있는 편도선은 림프조직이 집합체로 되어 있다. 그곳은 입으로부터 목 안을 통하여 몸 안으로 들어가는 중요한 곳으로 외부에서 온갖 세균의 감염으로부터 몸을 지키고 방어하는 역할을 하는 조직이다.

(2) 반사구 위치

엄지발가락 발등 두 번째 마디 내측 부위

(3) 관련 증상 및 효과

호흡기 감염, 편도선 비대, 편도선염, 편도선 동통, 편도선 이상에 의한 두통, 후두염, 유행성 감기가 관련 증상으로 반사구를 자극하여 편도선의 기능을 정상화시킨다.

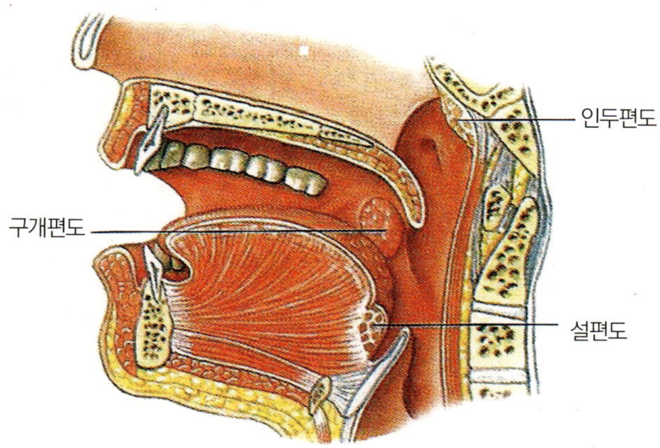

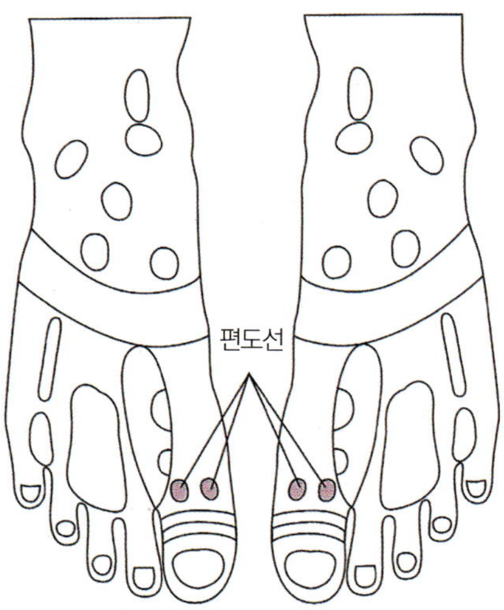

3. 중추신경계 및 말초신경계

중추신경계는 뇌와 척수로 구성되어 있으며, 뇌는 대뇌, 소뇌, 뇌간(간뇌, 중뇌, 뇌교, 연수)가 해당되고 척수는 운동섬유와 감각섬유가 있다. 중추신경계는 신체의 주요한 조절체계로 항상성을 유지하고 조절하는 기능을 담당한다.

말초신경계는 체성신경계와 자율신경계로 나뉘고 체성신경계는 뇌신경 12쌍, 척수는 31쌍으로 구성된다. 자율신경계는 척수에서 시작하는 교감신경 15쌍, 뇌와 척수에서 시작하는 8쌍으로 몸의 각 부분에 분포되어 있으며, 대뇌의 조절 없이도 독자적으로 작용이 가능하고 운동신경으로 되어있다.

1) 대뇌

(1) 기능

두개강 안에 들어있는 동그란 기관으로 대뇌피질에서 신경세포가 집중되어 있다. 이를 주관하는 3가지의 기관인 신피질, 구피질, 고피질은 대뇌의 전체 활동을 담당한다. 대뇌의 기능은 시각, 후각, 청각, 미각, 운동감각, 공간감각, 창조적 활동, 기억, 지각, 의지, 지식, 본능, 이성 및 인격 등의 기능, 언어의 총체적인 능력, 논리적인 사고를 통해 내외의 환경적응을 주관하는 역할을 한다.

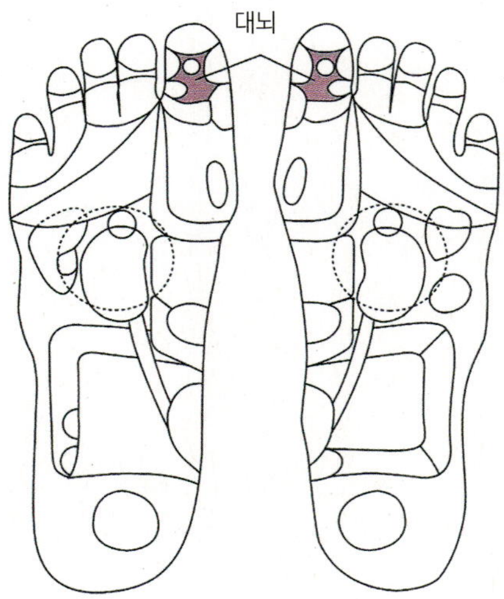

(2) 반사구 위치

양발 엄지발가락 전체 부위

(3) 관련 증상 및 효과

두통, 고혈압, 현기증, 불면증, 뇌졸중이 관련 증상으로 반사구를 자극하여 인체의 모든 감각을 정상적으로 회복시켜줌으로써 대뇌의 활동을 정상화시킨다.

2) 소뇌

(1) 기능

대뇌 크기의 1/8로 뇌교와 연수의 뒤쪽에 위치하며, 활동적인 몸의 자세와 움직임을 주관하고 신체의 밸런스를 유지한다. 또한 근육의 긴장도 및 운동을 조정하며 근육의 활동을 통제한다.

(2) 반사구 위치

양발 엄지발가락의 안쪽 아래 부위

(3) 관련 증상 및 효과

두통, 불면증, 언어장애, 반신불수, 뇌손상, 뇌진탕, 어지럼증이 관련증상으로 반사구를 자극하여 신체균형, 호흡과 수면의 조정, 생체리듬의 안정감을 줌으로써 소뇌의 손상으로 인한 운동 신경의 마비와 수족저림을 방지하고 소뇌 활동을 정상화시킨다.

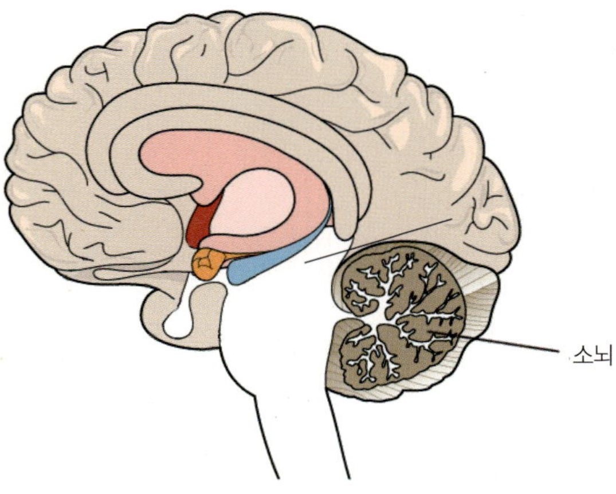

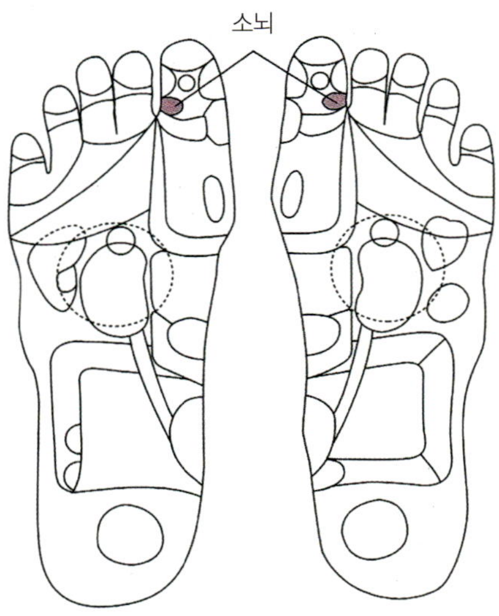

3) 삼차신경

(1) 기능

체성신경계에 속하며 12쌍의 말초신경 중 제5뇌신경으로 얼굴의 대표적인 3가지 신경인 안신경, 상악신경, 하악신경이 안면의 모든 신경에 관여하는 혼합신경이다. 치아, 혀, 턱, 피부전체, 구강의 점막에 분포하여 안면의 신경 전체를 관장하는 역할을 한다.

(2) 반사구 위치

양발 엄지발가락 바닥면의 측면 부위

(3) 관련 증상 및 효과

안면신경마비, 편두통, 이명증, 안구건조증, 불면증, 안면질환, 안구질환이 관련증상으로 반사구를 자극하여 얼굴로 가는 신경과 안면근육을 조절하고, 비정상적인 근육의 긴장과 피로를 해소하여 삼차신경의 기능을 정상화시킨다.

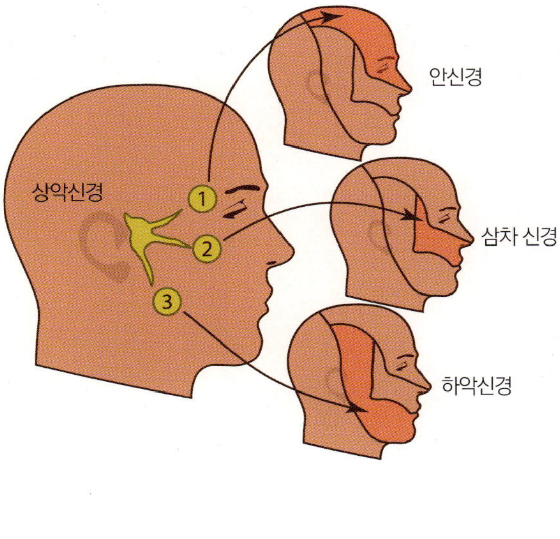

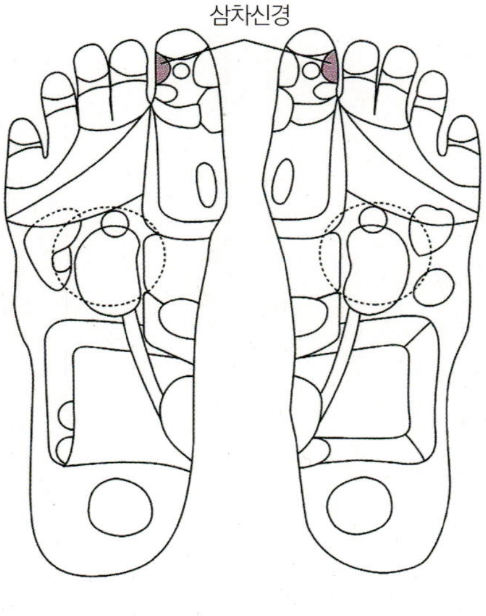

4) 좌골신경

(1) 기능

경골신경과 총비골신경으로 갈라지며 발 부위까지 이어진 인체에서 가장 굵고 긴 신경이다. 하지의 운동이나 감각기능에 관여하며 근육을 지배하고 조절하는 역할을 한다.

(2) 반사구 위치

양발 경골신경과 비골신경 전체 부위

(3) 관련 증상 및 효과

무릎통증 및 염증, 좌골신경통, 허리통증, 다리부종, 하지방사통, 요통이 관련증상이다. 좌골신경 반사구를 자극하여 좌골신경과 근육을 통제, 조절함으로써 좌골신경의 기능을 정상화시킨다.

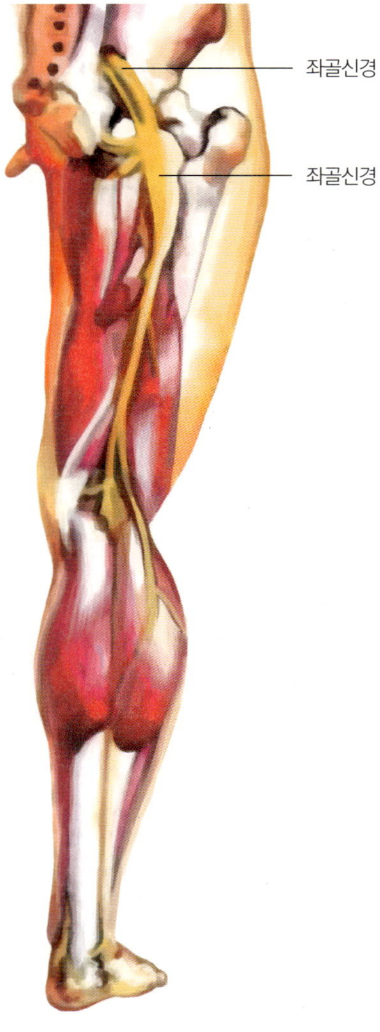

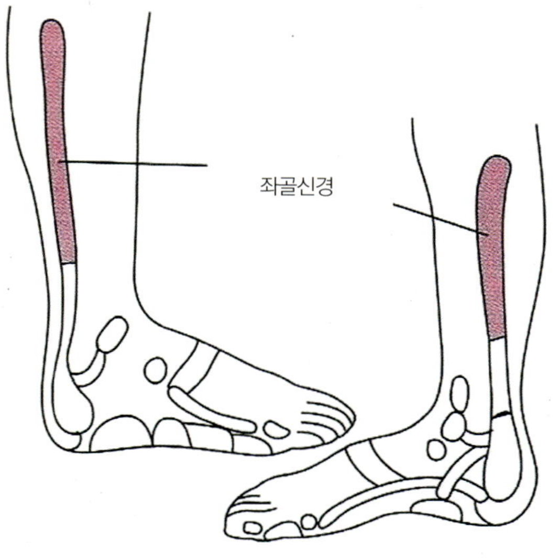

4. 호흡기계(Respiratory organ system)

호흡기계는 공기 중의 산소를 인체 세포에 전달하고, 세포의 이산화탄소를 운반하여 체외로 방출하며, 체액의 pH를 조절하는 역할을 한다. 후각과 발성에도 관여한다.

1) 코

(1) 기능

후각을 담당하는 호흡기계로 공기의 흡입, 배출을 담당하는 신경이 발달되어 냄새를 감지하는 역할을 한다. 외비, 비강 및 부비동으로 구성되어 있다.

(2) 반사구 위치

양쪽 엄지발가락 안쪽에 부위

(3) 관련 증상 및 효과

코막힘, 축농증, 화분증, 인후염이 관련증상으로 반사구를 자극하여 원활한 호흡을 돕고 안면으로 가는 신경과 근육을 조절하여 코의 기능을 정상화시킨다.

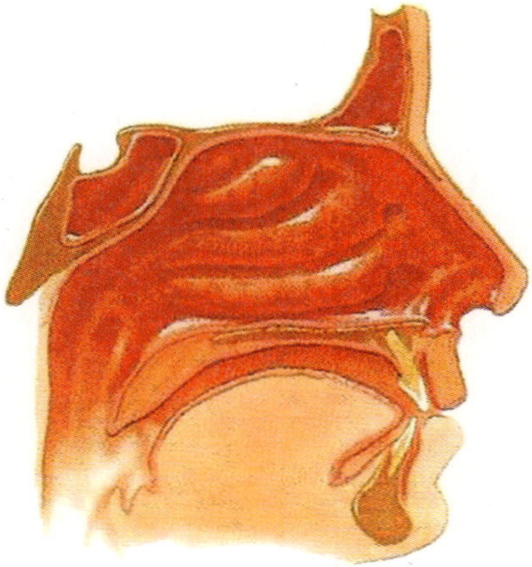

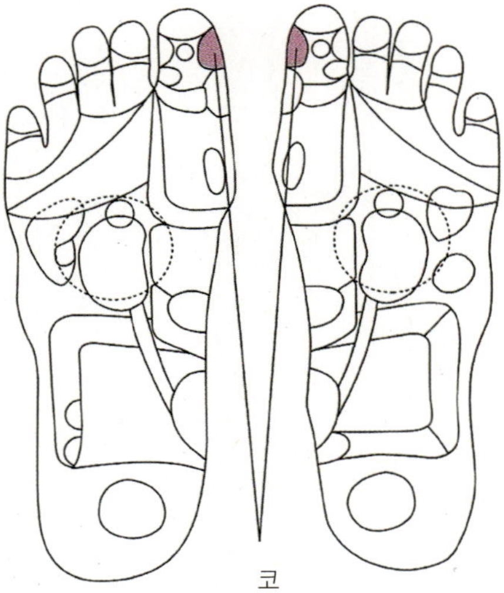

2) 전두동

(1) 기능

눈 위의 전두골 중앙에 위치한다. 전두동의 감염 시 콧소리가 나거나 코막힘 증상이 나타나고, 노래를 할 때 소리의 폭을 넓혀 음의 파동작용을 하며, 코의 이물질과 먼지, 바이러스의 침입을 예방하는 역할을 한다.

(2) 반사구 위치

양쪽 엄지발가락끝 부분 둥근 부위

(3) 관련 증상 및 효과

두통, 부비강염, 건망증, 치매, 불면증, 축농증, 코골이가 관련증상으로 전두동 반사구를 자극하여 뇌세포 활성화와 집중력을 향상시켜 줌으로써 기능을 정상화시킨다.

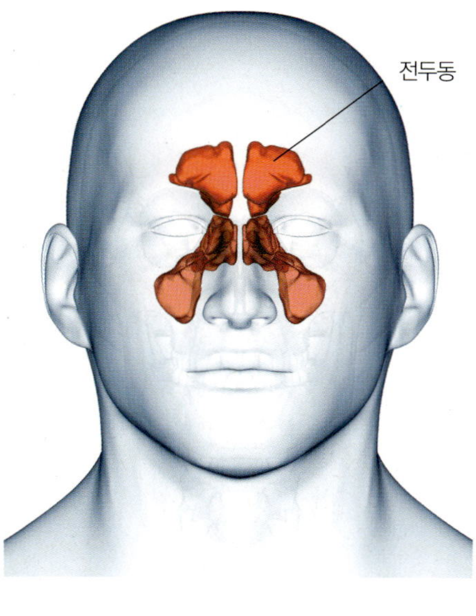

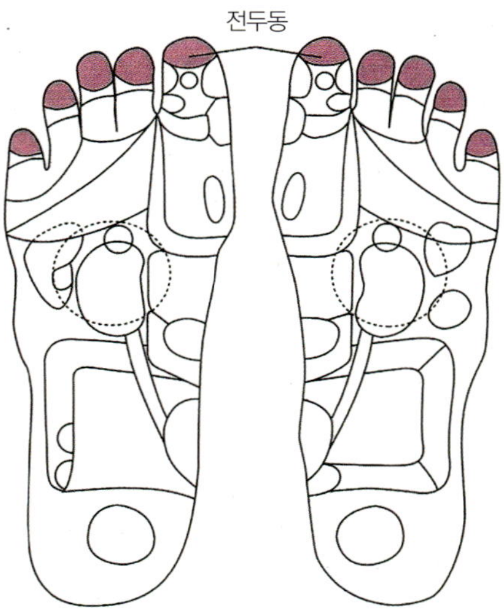

3) 목

(1) 기능

머리를 받쳐 주는 지지대의 역할을 하며 머리와 척추를 이어주는 기관으로 척수를 보호한다.

목은 7개의 척추뼈와 그 속으로 흐르는 척수, 혈관, 근육, 인대로 구성되어 있고, 신체 각 부분에서 감지된 정보를 뇌로 연결 시켜주는 길목이며 뇌에서 내린 명령을 신체 각 부분으로 전달하는 역할면에서 그 중요성이 있다.

(2) 반사구 위치

양발 엄지발가락 아래 첫 마디 부위

(3) 관련 증상 및 효과

고혈압, 저혈압, 어깨결림, 목의 통증, 인후염, 호흡감염이 관련 증상으로 목반사구를 자극하여 면역력을 증강시키고 목의 기능을 정상화시킨다.

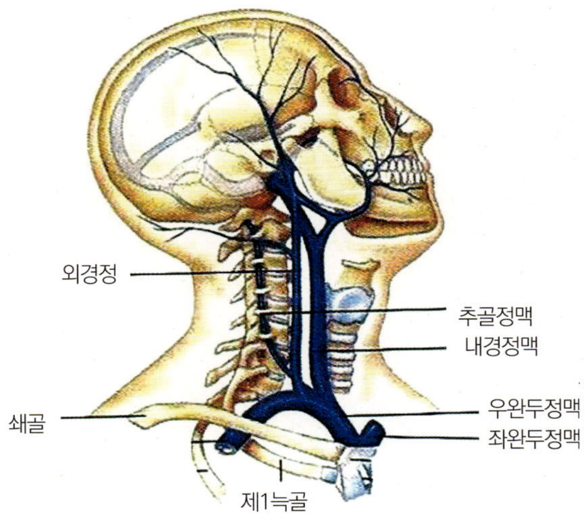

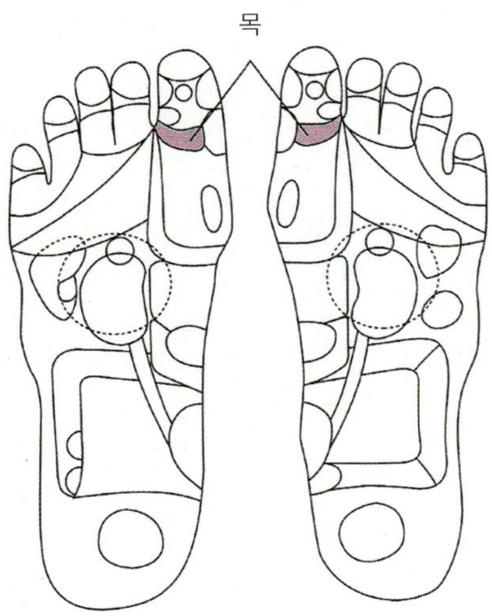

4) 성대, 후두기관

(1) 기능

성대는 발성기관으로 호기의 진동으로 소리를 만들어낸다. 인후기관은 2가지로 나뉠 수 있는데 인두와 기관지 사이에 위치하는 후두와 후두 안에 있는 성대이다. 후두의 입구에 있는 후두개는 개폐를 조절하여 음식물이 기도로 넘어가는 것을 방지한다.

(2) 반사구 위치

양발 발등 부분 엄지발가락과 둘째발가락 중족골 1/3 오목하게 들어간 부위

(3) 관련 증상 및 효과

천식, 호흡기질환 및 감염, 음성의 변조, 기관지질환, 목의 통증이 관련 증상으로 성대, 후두 반사구를 자극하여 혈액 순환과 호흡기의 기능을 조절하여 질병의 저항력을 길러줌으로써 성대와 후두기관을 정상화시킨다.

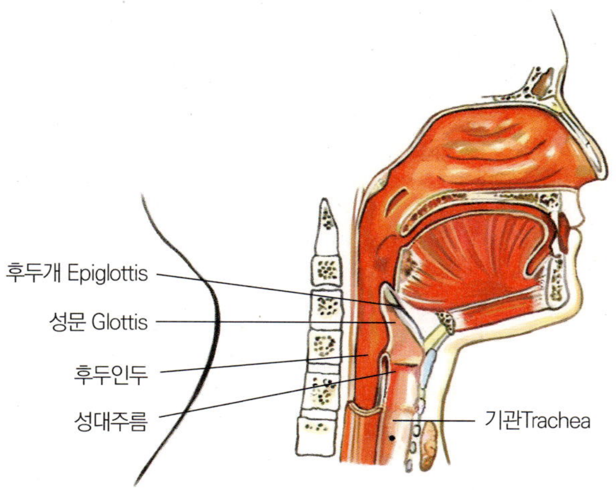

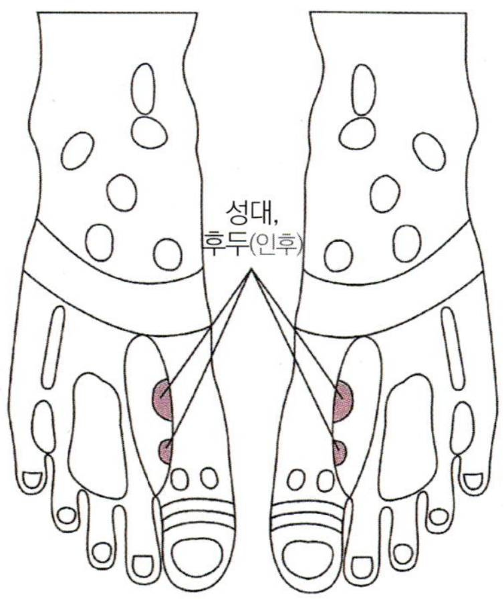

5) 폐/기관지

(1) 기능

폐는 흉강의 대부분을 차지하고 흉강막 위에 얹혀있으며, 기관지는 좌우로 갈려져 1차, 2차, 3차 기관지로 나뉜다. 체내의 호흡을 주관하고 산소를 받아들이며 이산화탄소를 배출함으로써 혈액을 통해 맑은 산소를 전신에 공급하는 역할을 한다.

(2) 반사구 위치

폐 - 양발 둘째발가락에서 다섯째발가락 후면의 중족골 부위

기관지 - 양발 셋째발가락 후면 전체 부위

(3) 관련 증상 및 효과

천식, 기침, 기관지염, 폐렴이 관련증상으로 반사구의 자극으로 신진대사를 원활하게 하고 산소공급을 활성화시킴으로써 폐와 기관지의 기능을 정상화시킨다.

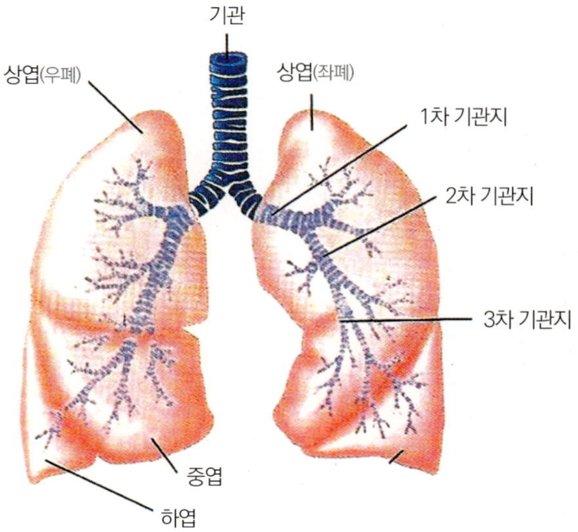

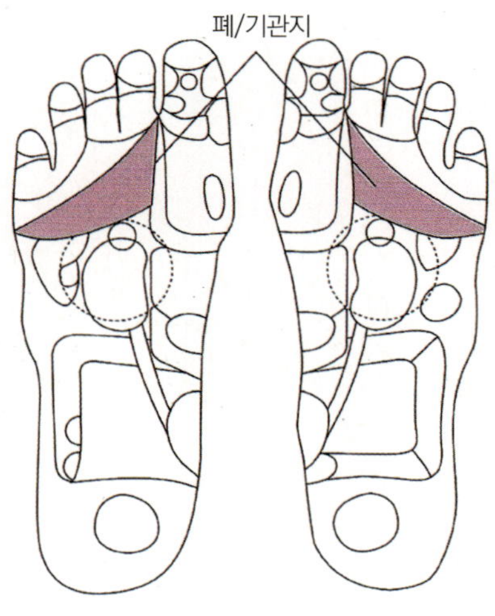

6) 횡경막

(1) 기능

흉강과 복강의 경계 지점으로 둥근 천장 모양의 근육막이다. 횡경막의 수축과 이완작용을 통해 호흡을 도와주는 역할을 한다.

(2) 반사구 위치

양 발등 중족골 부위에 횡으로 약 2cm 부위(발등 중간 솟아 올라온 부위)

(3) 관련 증상 및 효과

호흡곤란, 딸꾹질, 복통, 구토증상이 관련 증상으로 반사구를 자극하여 횡경막의 이완, 수축을 도움으로써 횡경막의 기능을 활성화시킨다.

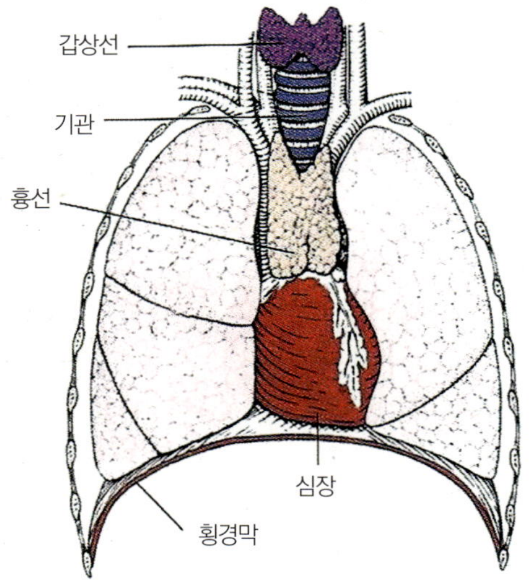

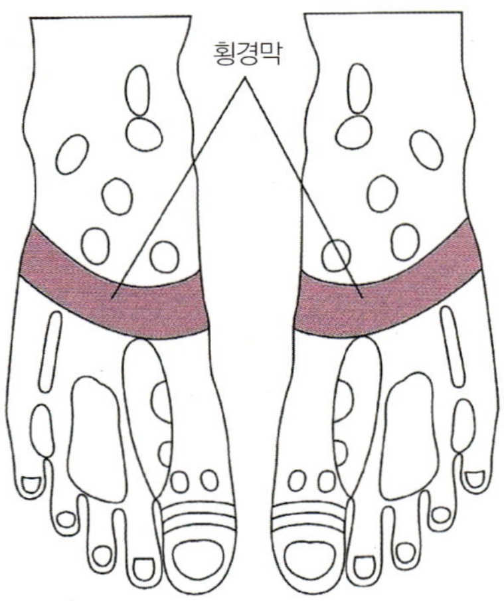

7) 늑골(갈비뼈)

(1) 기능

12개의 흉추와 흉골을 연결하는 12쌍의 편평한 뼈로 진늑골, 가성늑골, 부유늑골로 구성되어 있다. 심장과 폐의 외부적인 자극을 방어하고 보호하는 호흡작용의 역할을 한다.

(2) 반사구 위치

양 발등 부위 내측 설상공과 주상골 경계면, 외측 셋째 설상골과 주상골 입방골이 연결된 오목한 부위 즉, 발목이 구부러지는 부위의 외측복사뼈 아래 움푹 들어간 부위

(3) 관련 증상 및 효과

늑막염, 늑간신경통, 흉부통증이 관련 증상으로 반사구를 자극하여 심장과 폐로 인한 늑골의 부담을 완화시킴으로써 늑골의 기능을 정상화시킨다.

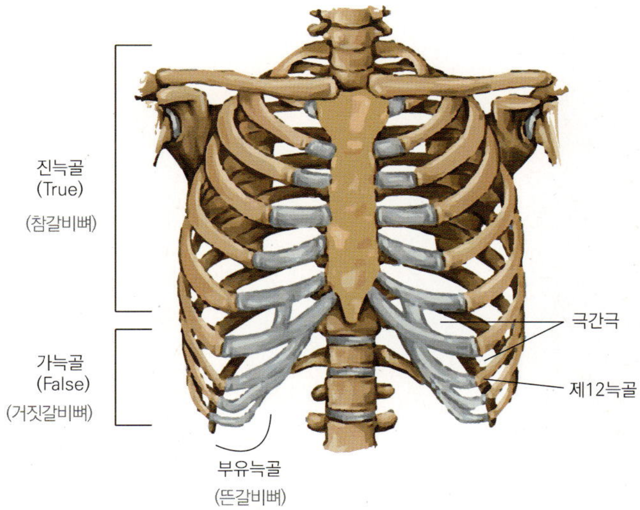

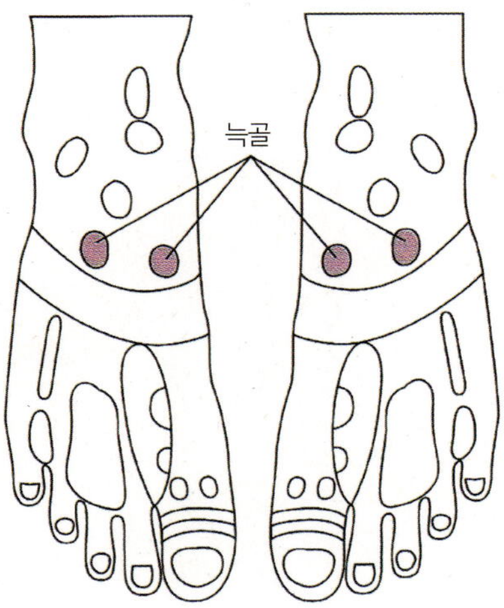

8) 흉부(chest, 가슴)

(1) 기능

흉부는 제2늑골에서 제6늑골까지로 그 속의 내분비선, 근육섬유, 지방 등의 조직을 포함한다. 여성의 경우는 유방도 포함되는데, 유방은 대흉근의 표면을 덮는 대흉근막 위에 반구형으로 얹혀있으며 지방의 양에 의해 그 크기가 결정된다. 흉부는 이외에도 유선을 내포하고 있다.

(2) 반사구 위치

양발의 둘째발가락에서 넷째발가락 중족골 부위

(3) 관련 증상 및 효과

흉부의 압박감, 생리전의 유방통증, 가슴관련질환(유듀종, 유선염, 유선낭종 등)이 관련 증상으로 반사구를 자극하여 가슴의 선조직, 가슴 관련 및 림프선, 생식기선 관련 질병을 예방하여 치유력을 증강시킨다.

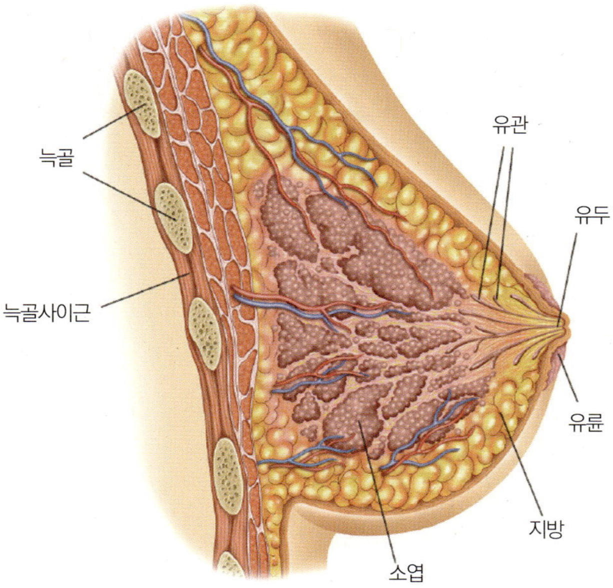

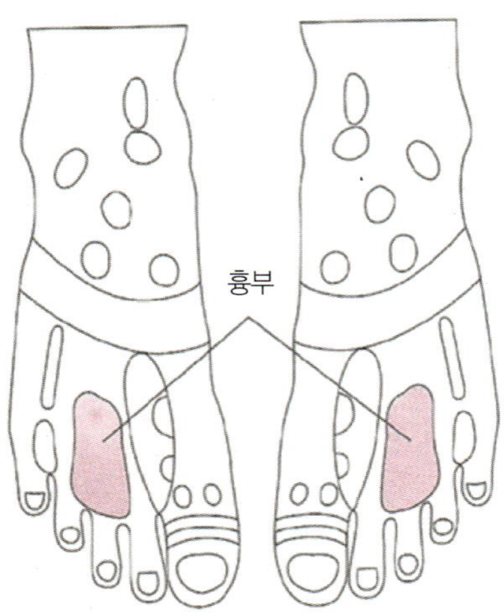

5. 순환기계(Circulatory system)

혈액을 운반하는 혈관계와 혈액과 림프를 운반하는 림프계로 구성되어 있다. 순환계의 목적은 혈액을 지속적으로 공급하는데 있으며 조절기전을 통하여 인체가 필요로 하는 각 기관에 필요한 혈액을 일정하게 공급해 주는 역할이다.

1) 심장

(1) 기능

순환계통의 중심이 되는 기관으로 심장의 수축운동에 의해 혈액을 전신에 공급하고 불필요한 노폐물을 체외로 배출하며 영양분을 공급하는 역할을 한다.

(2) 반사구 위치

왼발의 발바닥 넷째, 다섯째 중족골 사이 상단 부위

(3) 관련 증상 및 효과

심부전증, 순환기계통, 심장쇠약, 부정맥 심근경색이 관련 증상으로 반사구를 자극하여 깨끗한 혈액을 체내에 공급하고 심장의 수축운동과 심박속도를 유지하며 심장의 기능을 정상화시킨다.

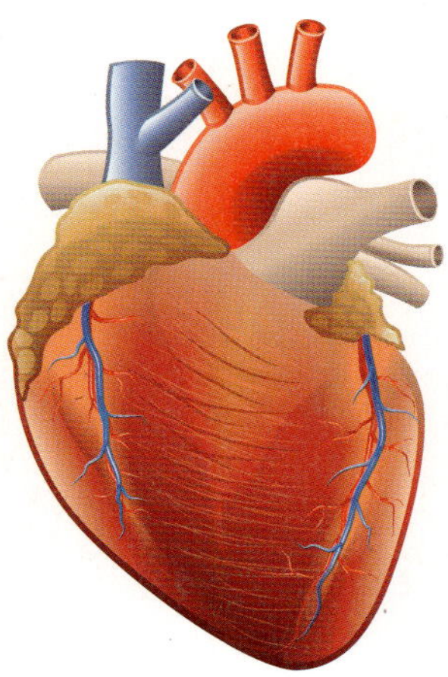

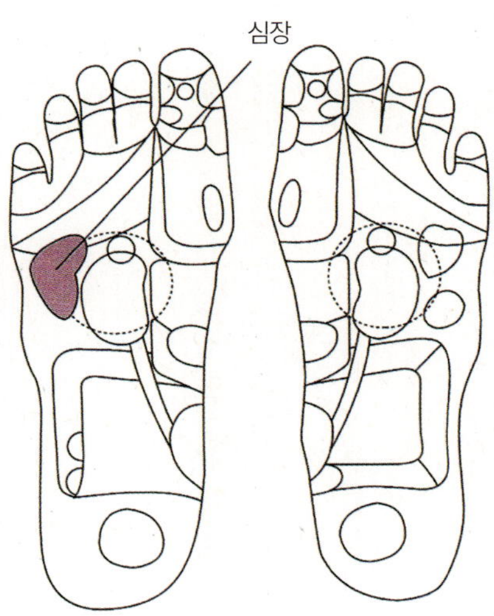

2) 비장

(1) 기능

인체의 보호기능을 하는 림프기관으로 체내의 침입한 세균을 파괴하고 혈액량을 조절하며 항체의 생산을 담당하는 역할을 한다.

(2) 반사구 위치

왼쪽 발바닥 중족골 사이의 하단(심장 반사구 오른쪽 아래 위치) 부위

(3) 관련 증상 및 효과

고혈압, 근육통, 소화불량, 암, 식욕부진이 관련 증상으로 반사구를 자극하여 병원의 항체 생성을 촉진시킴으로써 면역력 강화와 비장의 기능을 정상화시킨다.

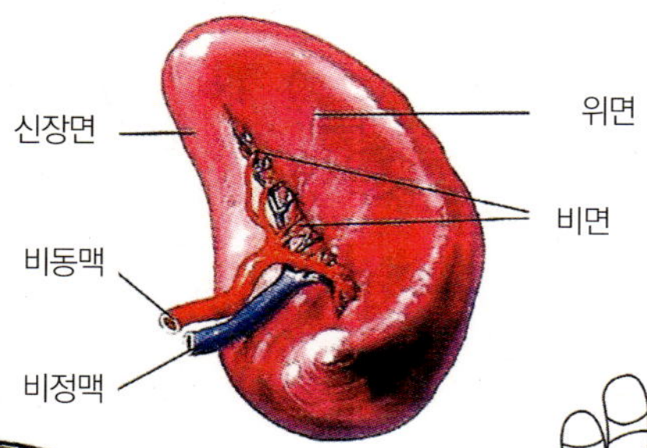

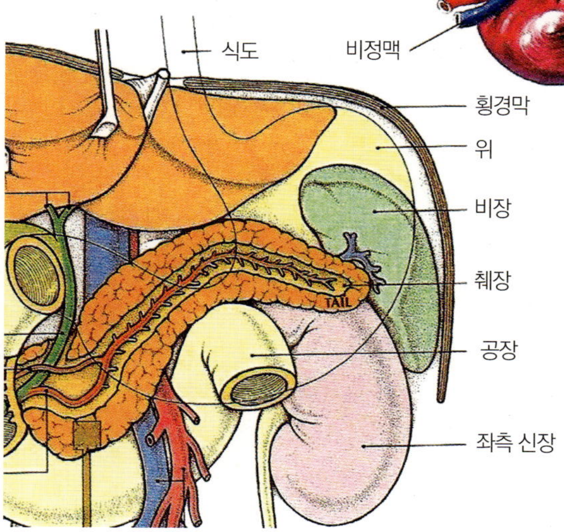

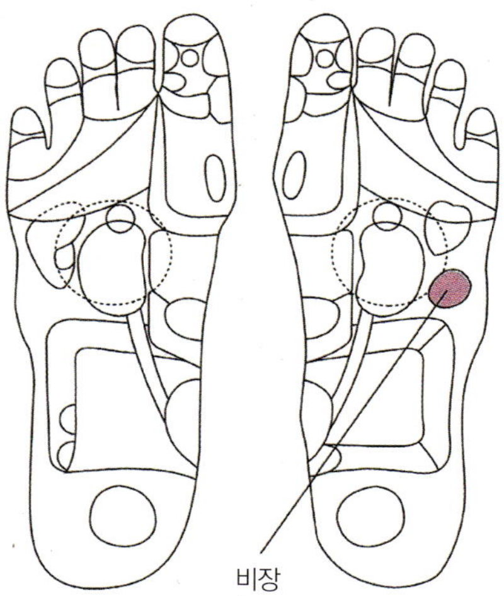

3) 상부, 하부림프선(임파선)

(1) 기능

림프계는 정맥과 매우 흡사한 구조와 기능을 가지고 있어 제2 순환계라고도 한다. 일반적인 기능은 면역작용, 식균작용, 신체의 방어작용이다. 상부림프선은 상체 겨드랑이에 많이 분포되어 있고 하부림프선은 하체 복강과 흉강, 편도, 비장 등에 분포되어 있어 조직에 있는 과도한 액을 심장으로 보내는 역할을 한다.

(2) 반사구 위치 상반신(상부) 림프선

양발 내, 외측 복사뼈 앞 오목하게 들어간 부위

(3) 관련 증상 및 효과

림프선염, 감기 증상, 항체 결핍증이 관련 증상으로 반사구를 자극하여 체내의 바이러스 침입을 막아주고 면역기능을 증강시킴으로써 상부와 하부림프의 기능을 정상화시킨다.

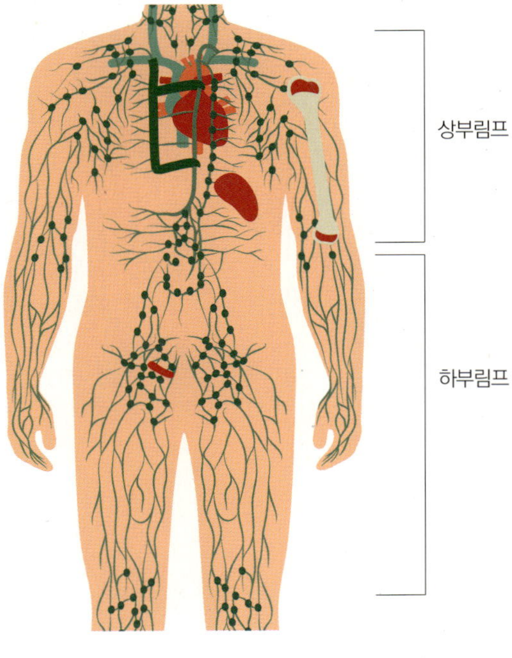

상반신(상부) 림프선

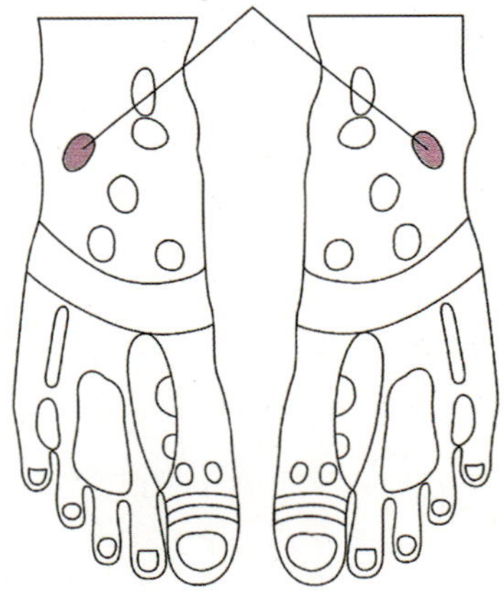

하반신(상부) 림프선

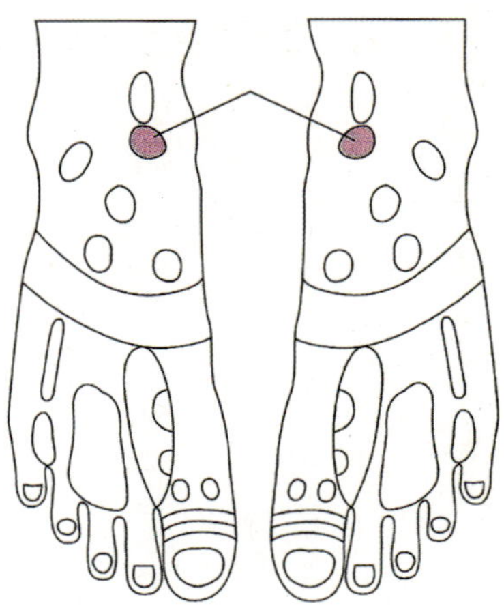

4) 흉부림프(임파선)

(1) 기능

가슴 부위에 흐르는 인체에 가장 큰 림프선이다. 흉부림프의 기능은 림프액을 여과하고 T림 프구를 만들며 세포나 혈구의 파편, 노폐물과 장관에 흡수된 지방을 운반한다. 또한 산소와 영양분의 공급으로 체내에서 각 조직으로 불필요한 세균을 운반하는 역할을 한다.

(2) 반사구 위치

양발의 엄지발가락과 둘째 발가락 중족골 중간 부위

(3) 관련 증상 및 효과

항체 결핍증과 감기 증상, 흉부의 통증, 염증이 관련 증상으로 반사구를 자극하여 면역력을 증강시킴으로써 흉부림프의 기능을 정상화시킨다.

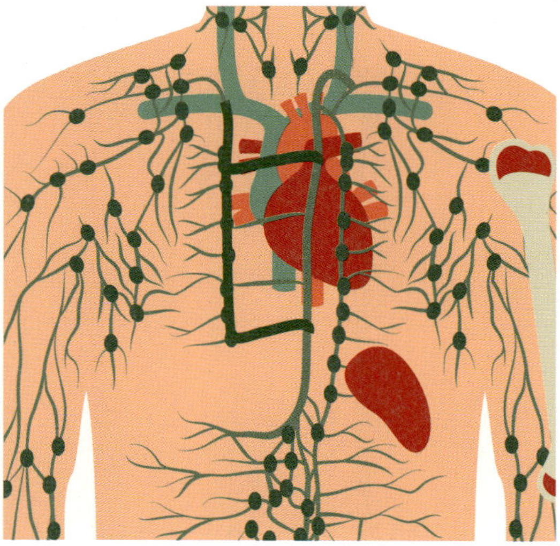

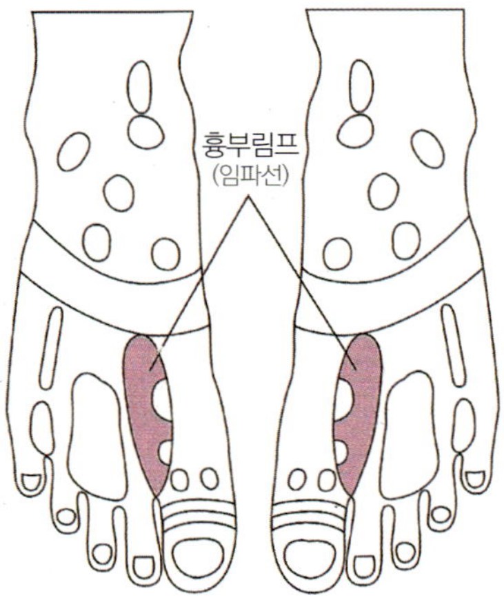

5) 서혜부

(1) 기능

림프선과 하복부에서 다리로 이어지는 동맥, 정맥, 신경이 모여 통하는 곳으로 발에 분포된 반사신경을 몸 전체로 흘려 보내는 역할을 한다.

(2) 반사구 위치

양발목 거골과 연결된 경골의 부위

(3) 관련 증상 및 효과

하지냉증과 저림, 성기능장애, 고환, 난소, 전립선비대, 성교불능이 관련 증상으로 생식기 기관의 반사구를 자극하여 체내 노폐물을 배설하고 신경전달에 관여, 림프의 순환을 활성화시킴으로써 서혜부의 기능을 정상화시킨다.

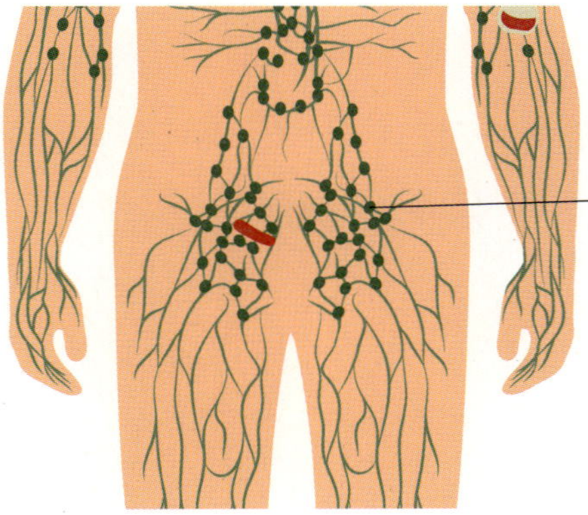

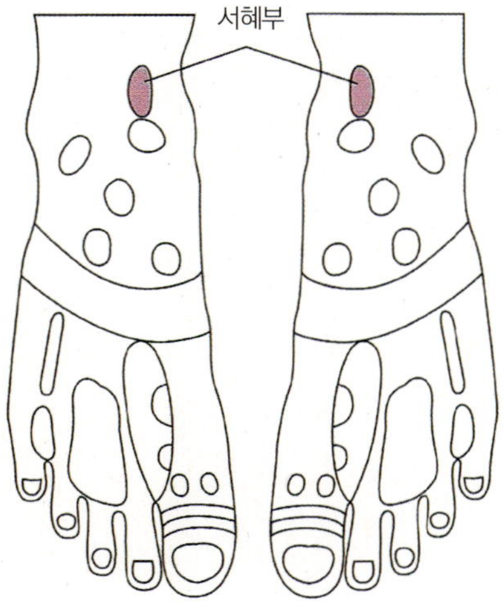

6. 소화기계(Digestive organ system)

소화기계는 우리 몸에 필요한 영양소를 섭취하고 편리한 체내의 흡수를 위한 일련의 과정이다. 소화관은 구강, 인두, 식도, 위, 소장, 대장(상행결장, 횡행결장, 하행결장, 직장, S장), 항문으로 구성되어 있어 소화흡수 과정에 필요한 물질을 생산하여 소화관으로 보내며 소화부속기관은 타액선, 간, 췌장, 담낭으로 구성되어 있다.

1) 위

(1) 기능

위는 복강의 좌상부의 횡경막 아래에 위치한 주머니 모양의 기관으로 입과 식도를 통해 받아들인 음식물을 분해·저장하는 역할을 하는 기관이다.

(2) 반사구 위치

양발바닥 엄지발가락의 중족골 하단 부위

(3) 관련 증상 및 효과

위산과다, 구토, 소화장애, 위하수가 관련 증상으로 반사구를 자극하여 소화에 도움을 주는 소화효소 및 연동운동을 촉진시킴으로써 위의 기능을 정상화 시킨다.

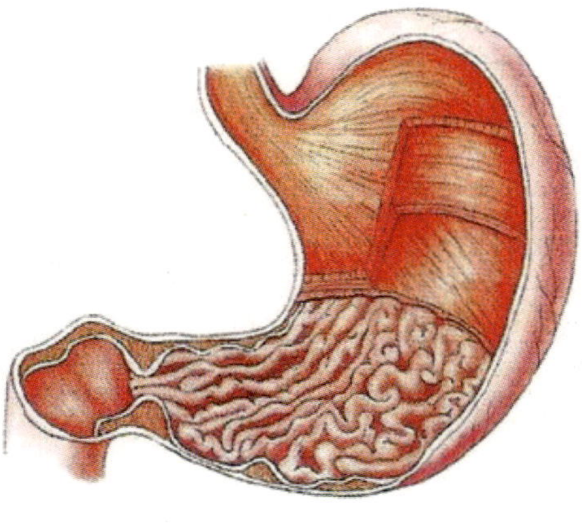

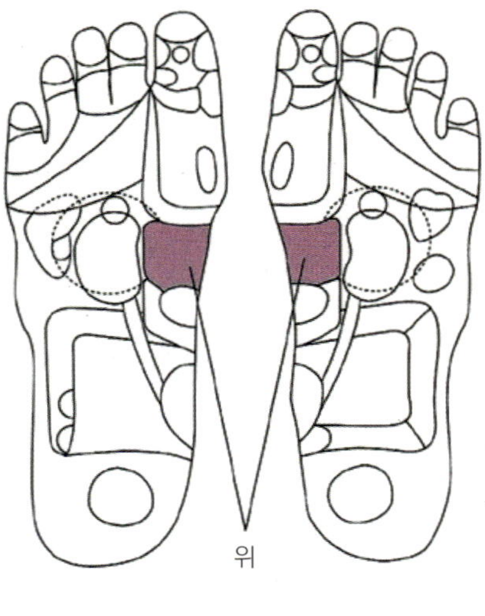

2) 소장

(1) 기능

소장은 십이지장(duodenum), 공장(jejunum), 회장(ileum)으로 구분된다.

소장은 대부분의 음식물이 흡수되는 화학적인 기관으로 담즙과 췌액으로 음식물을 소화시키고 영양분을 흡수하는 역할을 한다.

(2) 반사구 위치

양발바닥 중앙 하단 오목한 부위

(3) 관련 증상 및 효과

복통, 설사, 두통, 피로, 복부팽만증이 관련 증상으로 반사구를 자극하여 담즙과 췌액의 분비를 돕고 원활한 소화를 통해 체내에 노폐물을 배출시킴으로써 소장의 기능을 정상화시킨다.

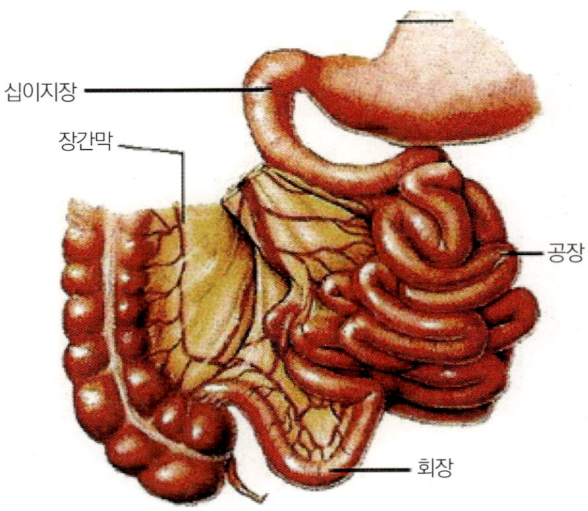

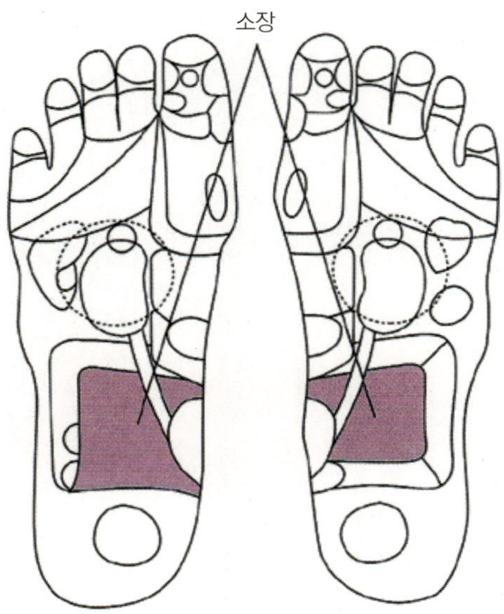

3) 십이지장

(1) 기능

위의 유문에서 공장까지 이르는 기관으로 소장에 속한다. 십이지장은 25cm로 소화의 합류점으로 유미즙 뿐 아니라, 소화의 부속기관에서 소화의 분비액(담즙과 췌액)을 받고 대부분의 소화 흡수가 십이지장에서 이루어지는 역할을 한다.

(2) 반사구 위치

췌장 반사구 아래 부위

(3) 관련 증상 및 효과

십이지장궤양, 빈혈, 식중독, 소화불량이 관련 증상으로 반사구를 자극하여 장내의 소화액이 잘 분비될 수 있도록 함으로써 십이지장의 기능을 정상화시킨다.

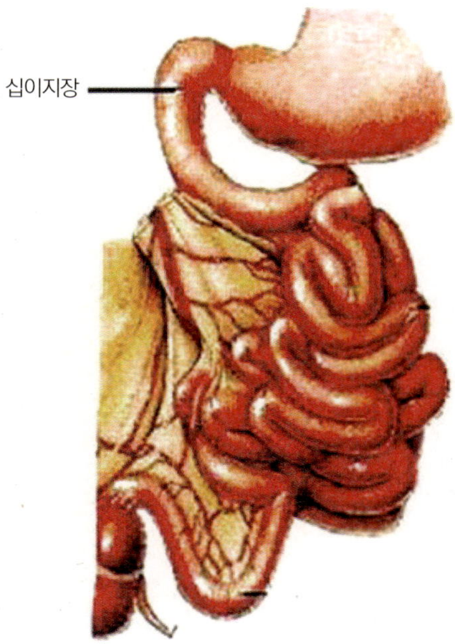

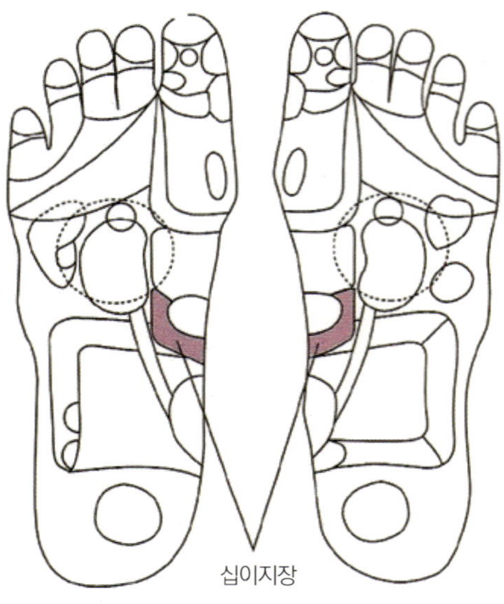

4) 췌장

(1) 기능

췌장은 위 아래의 부속기관으로 길이는 약 15m이고, 십이지장에 둘러 싸여 있으며 모든 소화 효소 중 가장 중요한 내·외분비선을 동시에 지닌 혼합성 기관이다. 체내의 혈당을 조절하는 기관으로 효소를 생산, 분비시키는 역할을 한다.

(2) 반사구 위치

양발가락 위반사구 하단 부위

(3) 관련 증상 및 효과

당뇨, 췌장암, 대사장애가 관련 증상으로 반사구를 자극하여 인슐린 분비와 소화액에 영향을 줌으로써 십이지장 손상방지, 소장의 소화흡수 촉진 및 췌장의 기능을 정상화시킨다.

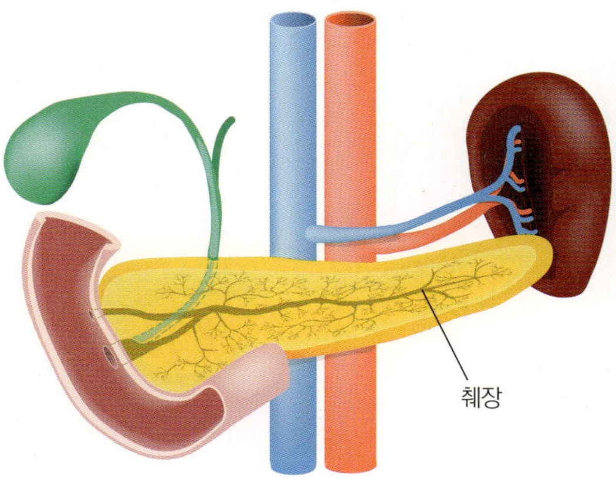

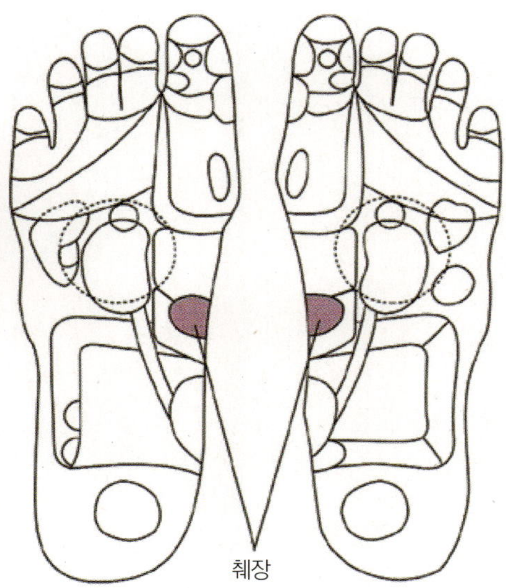

5) 맹장

(1) 기능

맹장은 회장이 대장으로 개구하는 회맹구에서 아래쪽에 뻗은 맹관이다.

맹장은 사람에게서는 그 기능이 퇴화되어 있으나 맹장 끝에 붙어있는 충수는 면역계와 관계가 깊은 림프 형성에 중요한 역할을 한다.

(2) 반사구 위치

오른쪽 발바닥 중골외측 하단 부위로 회맹판 반사구 바로아래

(3) 관련 증상 및 효과

복통, 맹장염, 충수염이 관련 증상으로 반사구를 자극하여 면역기능을 강화시킴으로써 맹장의 기능을 정상화시킨다.

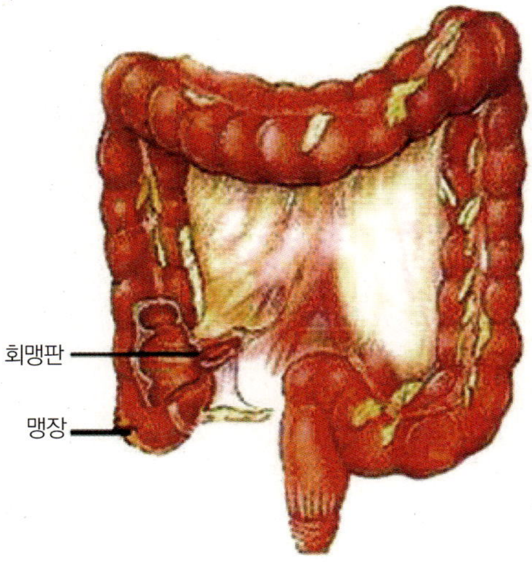

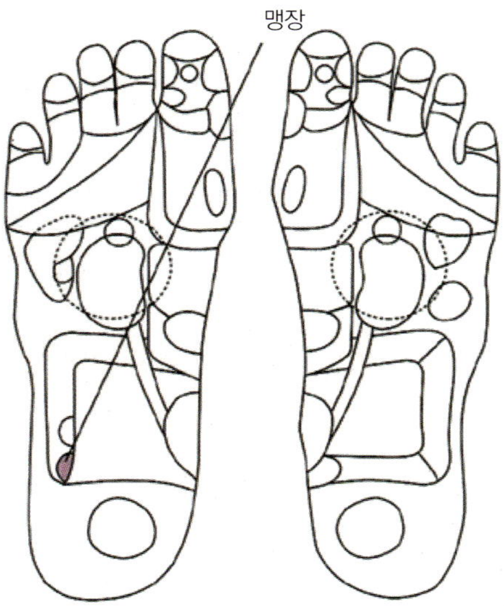

6) 회맹판(회맹변)

(1) 기능

대장의 입구이며, 소화되고 남은 노폐물이 공장과 회장을 지나 맹장으로 들어오게 되는데, 회장과 맹장의 입구에는 2개의 판막인 회맹판이 있어서 대장의 내용물이 소장으로 역류하는 것을 방지하는 역할을 한다.

(2) 반사구 위치

오른쪽 발바닥 중골외측 하단 부위로 맹장 반사구 바로 위

(3) 관련 증상 및 효과

하복부팽만, 복통, 장염, 맹장염, 장폐색증 등이 관련 증상으로 반사구를 자극하여 대장의 내용물이 소장으로 역류하는 것을 방지하여 회맹판의 기능을 정상화시킨다.

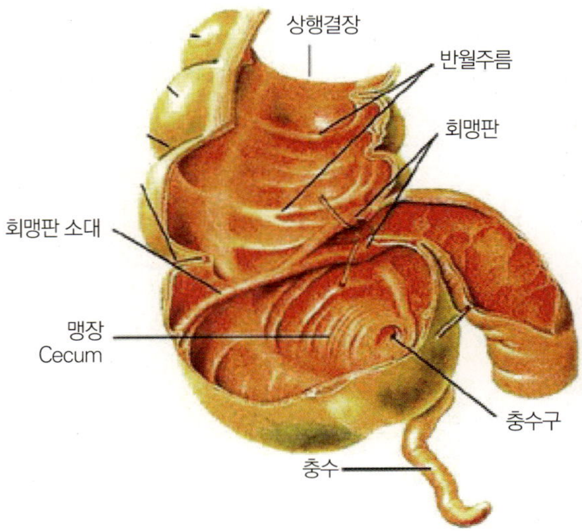

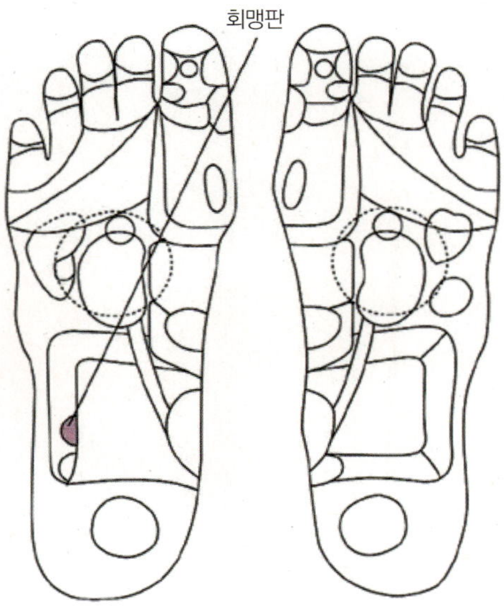

7) 상행결장

(1) 기능

대장에 속하며 강한 연동작용을 일으켜 소화된 음식물을 횡행결장으로 보내 노폐물을 배설하기 위한 기관이라 할 수 있다. 체내의 원활한 가스배출과 장 기능을 정상화시키는 역할을 한다.

(2) 반사구 위치

오른쪽 발바닥 뒤꿈치 거골의 상부 부위

(3) 관련 증상 및 효과

변비, 설사, 치질, 복부통증이 관련 증상으로 반사구를 자극하여 가스배출을 도와주며 체내 독소를 제거하고 건강한 배변을 유도함으로써 상행결장의 기능을 정상화시킨다.

상행결장

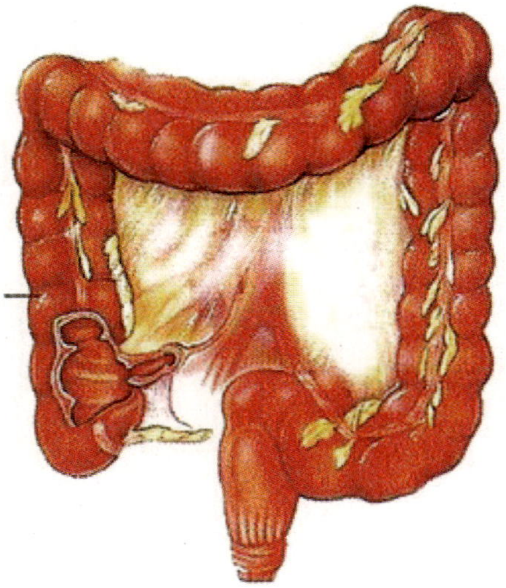

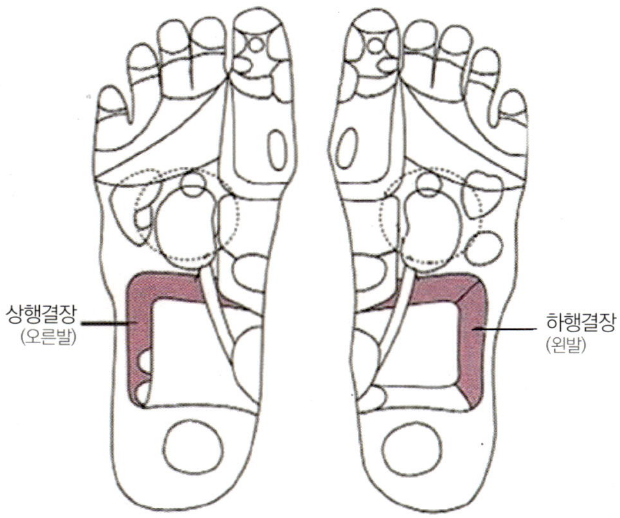

8) 횡행결장

(1) 기능

결장 중 가장 길며 수평으로 구성되어 운동성이 좋다. 하행결장으로 체내 찌꺼기가 잘 이동할 수 있도록 연동운동을 하는 역할을 한다.

(2) 반사구 위치

양발 중족골 중앙의 횡단으로 넷째 발가락 사이 아래 부위

(3) 관련 증상 및 효과

변비, 설사, 복통 장염, 당뇨가 관련 증상으로 반사구를 자극하여 대장의 근육층을 강화, 연동운동을 돕고 횡행결장의 기능을 정상화시킨다.

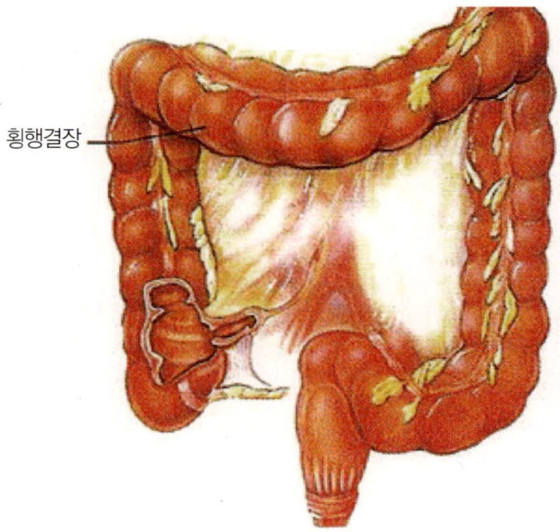

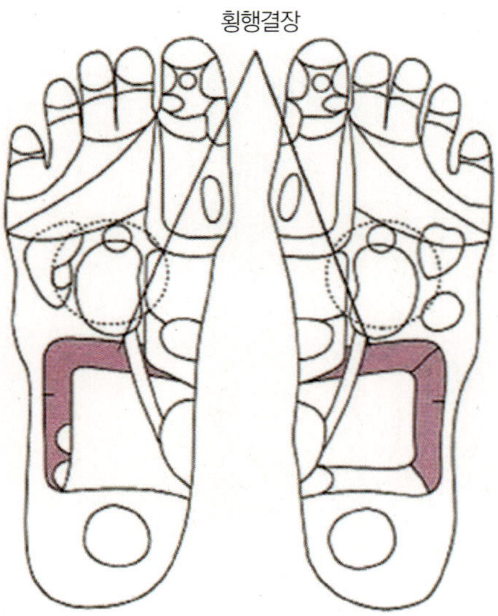

9) 하행결장

(1) 기능

소화되고 남은 찌꺼기를 직장으로 보내고 수분과 무기질의 일부를 흡수하는 역할을 한다.

(2) 반사구 위치

왼쪽 발바닥 중족골 끝 발뒤꿈치 방향 부위

(3) 관련 증상 및 효과

변비, 장염, 신부전증, 복통, 설사가 관련 증상으로 반사구를 자극하여 배변의 기능을 원활하게 조절함으로써 하행결장의 기능을 정상화시킨다.

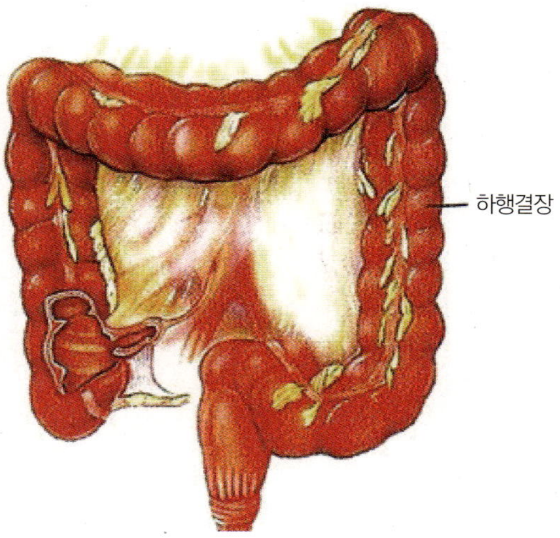

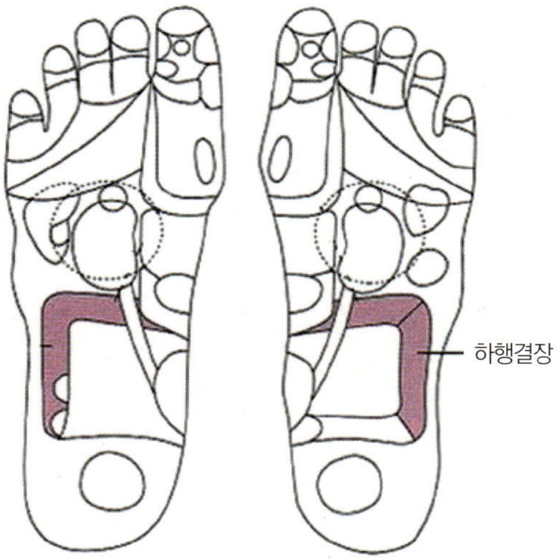

10) S장 결장, 직장

(1) 기능

결장이 골반으로 들어간 다음에는 S상으로 굽어지며 직장과 연결된 부위로 음식물의 소화가 이루어지는 곳은 아니다. 하지만 최종 노폐물을 저장하고 배출하는 역할을 하는 곳이 S장 결장이다.

직장 또한 노폐물을 저장하고 배출하는 역할을 하는 곳이다.

(2) 반사구 위치

- S장 결장 : 왼쪽 발바닥 종골과 엄지발가락에서 다섯째발가락 하단 부위, 즉 왼쪽 발바닥의 하행결장과 연결되며 직장 전까지
- 직장 : 항문반사구 바로 직전까지

(3) 관련 증상 및 효과

치질, 변비, 복부팽만이 관련 증상으로 반사구를 자극하여 노폐물을 저장, 배출시킴으로써 S결장과 직장의 기능을 정상화시킨다.

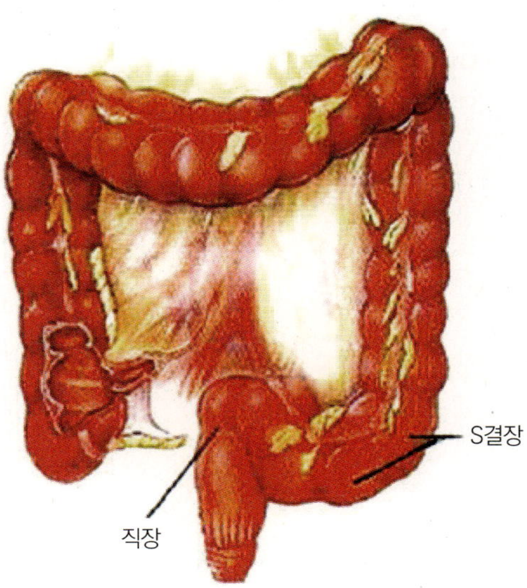

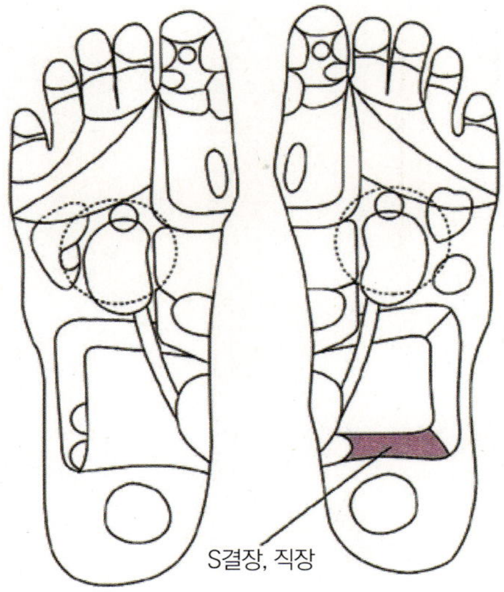

11) 항문

(1) 기능

내항문괄약근과 외항문괄약근의 근육운동으로 체내의 배설물을 몸 밖으로 밀어내는 역할을 한다. 평소에는 괄약근이 수축된 상태로 있어 대변의 유출을 막아준다.

(2) 반사구 위치

왼쪽 발바닥 방광 방사구의 안쪽 부위

(3) 관련 증상 및 효과

치질, 변비, 항문출혈이 관련 증상으로 반사구를 자극하여 체내의 배설물을 체외로 밀어내는 역할을 강화함으로써 항문의 기능을 정상화시킨다.

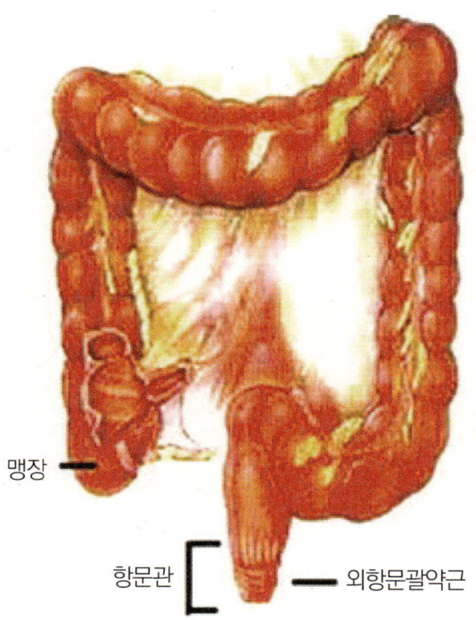

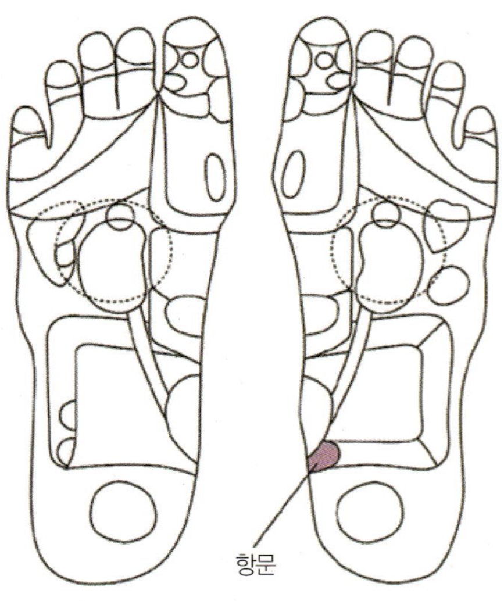

12) 간장

(1) 기능

간은 오른쪽 횡경막 아래, 복강의 오른쪽 상부를 차지하는 가장 큰 1.4kg의 장기로 피막이라 불리는 거친 섬유질에 싸여 있고 4엽으로 나뉜다. 간은 담즙산을 생산하고, 필요시 지용성 비타민과 지방의 소화 흡수를 도우며, 해로운 독성물질(약물, 독소, 암모니아)을 해독하는 작용 등 수없이 많은 기능을 담당한다. 또한 알부틴, 피브리노겐, 글로블린, 응고인자 같은 단백질을 합성하며 섭취된 포도당의 60%를 간 내 글리코겐으로 저장함으로써 혈당을 조절하는 역할을 한다.

(2) 반사구 위치

오른쪽 발바닥 넷째, 다섯째 발가락 사이의 중족골 상단 부위

(3) 관련 증상 및 효과

간경화, 간염, 간경변, 담낭질환, 간기능의 장애가 관련 증상으로 반사구를 자극하여 체내의 노폐물과 독소를 제거함으로써 간장의 기능을 정상화시킨다.

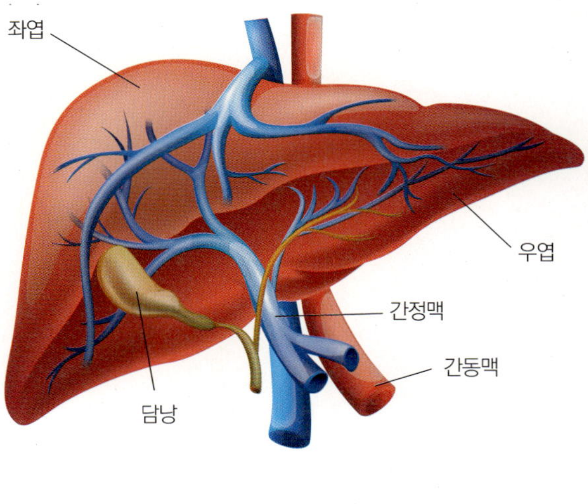

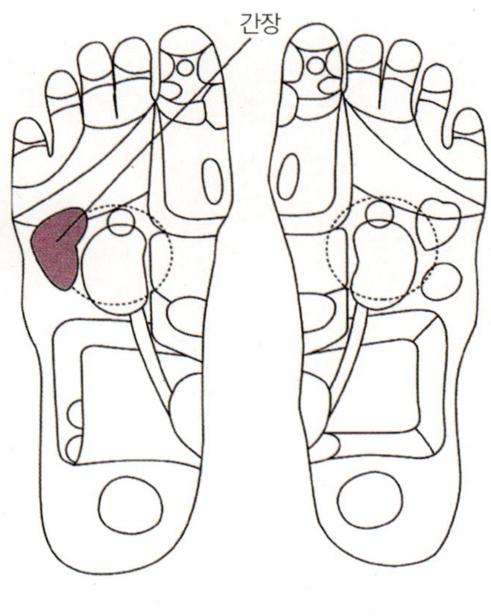

13) 담낭

(1) 기능

담낭은 가지 모양으로 간의 아래 간장과 십이지장을 잇는 관 도중에 위치하며 길이 10cm, 용적 35㎖의 주머니 모양이다. 간에서 생성된 담즙을 저장하고 농축하는 기관으로 소화 효소가 필요할 때 담즙을 소장으로 보내는 역할을 한다.

(2) 반사구 위치

오른쪽 발바닥 셋째, 넷째 중족골 중단 부위

(3) 관련 증상 및 효과

담석, 황달, 소화불량이 관련 증상으로 반사구를 자극하여 담즙의 생성을 촉진시키고 체외로 노폐물과 독소를 배출함으로써 담의 기능을 정상화시킨다.

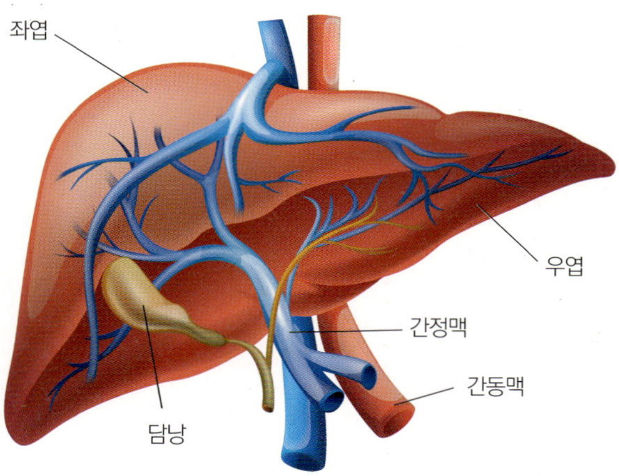

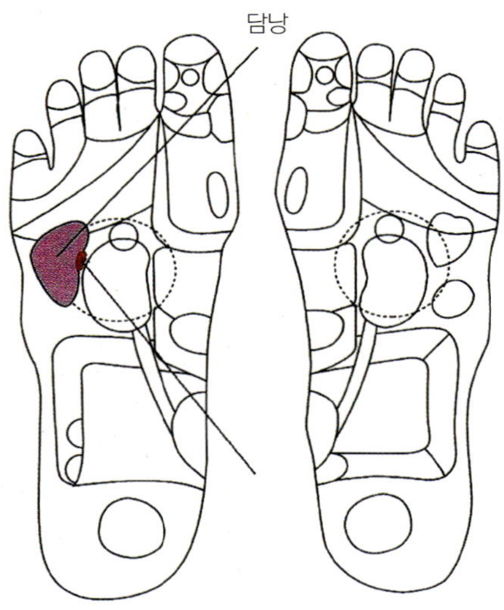

14) 상악, 하악

(1) 기능

소화 시 음식물을 잘게 부수거나 입을 열고 음식을 받아들이는 역할을 한다.

음식을 잘게 부수는 기계적 작용 이외에 타액선을 강화하여 타액을 분비하고 음식을 삼키기 좋게 한다.

(2) 반사구 위치

상악 : 양발등의 엄지발가락 말절골의 시작 부위

하악 : 양발 엄지발가락의 말단지골과 근위지골이 만나는 관절 부위

(3) 관련 증상 및 효과

치통, 잇몸 만성질환, 입 냄새, 치주염, 심한 코골이가 관련 증상으로 반사구를 자극하여 상악의 기능을 정상화시킨다.

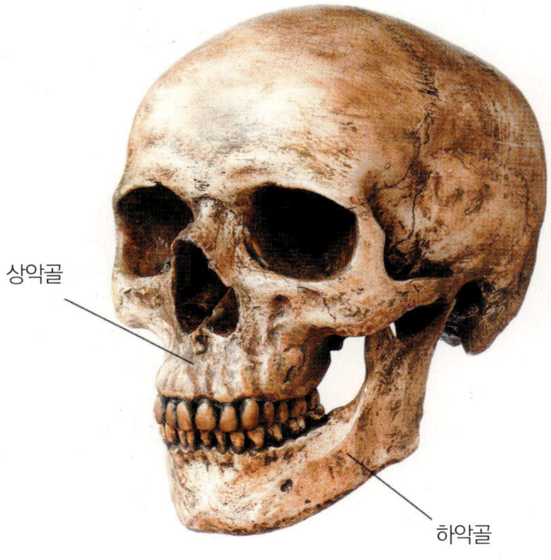

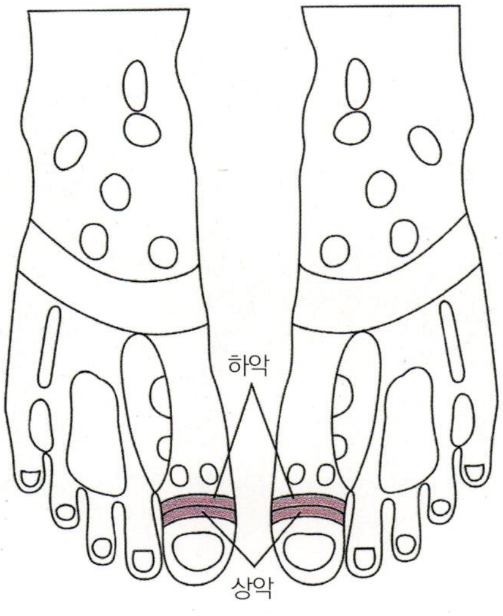

7. 근·골격계(Muscular·Skeletal system)

인체의 근육은 골격근, 내장근, 심장근 세 가지로 나뉘고, 근육은 체중의 약 45%를 차지하며, 인체의 형태를 결정짓는 역할을 한다. 또한 근은 뼈와 뼈 사이와 관절을 움직임, 수축, 이완, 연동운동 등의 다양한 역할을 한다.

골격계의 구성은 인대, 연골, 관절, 뼈로 관절과 연결되어 있다. 골격계의 기능은 인체의 체중을 지지하고 보호하며 근육의 도움으로 인체의 동작을 연출하는 역할을 한다.

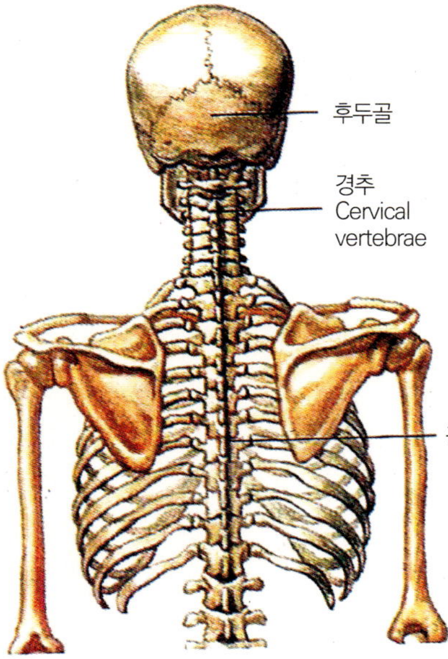

1) 경추

(1) 기능

척추 26개중 7개의 경추는 가장 작고 가벼운 척추골들이다. 두부의 지지대의 역할을 하고 중추신경(운동 및 감각신경들)이 연결되어 있다. 굴곡, 신전, 측굴, 회전운동을 한다.

(2) 반사구 위치

양발 엄지발가락 둘째마디의 내측

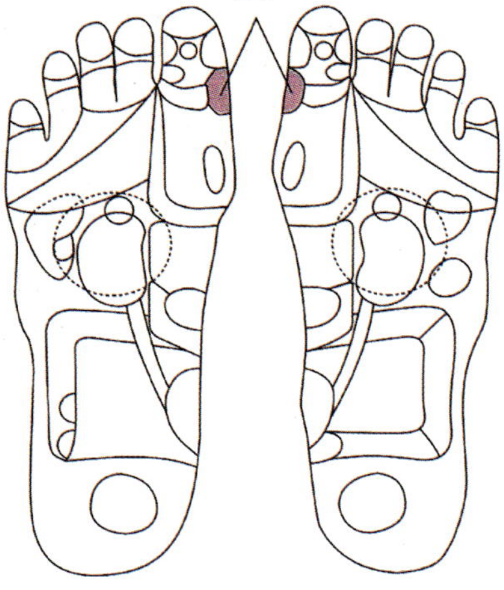

(3) 관련 증상 및 효과

두통, 구토, 목결림, 이명, 천식, 자율신경 실조증이 관련 증상으로 반사구를 자극하여 경추 신경 및 근육을 완화시켜주어 소통이 원활할 수 있도록 도와 준다.

2) 흉추

(1) 기능

12개의 추골로 구성되어 늑골과 관절을 이루며 내장을 보호하고 늑골을 지탱한다.

중추신경이 연결되어 굴곡, 신전, 측굴, 회전운동을 하고 흉추의 신경은 식도, 기관지, 심장, 담, 간, 위, 췌장, 십이지장, 부신, 신장, 소장, 림프 등의 영향을 준다.

(2) 반사구 위치

양발바닥 중족골 내측 부위

(3) 관련 증상 및 효과

흉추 염증, 어깨결림, 좌골신경통, 디스크가 관련 증상으로 반사구를 자극하여 척추의 신경조직에 원활한 혈액을 공급함으로써 흉추의 기능을 정상화시킨다.

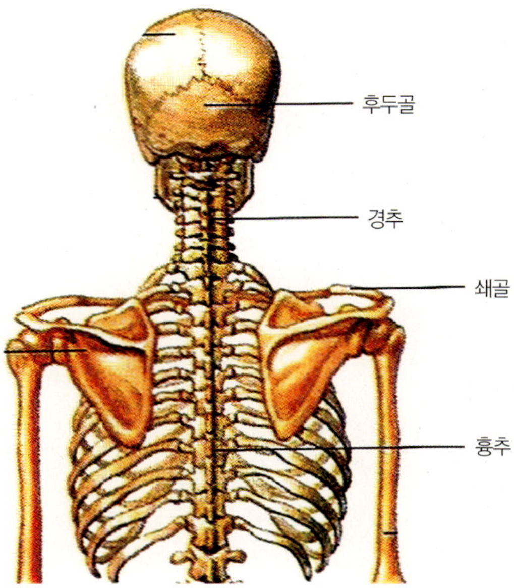

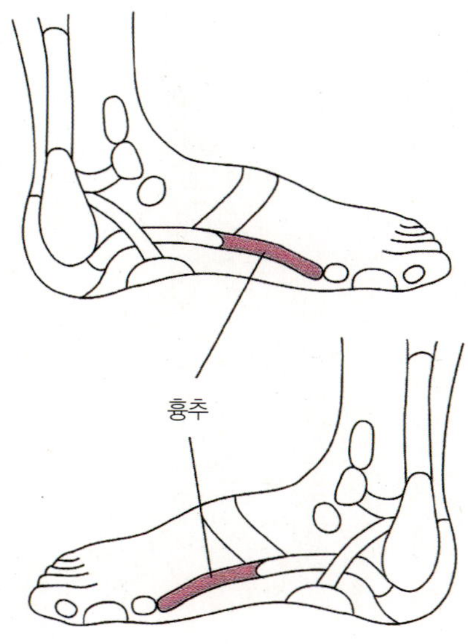

3) 요추

(1) 기능

흉추와 천골 사이에 위치하는 5개의 뼈로 구성된다. 요추는 다른 추골에 비해 크고 무거워 체중을 지탱하며 요추의 신경은 대장, 서혜부, 맹장, 생식기, 방광, 좌골신경, 발, 발목 등의 영향을 준다.

(2) 반사구 위치

양발가락 첫째 설상골과 주상골 내측 부위

(3) 관련 증상 및 효과

요통, 좌골신경, 요추돌출, 골다공증이 관련 증상으로 반사구를 자극하여 척추의 신경조직에 원활한 혈액을 공급함으로써 요추의 기능을 정상화시킨다.

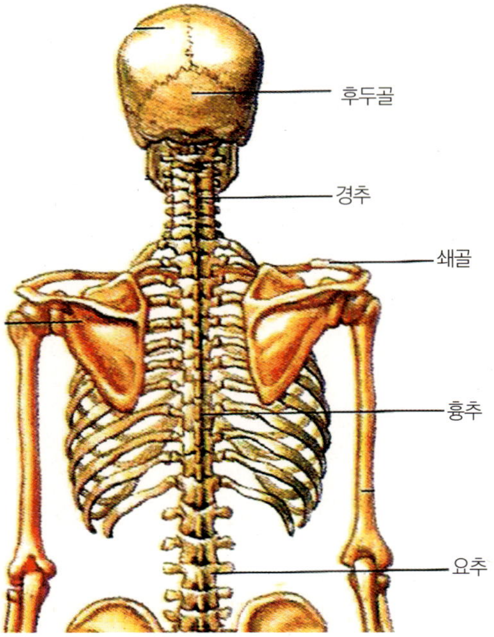

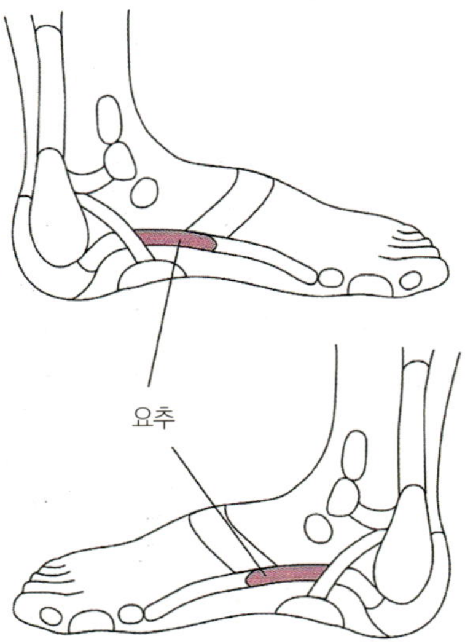

4) 천골

(1) 기능

추골 하위에 있는 골반을 구성하는 뼈로 천골신경은 생식기 계통을 지배하고, 하지의 운동시 몸을 지탱해주며, 골반을 지지하는 역할을 한다.

(2) 반사구 위치

양발 뒤꿈치 종골 내측 부위(요추반사구 아래)

(3) 관련 증상 및 효과

골다공증, 좌골신경통, 척수염이 관련 증상으로 반사구를 자극하여 척추근육을 관리함으로써 천골의 기능을 정상화시킨다.

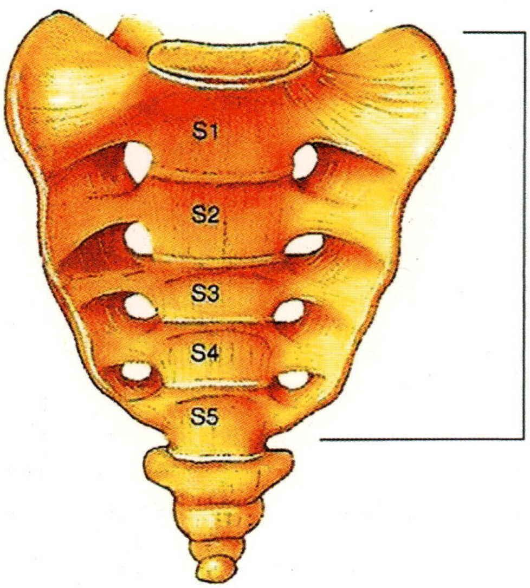

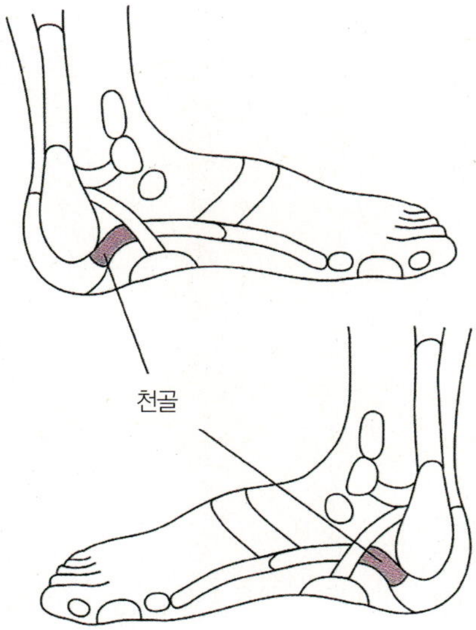

5) 미골

(1) 기능

천골 아래에 위치하고, 3~5개의 미추가 성인이 되면 1개의 미골로 융합되며 방광, 수뇨관, 직장과 신경이 연결되어 있어 손상되기 쉬운 부위이다.

(2) 반사구 위치

양발 뒤꿈치의 내측면 아래 거골끝 부위

(3) 관련 증상 및 효과

중풍, 생식기계통 질환, 미골통, 좌골신경통이 관련 증상으로 반사구를 자극하여 척추근육 이완 및 자연치유력을 증강시켜 미골의 기능을 정상화시킨다.

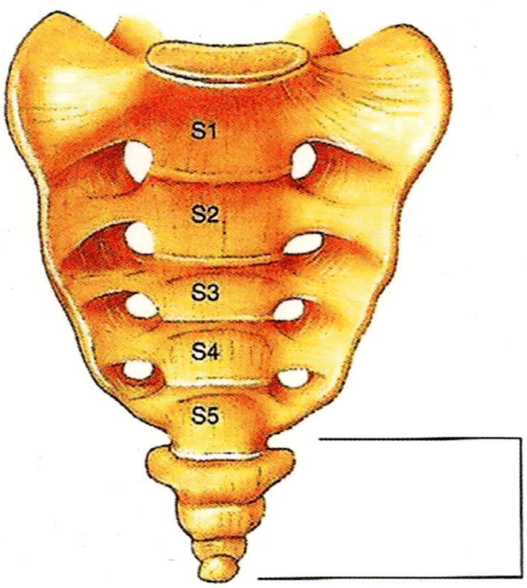

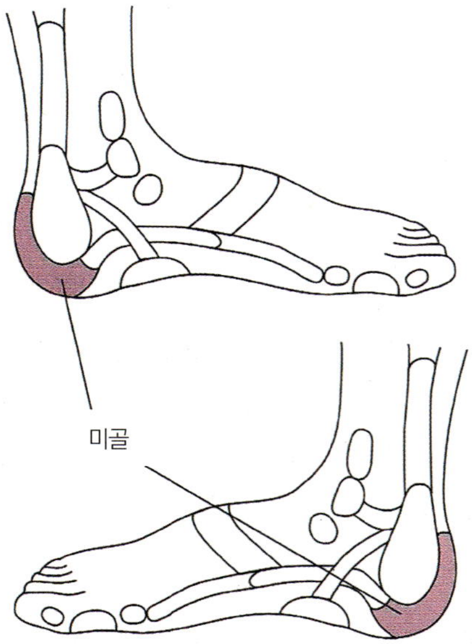

6) 고관절

(1) 기능

골반과 대퇴골을 이어주는 관절로 신경과 혈관이 지나가며 하지의 모든 신경이 모인 곳으로 신체를 지탱하는 역할을 한다.

(2) 반사구 위치

양발 내측, 외측 복사뼈 바로 아래 부위

(3) 관련 증상 및 효과

요통, 좌골신경, 미골통증이 관련 증상으로 반사구를 자극하여 근육의 긴장을 완화하여 체형을 바르게 유지시켜 줌으로써 고관절의 기능을 정상화시킨다.

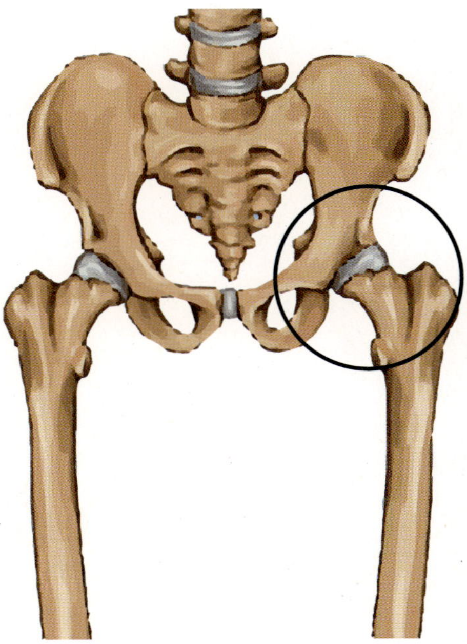

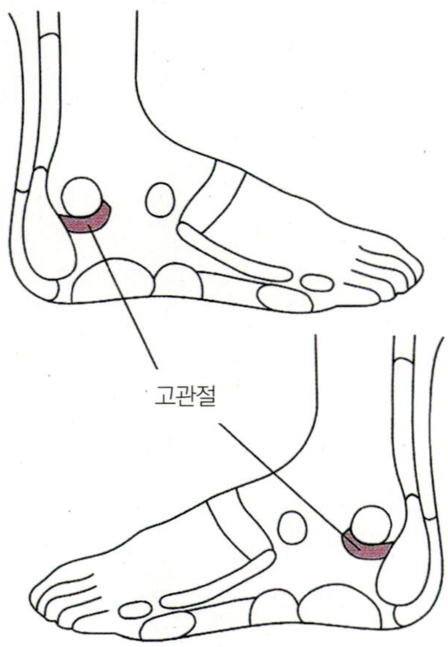

7) 슬관절(무릎)

(1) 기능

대퇴골과 경골의 내·외측을 연결 시켜주는 관절로 전면에 슬개골이 부착된다. 무릎관절의 인대는 대퇴골의 탈구를 방지하고 무릎 운동을 하는 역할을 한다.

(2) 반사구 위치

양발 외측 복사뼈 하단 부위

(3) 관련 증상 및 효과

무릎관절염, 타박상, 슬관절통이 관련 증상으로 반사구를 자극하여 무릎 연골을 강화하여 슬관절의 기능을 정상화한다.

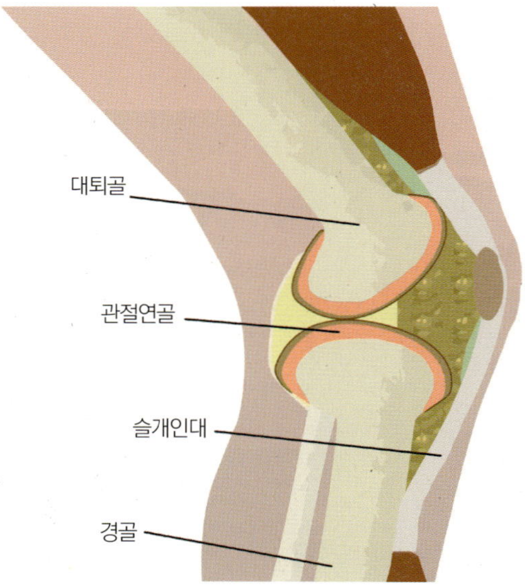

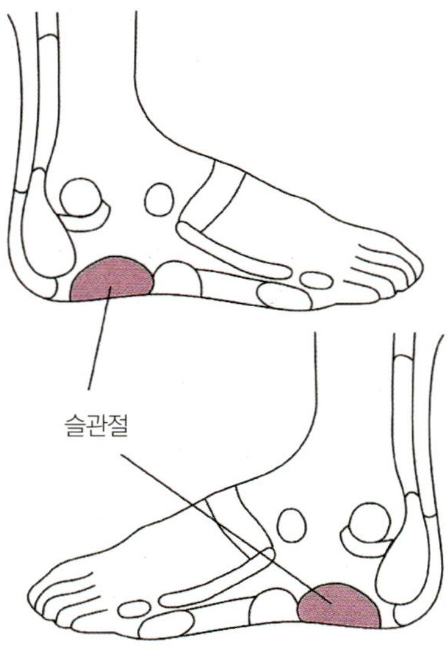

8) 상완(위팔)

(1) 기능

견갑골과 이어져 있고 아래로는 척골, 요골에 연결되어 주관절을 만든다. 어깨, 팔꿈치 질환에 밀접한 관계가 있고, 손을 움직이게 하는 근육의 시작은 상완골에서 시작된다.

(2) 반사구 위치

양발의 바깥쪽, 어깨 반사구와 팔꿈치 관절 반사구 사이를 연결하여 위치

(3) 관련 증상 및 효과

팔 관절염, 팔 관절통, 오십견, 사십견이 관련 증상으로 긴장된 근육을 이완시켜줌으로써 상완의 기능을 정상화시킨다.

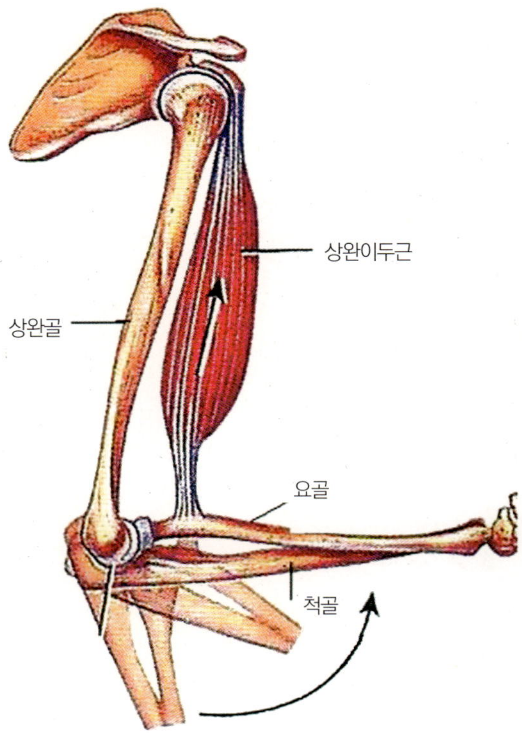

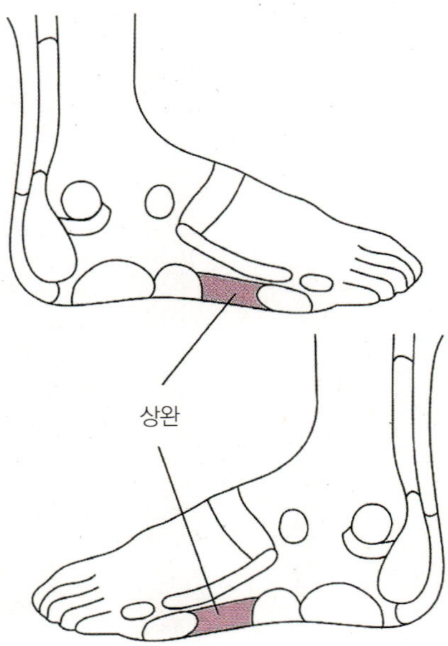

9) 주관절(팔꿈치)

(1) 기능

팔의 관절과 관절이 연결되어 있고 팔을 움직이며 동작을 만드는 역할을 한다. 많은 신경과 동맥이 뼈대 가까이 지나고 있어 주의를 요하는 곳이다.

(2) 반사구 위치

양발 튀어나온 뼈 하단 부위

(3) 관련 증상 및 효과

신경통, 근육통, 팔꿈치 염증, 관절통이 관련 증상으로 반사구를 자극하여 팔근육 긴장 이완 및 주관절의 원활한 혈액공급을 통해 주관절의 기능을 정상화시킨다.

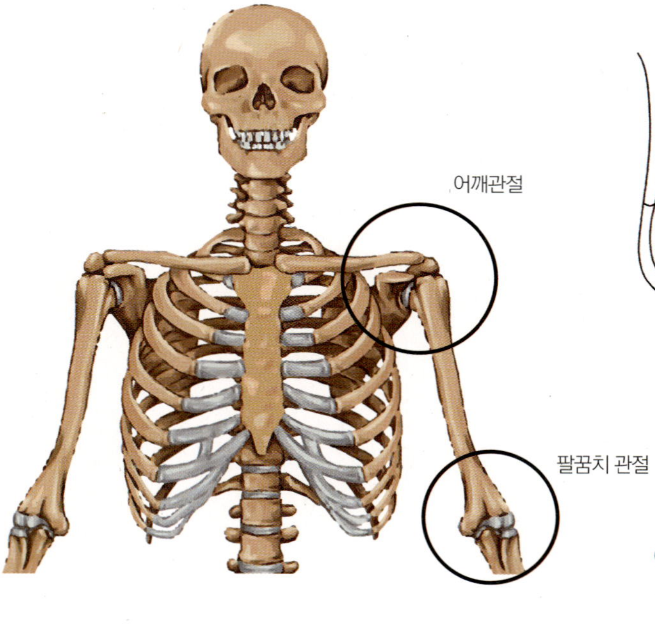

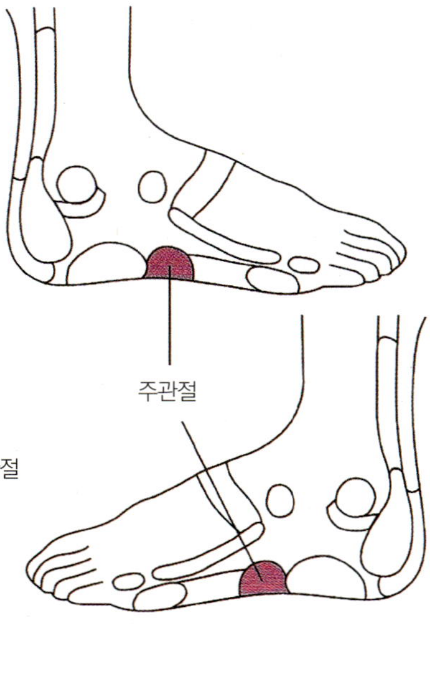

10) 견관절(어깨)

(1) 기능

넓은 평편골의 삼각형 모양으로 상지대의 뒤축으로 연결되어 있으며 어깨를 상하좌우 회전할 수 있는 역할을 한다.

(2) 반사구 위치

양발의 외측 다섯째발가락의 족지골과 중족골이 교차되는 부위

(3) 관련 증상 및 효과

오십견, 팔의 마비가 관련 증상으로 반사구를 자극하여 어깨의 근육을 이완시키고 혈액순환을 도움으로써 견관절의 기능을 정상화시킨다.

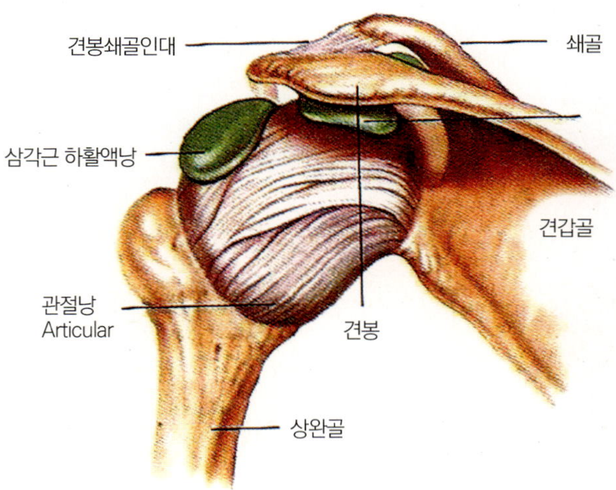

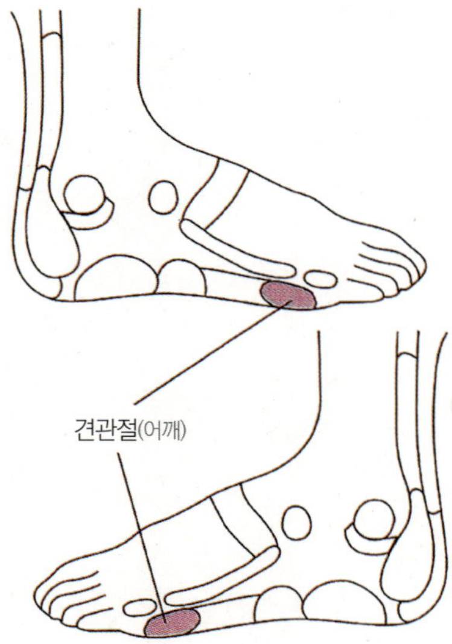

11) 견갑골

(1) 기능

삼각형의 편평골의 승모근과 연결된 부위로 팔의 움직임과 손의 운동을 돕는 역할을 한다.

(2) 반사구 위치

양발 다섯째발가락 중앙지점의 갈라지는 부위

(3) 관련 증상 및 효과

오십견, 관절통이 관련 증상으로 반사구를 자극하여 뼈의 유해물질을 제거함으로써 견갑골의 기능을 정상화시킨다.

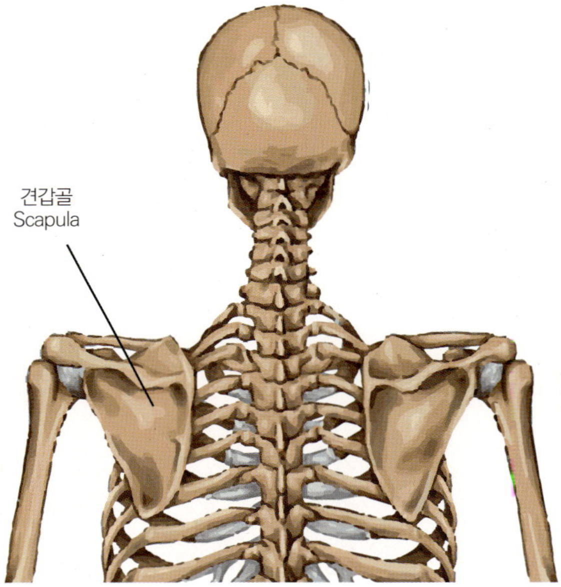

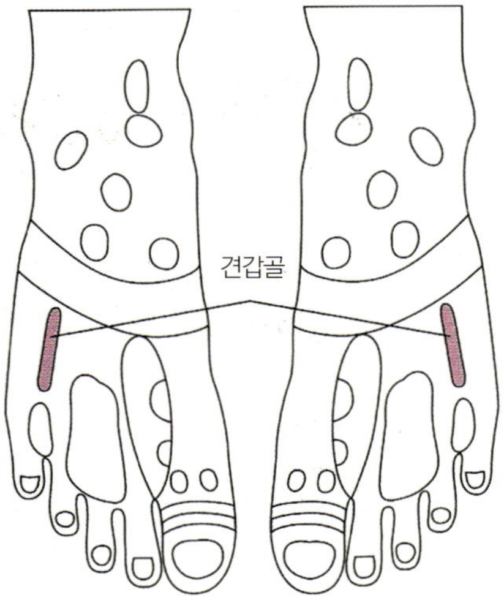

12) 승모근

(1) 기능

목과 어깨의 삼각형 근육으로 견관절과 경부의 운동을 관여하며 폐와 심장의 기능에 영향을 미치는 역할을 한다.

(2) 반사구 위치

양발바닥 둘째발가락에서 다섯째발가락 하단에 넓게 위치한 부위

(3) 관련 증상 및 효과

오십견, 견갑통증, 목결림, 마비증상이 관련 증상으로 반사구를 자극하여 승모근을 이완시켜 줌으로써 원활한 혈액순환을 통해 승모근의 기능을 정상화 시킨다.

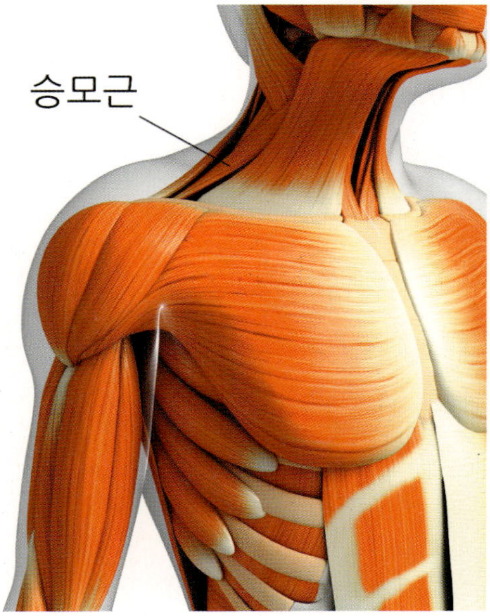

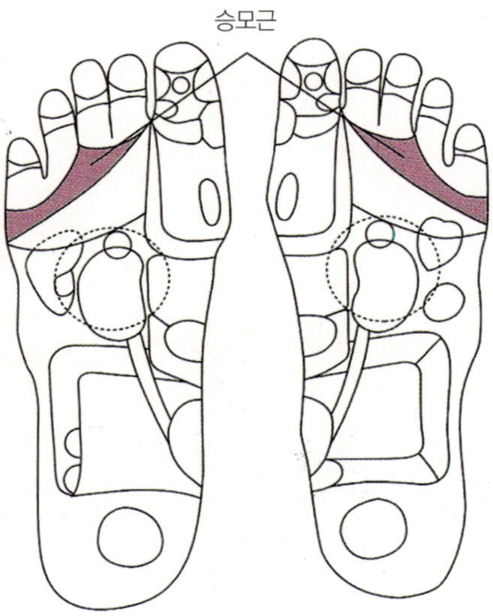

8. 감각기계(Organ of senses)

외부의 정보를 받아 뇌에 있는 중추에 전달하는 과정으로 촉각, 온도, 통증, 위치감각, 미각, 후각, 시각, 평형감각을 느끼고 감지하는 역할을 한다.

1) 눈

(1) 기능

인간이 시각을 통해 볼 수 있는 모든 빛을 조절, 감지할 수 있도록 주관하는 역할을 한다.

(2) 반사구 위치

양발 둘째, 셋째발가락 뿌리 부위(반사신경이 연수에서 교차)

(3) 관련 증상 및 효과

근시, 백내장, 노안, 안구건조증, 각막염이 관련 증상으로 반사구를 자극하여 눈의 감각기관을 다스려 줌으로써 눈의 기능을 정상화시킨다.

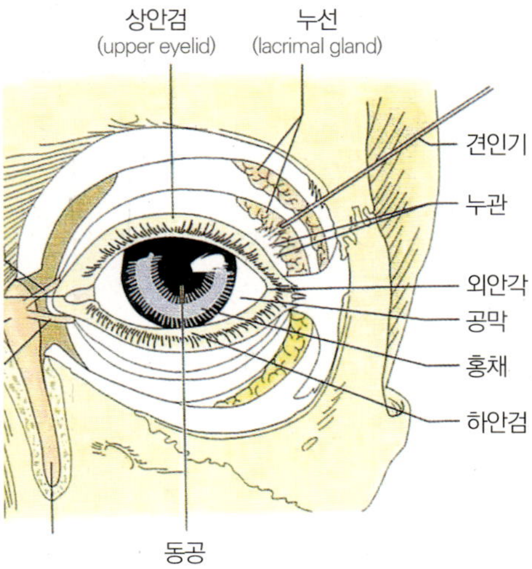

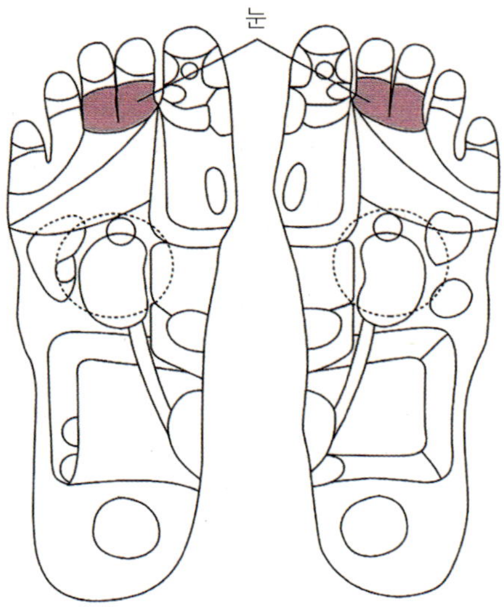

2) 귀

(1) 기능

귀는 외이, 중이, 내이로 구분되는데 소리의 진동을 내이에 전달하며 청각과 평형감각을 느낄 수 있는 역할을 한다.

(2) 반사구 위치

양발 넷째, 다섯째 발가락 뿌리 부위

(3) 관련 증상 및 효과

중이염, 이명, 난청이 관련 증상으로 반사구를 자극함으로써 청각의 기능을 향상시킨다. 평형 기관과 림프선을 함께 자극하는 것이 좋다.

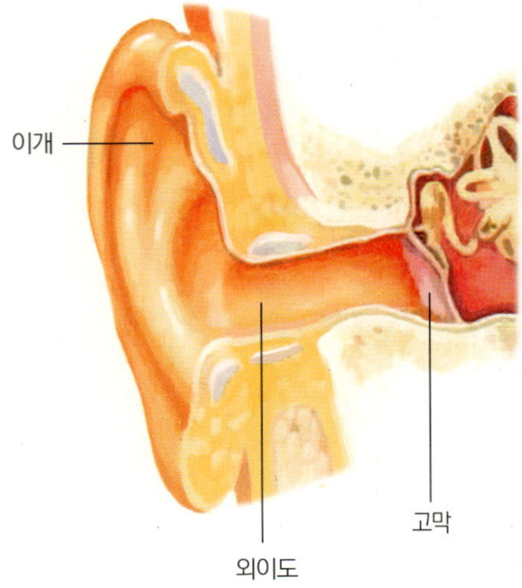

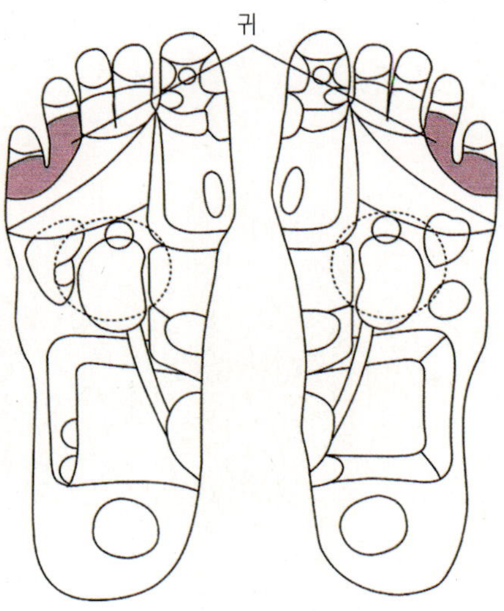

3) 삼반규관(내이미로, 평형기관)

(1) 기능

인체의 평형기관으로 모든 움직임을 감지하는 역할을 한다.

(2) 반사구 위치

양발등 넷째발가락, 다섯째발가락 사이에 오목하게 들어간 부위

(3) 관련 증상 및 효과

멀미, 고혈압, 평형장애가 관련 증상으로 반사구를 자극하여 회전, 좌우, 상하, 전후의 평형 감각을 바로 잡아줌으로써 삼반규관의 기능을 정상화시킨다.

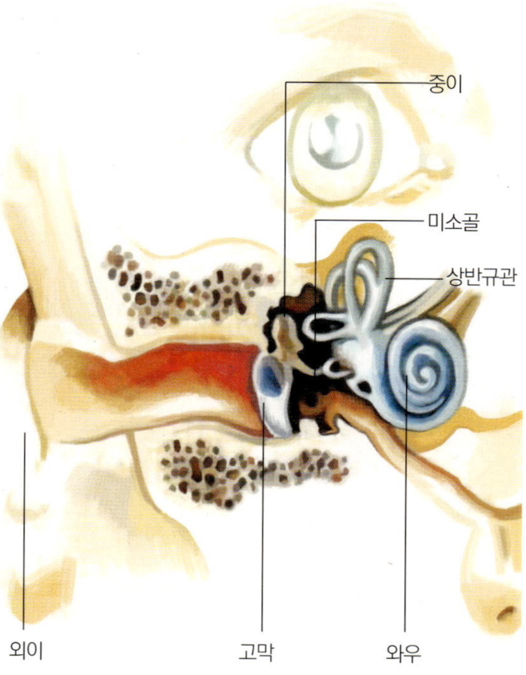

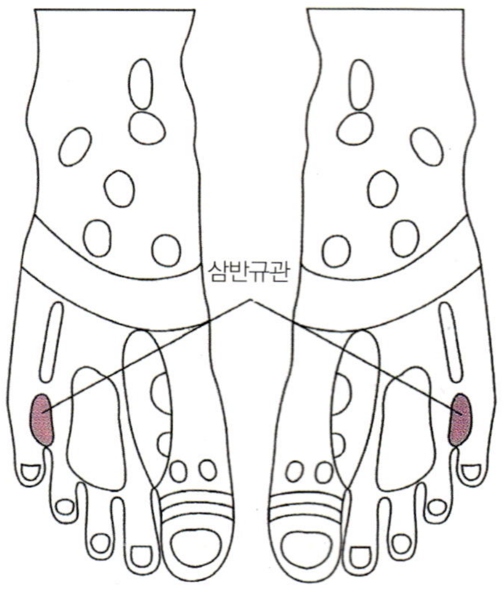

7장

발관리 준비물 및 순서

7장
발관리 준비물 및 순서

1. 발반사요법 시 준비물 및 도구

발반사요법에 사용되는 준비물로는 패디화일(버퍼), 각탕기, 족문기 및 지압봉(A봉, B봉, C봉)과 발전용화장품 등이 필요하다.

특히, 지압봉은 손의 테크닉을 도와주는 도구로써 보다 효과적인 관리를 위해서는 지압봉을 올바르게 잡고 관리를 하는 것이 중요하다.

패디화일(버퍼) 및 지압봉(A봉, B봉, C봉) 잡는 방법은 다음과 같다.

1) 패디화일 및 지압봉 잡는 방법

(1) 패디화일 : 각질제거용 버퍼

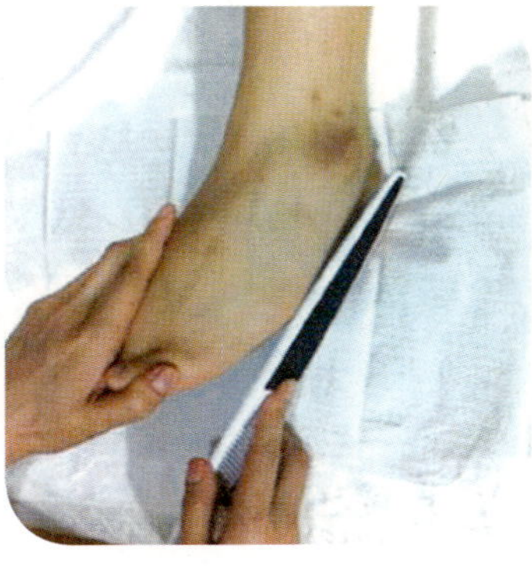
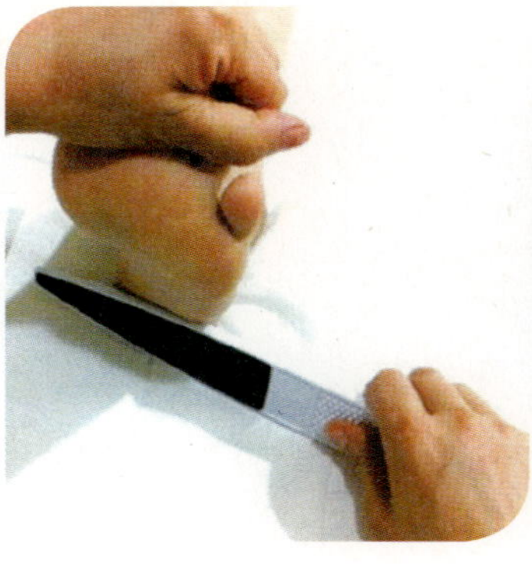
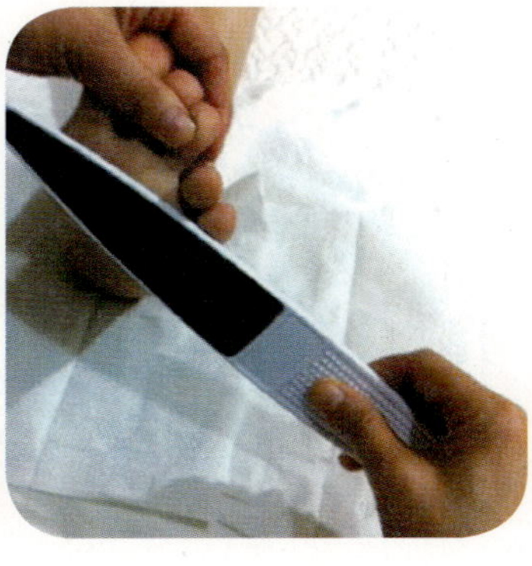

(2) A봉 잡는 방법

A봉은 네 손가락으로 봉을 감싼 후 반사 부위를 누르거나 종아리 부위를 측면으로 문지를 때 사용한다. 압을 가할 시는 엄지손가락으로 지압봉의 머리 부분을 누르면서 지그시 압을 가한다.

(3) B봉 잡는 방법

반사 부위를 쓸어줄 때 사용하는 지압봉으로 연필 잡듯이 쥐고 위아래 또는 아래로 쓸어준다. 대부분 넓은 부위에 사용되며 골격에 가까운 반사구를 문지를 때도 사용된다.

(4) C봉 잡는 방법

좁은 반사 부위를 누르거나 강한 압을 원할 때 사용한다. 자가관리 시 본인의 발을 자극할 때 사용하면 효과적이다.

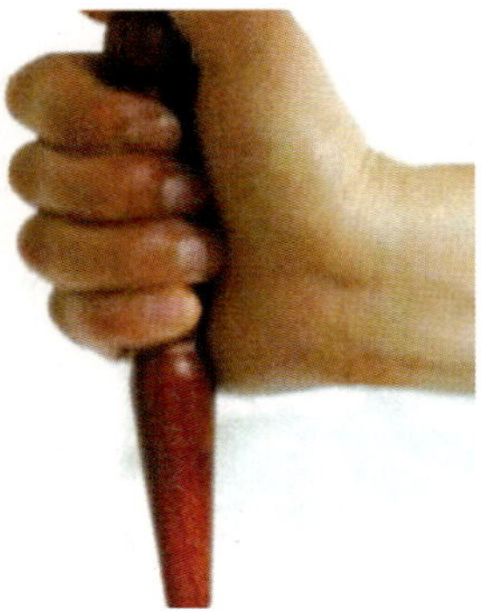

A봉 잡는 방법

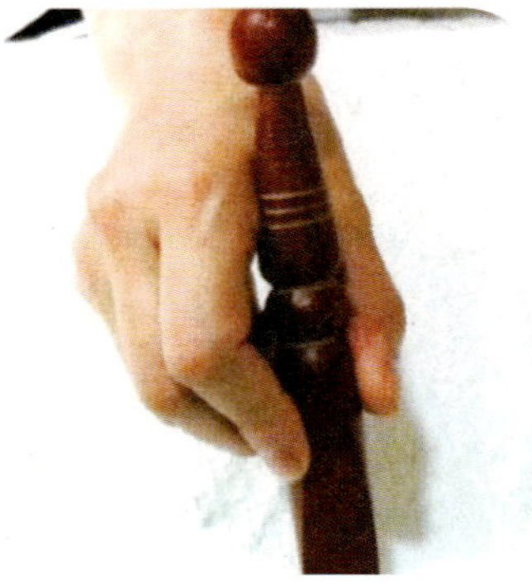

B봉 잡는 방법

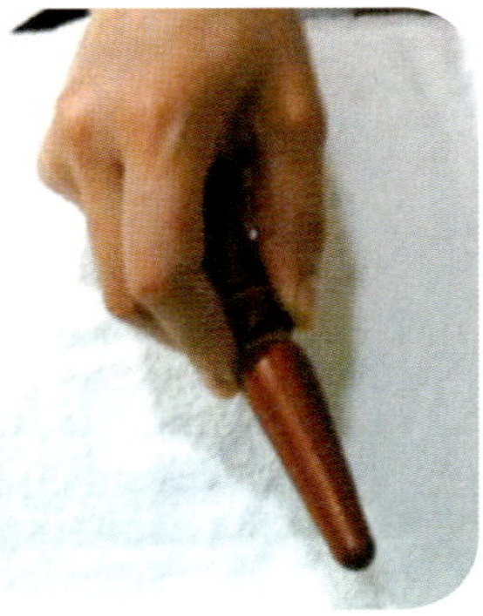

C봉 잡는 방법

(5) 발관리 화장품

① foot bath(족욕, 각탕)

42~43℃ 정도의 따뜻한 물을 담은 각탕기에 1작은 스푼 정도를 풀어 10~20분 정도 발을 담근다. 발가락 사이의 세균과 발바닥에 응집되어 있는 각질을 부드럽게 하며, 혈액순환이 원활하지 않은 발의 혈액순환 촉진에 효과적이다. 발관리의 첫 단계에 사용한다.

② 발관리용 크림

보습성분 함유로 발의 건조함을 예방하고 항균, 항염효과가 있으며 마사지 시 손동작과 지압봉의 움직임을 원활하게 한다.

③ 발 토너와 무좀발 스프레이

발 소독용 토너로 시술전·후 발에 뿌려주면 상쾌하고, 시원한 느낌을 지속시켜 주며, 생약성분의 함유로 보습과 항균효과가 있다. 또한 무좀발 스프레이는 항균효과로 무좀발 관리전·후 뿌려주면 효과적이다.

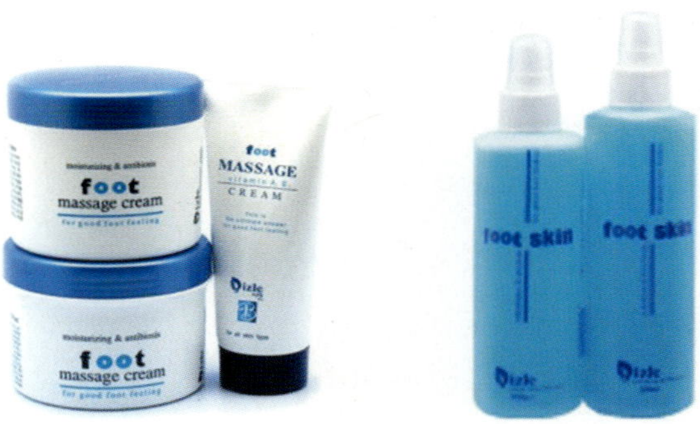

2. 발관리의 순서

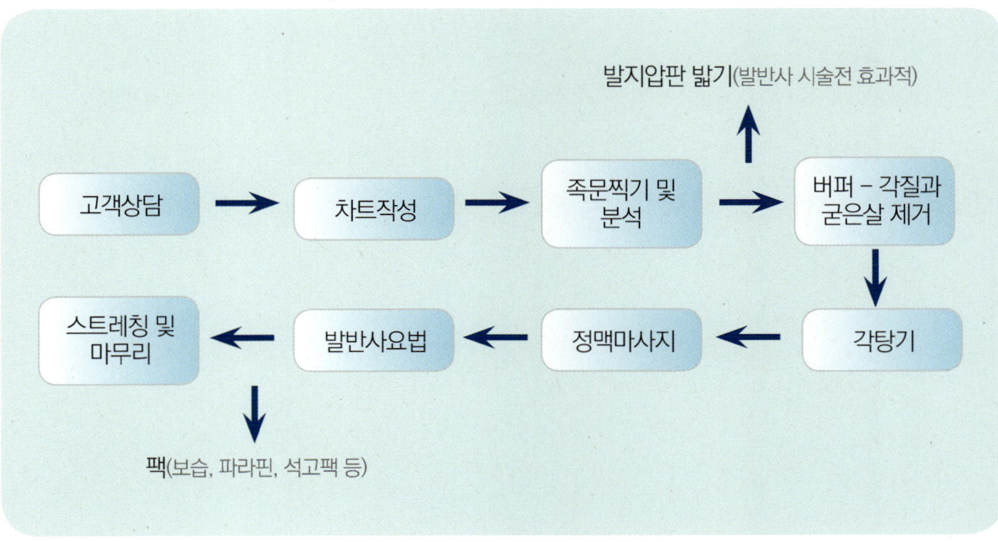

1) 고객 상담

상담은 반사요법 관리에서 가장 중요한 부분이다. 우선 상담실로 안내 후 고객과 인사를 나누면서 상담이 시작된다. 상담은 고객의 성격, 심리상태, 생활환경 등을 이해하고 고객의 고민을 풀어주는 중요한 부분으로 발관리실에서의 상담은 각종 발의 문제점과 그 원인을 파악하여 빠르고 안전하게 대처할 수 있도록 한다.

고객과의 상담이 중요한 까닭은 다음과 같다.

① 고객과 관리에 필요한 적절한 관계를 형성할 수 있다.
② 반사요법에 부적합한 질환 유무를 확인하여야 적절한 관리를 받을 수 있게 하고 불필요하거나 부적절한 반사요법 관리를 사전에 막을 수 있다.
③ 고객이 반사요법에 기대하는 바를 짐작할 수 있다. 예민한 고객이라면 반사요법 관리 중에 일어나는 반응이나 관리효과 등에 대해 미리 알고 있는 것이 도움이 된다.
④ 전인적인 관리를 위해 고객의 라이프스타일 전반을 알고 그에 맞게 대응할 수 있다. 현재의 통증이나 증상에 정서적인 연관성이 없는지, 목을 많이 사용하는 일을 하고 있어서 어깨 등이 아픈지 여부를 알아낼 수 있다.
⑤ 상담을 하면서 전체적인 관리계획, 기간, 비용에 대해 고객과 대화를 나눌 수 있다.

2) 고객상담 차트 작성

고객의 관리 전·후의 상태를 자세히 기록하는 카드로, 일반적인 사항, 발의 질병, 현재 발의 상태, 관리자의 전반적인 소견 등을 자세히 기록하여 올바른 관리계획에 따른 관리에 도움을 준다. 또한, 발의 이상 부위를 그림으로 표현하여 손쉽게 관리할 수 있도록 하며, 변동사항이 발생 하였을 시는 즉시 변동사항을 기록하여 효과적인 관리가 될 수 있도록 한다.

발관리 차트 예시

<table>
<tr><td colspan="12">일반적 사항</td></tr>
<tr><td colspan="2">성명</td><td colspan="2">성별</td><td colspan="2">작업</td><td colspan="6">주소</td></tr>
<tr><td colspan="2">생년월일</td><td colspan="2">혈액형</td><td colspan="2">전화</td><td colspan="6">e-mail 주소</td></tr>
<tr><td colspan="12">발의 질환</td></tr>
<tr><td colspan="2">굳은살 □</td><td colspan="2">평발 □</td><td colspan="2">외반모지 □</td><td colspan="2">망치족 □</td><td colspan="2">티눈 □</td><td colspan="2">무좀 □</td></tr>
<tr><td colspan="2">형루 □</td><td colspan="2">사마귀 □</td><td colspan="2">정맥류 □</td><td colspan="2">요족 □</td><td colspan="2">당뇨병 □</td><td colspan="2">기타 □</td></tr>
<tr><td colspan="12">발의 상태</td></tr>
<tr><td colspan="3">구분</td><td>좋음</td><td>보통</td><td>부족</td><td colspan="3">구분</td><td>좋음</td><td>보통</td><td>부족</td></tr>
<tr><td colspan="3">발의 각질</td><td>□</td><td>□</td><td>□</td><td colspan="3">발의 질병</td><td>□</td><td>□</td><td>□</td></tr>
<tr><td colspan="3">발의 균형</td><td>□</td><td>□</td><td>□</td><td colspan="3">보행 습관</td><td>□</td><td>□</td><td>□</td></tr>
<tr><td colspan="3">발의 혈색</td><td>□</td><td>□</td><td>□</td><td colspan="3">족문</td><td>□</td><td>□</td><td>□</td></tr>
<tr><td colspan="12">관리사 소견</td></tr>
<tr><td colspan="12"></td></tr>
<tr><td colspan="12">발의 이상부위 체크포인트</td></tr>
<tr><td colspan="6">〈왼발〉
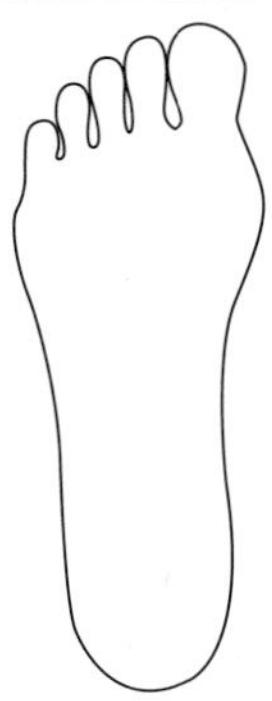</td><td colspan="6">〈오른발〉
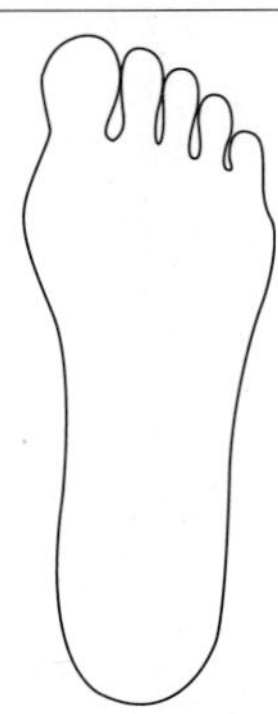</td></tr>
</table>

3) 발지압판 밟기

전문가로부터 수기요법이나 봉을 이용한 반사요법 관리를 받을 수 없는 경우, 직장이나 가정에 발판을 구비하여 놓고 수시로 밟아 주어 발반사요법의 효과를 대신할 수 있다. 또한 발반사요법을 시술하기 전에 발지압판을 10~15분 정도 밟아주어 발바닥 자극에 의해 반사구를 자극하게 되면 인체의 혈액순환과 신진대사를 원활하게 하는데 도움을 주므로 보다 효과적일 수 있다. 발판은 소화를 위해 식후 곧바로 밟는 것은 피하고 1시간이 지난 후 밟도록 한다. 근래에는 다양한 발판들이 사용되고 있다.

4) 족문찍기 및 분석

체중의 분산과 아치형성의 정도를 살펴보는 방법으로 족문찍기는 발의 상태를 한눈에 확인할 수 있는 효과적인 방법이다. 처음 내방 후 관리하는 고객은 반드시 족문을 찍어 보여주고 발의 상태를 설명하면 고객에게 신뢰를 얻을 수 있으며 고객 발 상태에 따른 효과적인 관리를 할 수 있다.

(1) 족문기 사용방법

① 고무패드 안쪽에 롤러로 잉크를 골고루 묻힌다.
② 고무패드 밑에 처방지를 놓는다.
③ 고무패드를 덮고 그 위를 자연스럽게 걸어가며 족문을 찍는다.
④ 반대쪽 발도 족문을 찍은 후 발 상태를 분석하도록 한다.

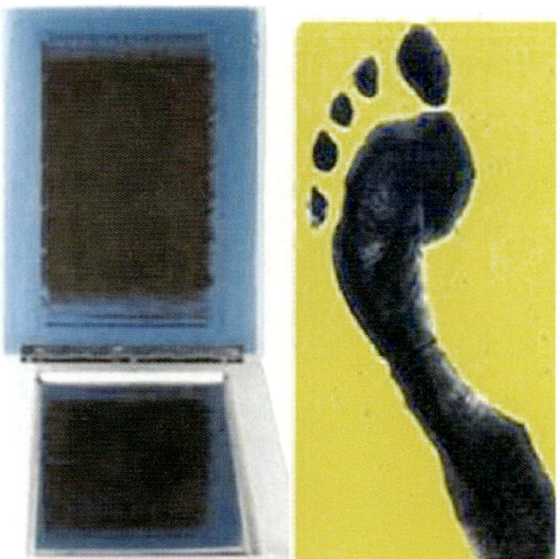

5) 버퍼

각질이나 굳은살을 제거하는 목적으로 사용된다.

발을 말린 상태에서 각질제거용 발 버퍼를 사용하는 것이 안전하다. 버퍼 사용 시는 각질이 날리므로 마스크를 착용하고, 버퍼를 가볍게 잡고 쓸어내려주듯 문지르며, 좁은 부위는 버퍼를 세워 모서리로 사용한다.

6) 각탕기를 이용한 족욕

발관리 전 세균의 소독 및 각질을 부드럽게 하며, 혈액순환 촉진과 긴장을 이완시켜 마사지 효과를 상승시키기 위해 사용한다. 약 42~43℃의 물에 풋바스(Foot bath)와 아로마를 넣고 발목이 잠기도록 약 10~15분 정도 발을 담근다. 물의 온도는 원하는 정도에 따라 조절할 수 있으며 족욕이 끝난 후에는 물기를 타월로 제거한 후 위생적인 슬리퍼를 사용한다.

(1) 피로를 풀어주는 각탕법

준비물 : 따뜻한 물, 각탕기, foot bath, 각종 아로마 …….

방법 : 각탕은 42~43℃ 정도의 따뜻한 물에 foot bath 조금, 본인이나 고객 상태에 적절한 아로마 2~3방울을 넣고 15~20분 정도 발목 위까지 담그고 있으면 아로마 향기와 따뜻한 열기가 온몸에 전해져 심신을 이완시킨다.

(2) 족욕에 좋은 아로마

부종 : 사이프러스+쥬니퍼베리, 쥬니퍼베리+ 휀넬 또는 레몬 등

열나는 발 : 유칼립튜스, 페퍼민트, 저먼카모마일

피곤한 발 : 로즈마리, 라벤다, 페퍼민트, 레몬 등

냄새나는 발 : 싸이프러스, 유칼립튜스 등

땀나는 발 : 사이프러스+레몬 등

무좀 발 : 티트리, 라벤다, 미르 등

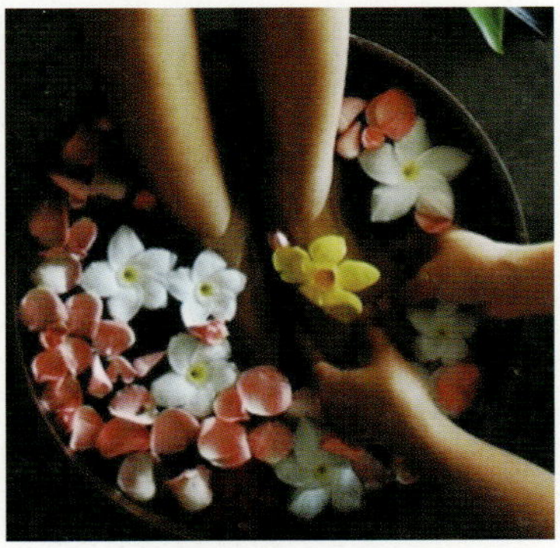

7) 파라핀 팩

정맥마사지와 발반사요법을 시행한 후 보다 효과적인 관리를 위해 파라핀 팩으로 관리한다.

① 파라핀 워머기로 파라핀 왁스를 적당한 온도로 녹인다.

② 손과 발에 물기가 없는 상태에서 따뜻한 파라핀 속에 1~2초 정도 담근 후 즉시 빼어 공기중에서 3~4초 정도 굳히면 1겹의 파라핀 막이 형성된다.

③ ②의 동작을 3~4회 반복하여 골고루 파라핀 팩을 시행한다.

④ 비닐팩 씌우기(손발의 보온성 유지, 굳은 파라핀 왁스 용이하게 처리 목적)

⑤ 손과 발 덮개 씌우기(손과 발의 온도 유지와 보습을 위해)

⑥ 10분 정도 후 파라핀을 벗겨낸다.

근육의 긴장완화, 근육 및 관절 부위의 통증완화, 피부에 수분공급 및 유연효과를 주며 각질관리에 도움을 준다. 발에 습진이나 무좀이 있는 고객의 사용은 금하는 것이 좋다.

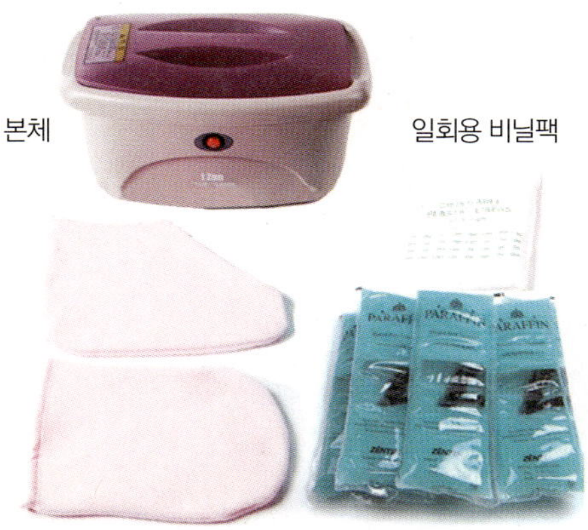

본체

일회용 비닐팩

손과 발관리용 커버

파라핀 왁스

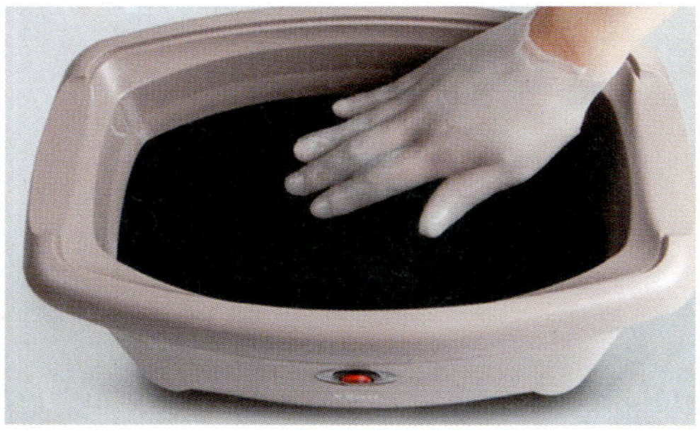

파라핀 팩

8) 소독기

발관리 후 발관리 시 사용된 모든 기구와 용구는 알코올로 소독하고, 세균감염을 예방해 줄 수 있도록 소독기에 보관한다.

8장

발관리의 실제

8장

발관리의 실제

1. 발 정맥마사지

1) 발 정맥마사지의 정의

발반사요법 전이나 후, 발반사요법 시행 시 사이사이 실시할 수 있는 정맥마사지는 손을 이용한 수기요법으로써 발끝에서 대퇴부상부(무릎위 10㎝)까지 문지르기(Friction), 쓰다듬기(Effleurage), 반죽하기(Petrissage), 진동하기(Vibration) 동작 등을 통하여 근육조직과 근육을 싸고 있는 근막의 주행경로를 따라 혈액의 흐름을 심장쪽으로 올려주는 매뉴얼 테크닉을 정맥마사지라고 한다. 이러한 정맥마사지는 신경계 및 호흡계에 국소적 혹은 전반적 혈액 및 림프의 순환에 도움을 줄 수 있다고 한다.

정맥마사지 후 원활한 노폐물 배출을 위해서 미온수를 마셔주면 보다 효과적이다.

2) 발 정맥마사지의 효과

정맥의 판막이 많이 형성되어 있는 발은 심장에서 가장 멀리 떨어져 있기 때문에 혈액순환 및 조직의 노폐물의 침전으로 인하여 온몸이 피곤해질 수 있다. 이러한 현상을 예방하고 일정 치유효과를 기대하고자 정맥마사지를 시행한다. 발 정맥마사지는 다음과 같은 효과를 나타낸다.

① 혈액순환과 림프순환 촉진, 신진대사 증진, 부종 완화

② 인체의 모세혈관을 튼튼하게 하며 영양과 산소공급 원활

③ 노화된 상피세포를 제거하여 피부를 매끄럽게 회복

④ 관절에 효과적(퇴행성관절, 류마티스, 관절염 예방)

⑤ 스트레스 해소 및 근육 피로회복 효과

⑥ 피로회복으로 인한 심리적인 불안감 감소효과

⑦ 긴장이완으로 정신적, 심리적인 안정감

3) 발 정맥 마사지 수행 순서

정맥마사지 동영상

(1) 오일 or 크림 도포하기

유리 볼에 담아 놓은 오일을 손에 덜어 따뜻하게 손으로 비벼주고, 오일을 4~5등분으로 다리에 배분한 후, 양손으로 다리 전체를 쓸어준다.

* 펌프식 용기에 담아 있는 오일은 손에 바로 덜어 사용 가능하다.

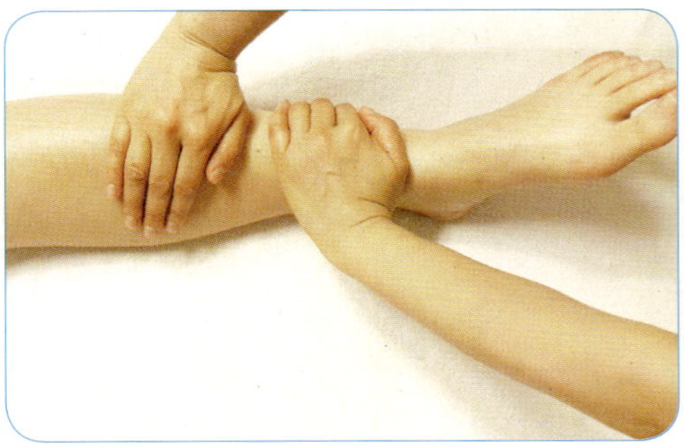

(2) 양손으로 발등과 발바닥을 훑어준다.
발등 ⇒ 발바닥 훑어주기(3.3.총6번)

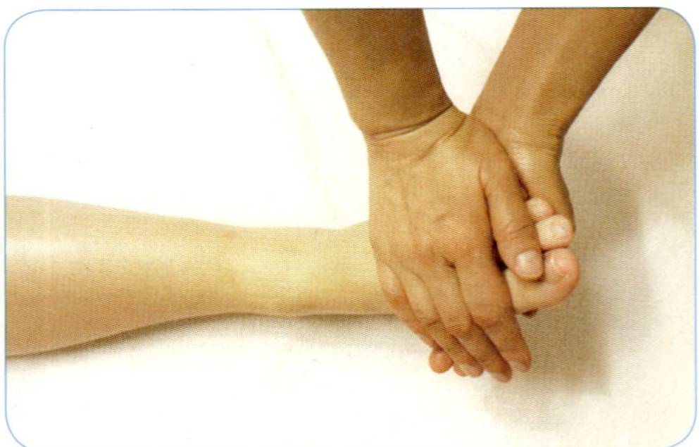

(3) 양손을 맞잡고 발등, 발바닥 위·아래로 쓰다듬기 ⇒ 양손 깍지끼고 발 바깥쪽 양 측면 짜듯이 쓸어올리기(3.3 총6번)

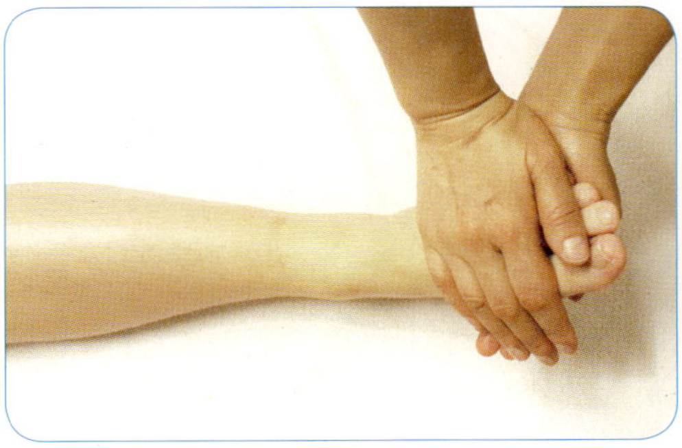

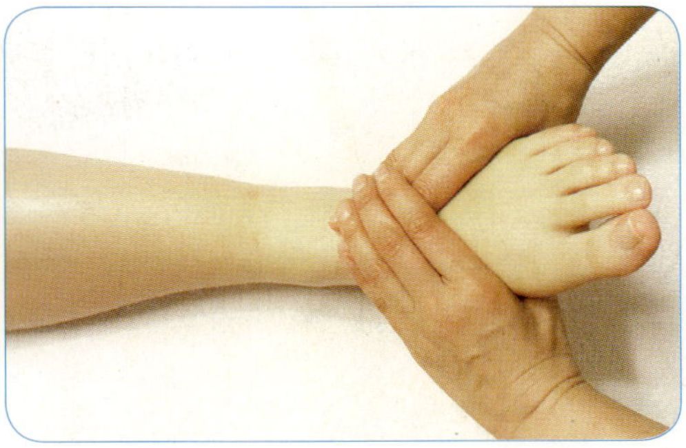

(4) 복사뼈 둘레 원 그리며 돌려주기
(3.3.3.총9번)

(5) 발바닥 뒤꿈치 종골에서부터 용천 쪽으로 지그시 누르며 올라온 후(3회), 3~4초 동안 용천 눌러주기

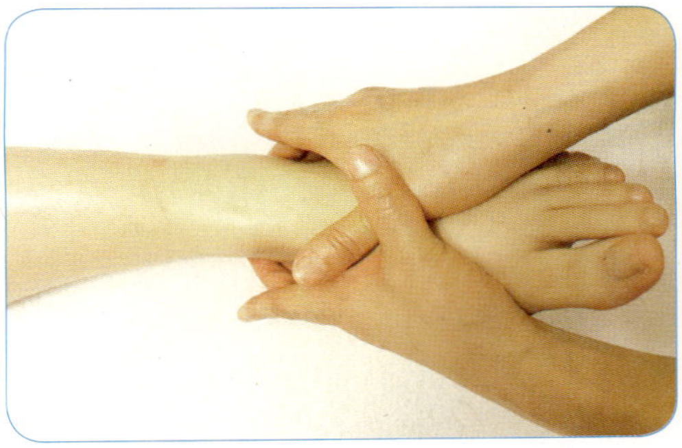

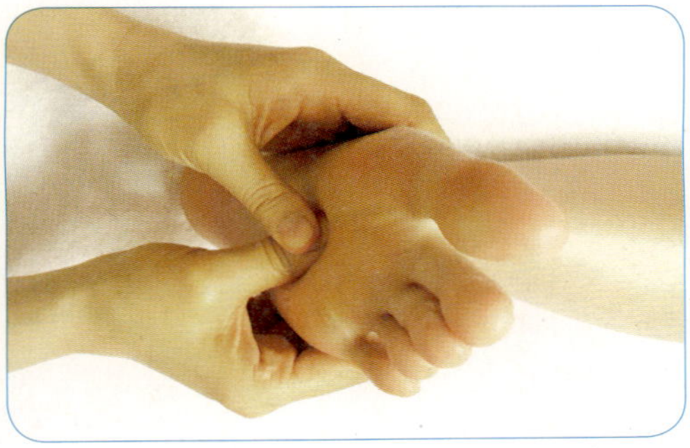

(6) 발가락 사이사이 문지른다.(3회) ⇒ 한 손은 발목을 잡고 다른 한 손은 발가락 사이에 대고 앞뒤로 젖히고(3회) 당기기를 반복한다.(3회) ⇒ 엄지발가락부터 발가락 뽑기(1회)

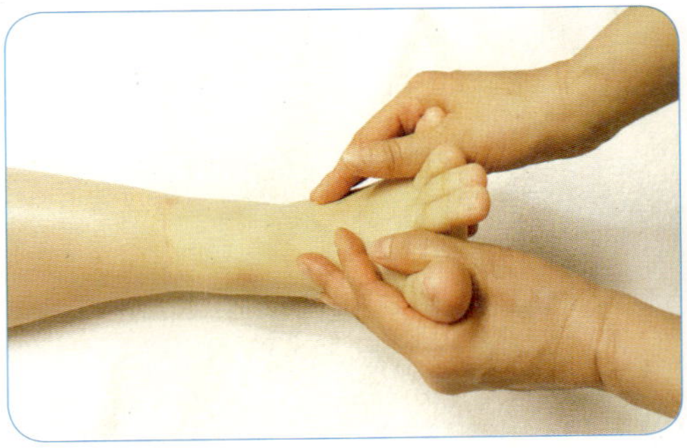

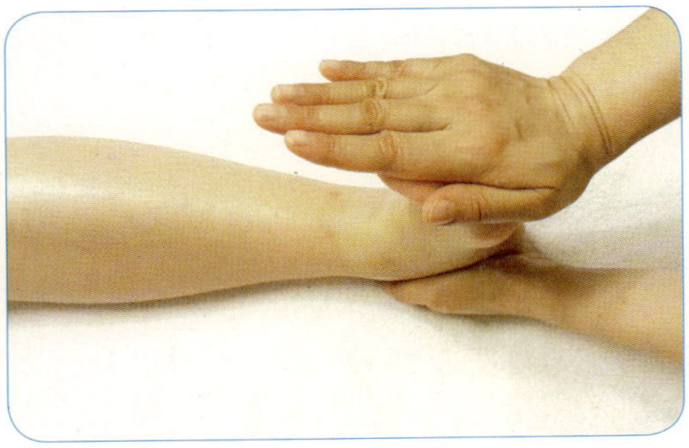

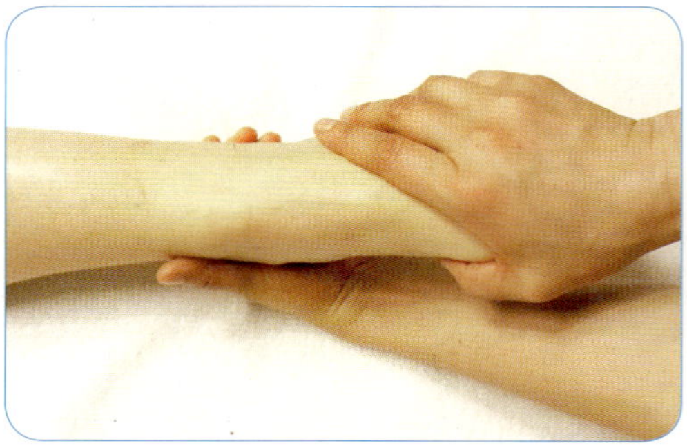

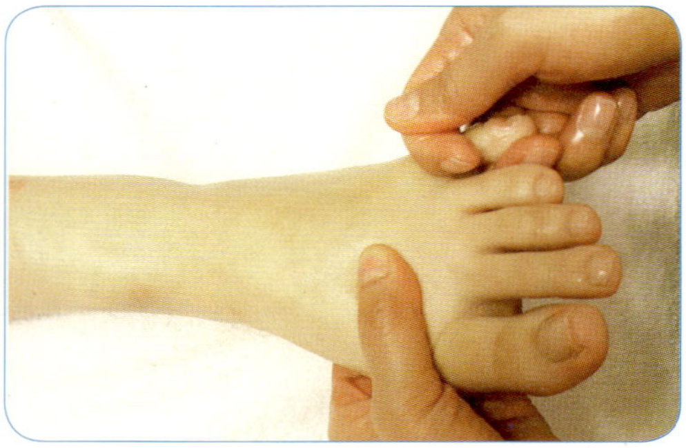

(7) 발등(지골 부위)을 훑어준다.(3회, 총9회)

(8) 지골 부위 전체를 엄지로 훑어주기

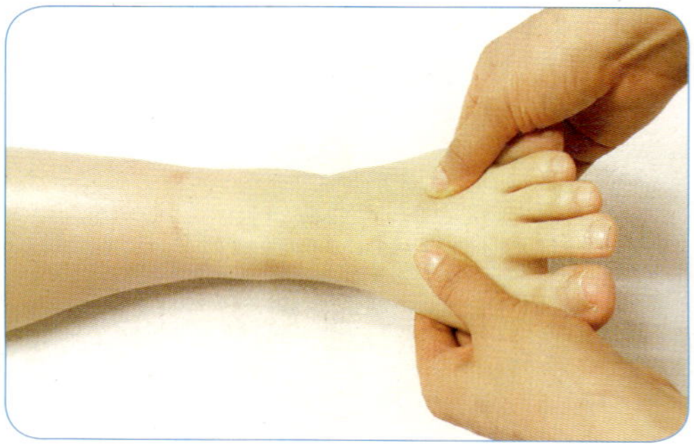

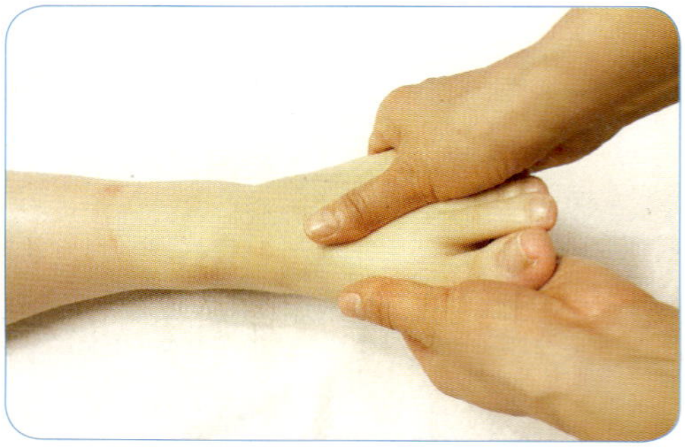

(9) 외측 3번, 발등 3번 ⇒ 내측 3번, 발등 3번

발 외측(어깨관절에서 무릎관절까지)을 3회 쓸어준 후 그 손으로 발끝을 잡아주고, 반대손으로 발끝부터 복사뼈를 지나 ㄱ자로 꺾어 올라가 무릎 돌아 반대편 안쪽을 쓸어주며 내려온다.

발 내측도 경추에서 천골(미골)까지 3회 쓸어주고 발 외측과 같은 방법으로 시술한다.

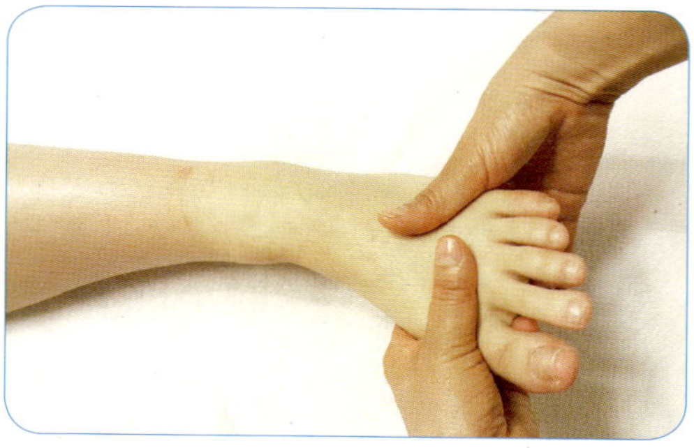

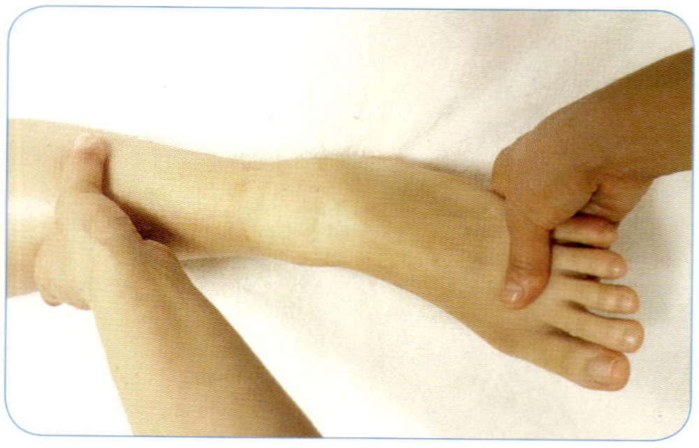

발 내측

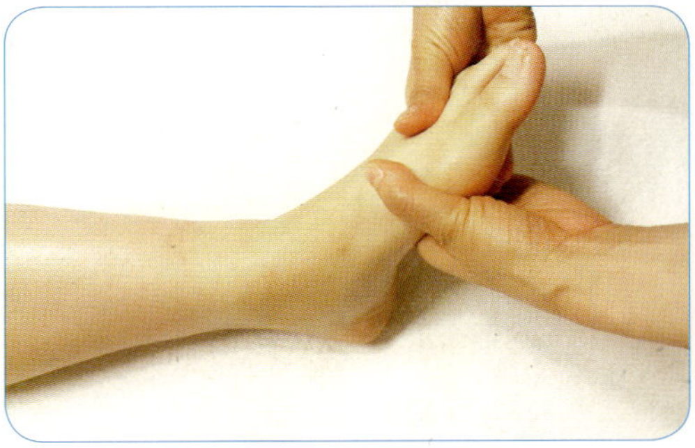

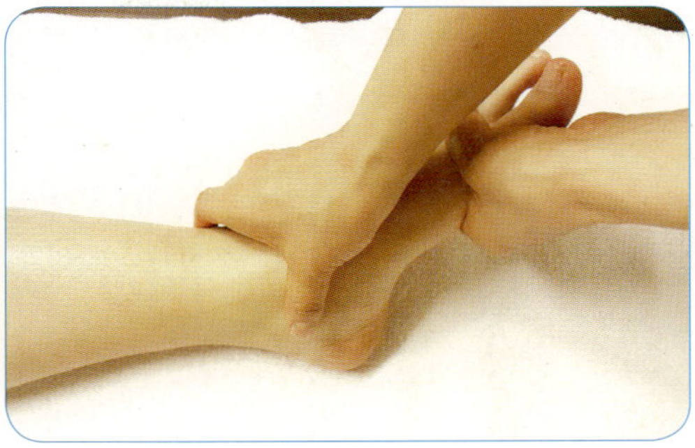

(10) 횡경막(양엄지로) 엇갈려 쓰다듬어주기(9회) ⇒ 서혜부 누르며 쓸어주기(9회)

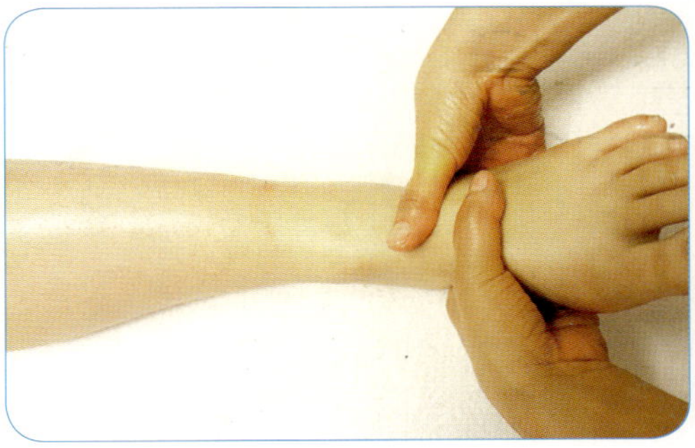

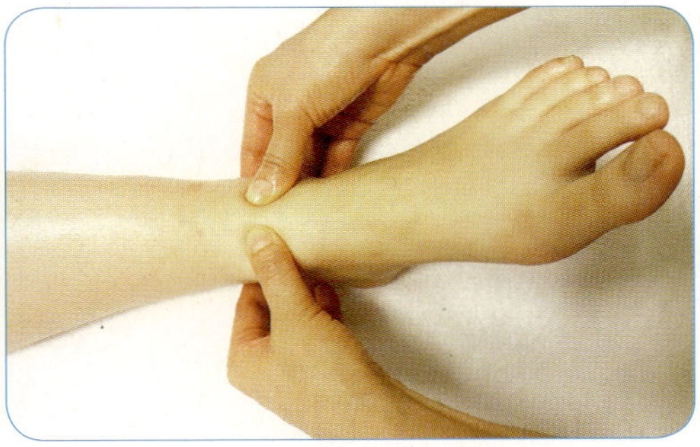

(11) 복사뼈(고관절)둘레 원 그리며 돌려주기 (3.3.3.총9번)

(12) 발끝에서 무릎 위 10cm(허벅지)까지

양손 같이 올라가서(한번 올라갈 때마다) 오른손으로 3회, 왼손으로 3회씩 무릎 위 10cm 정도에서 쓸어준 후, 발끝으로 내려오며 쓸어준다.

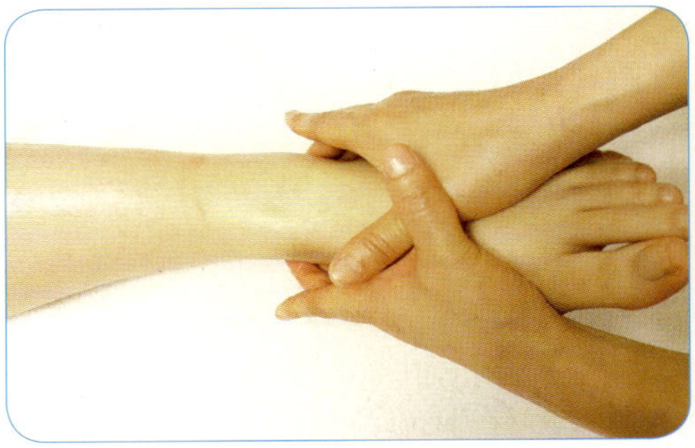

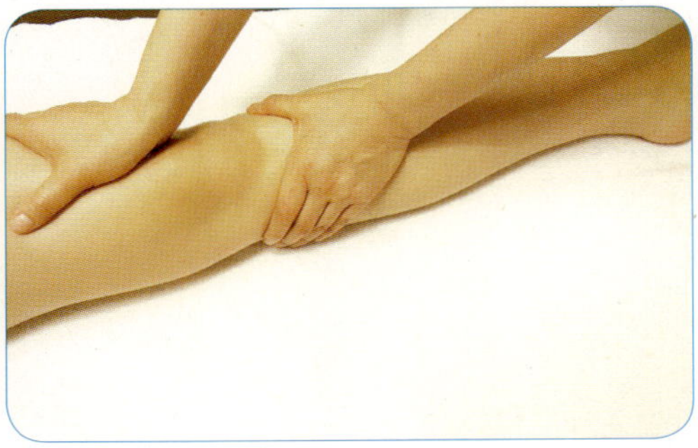

(13) 발목에서 무릎 밑까지 3등분 나눠 훑어주기(3번)

한 손은 발끝을 잡고, 다른 한 손은 엄지와 검지사이 부분으로 발목부터 무릎까지 3등분으로 나눈 부위를 훑어 올려준 후, 다시 발목으로 부드럽게 쓸어내려준다.

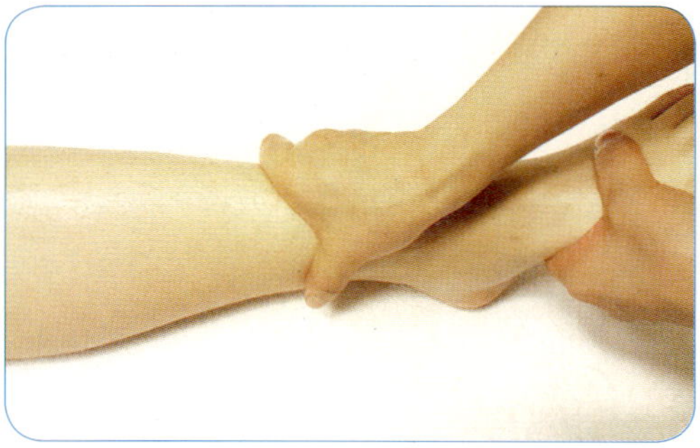

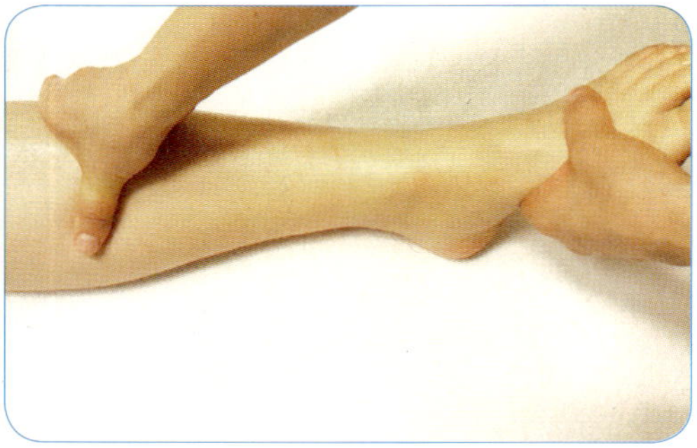

(14) 발목에서 무릎 밑까지 올라가며 가자미근(비복근) 꼬집어주기(3번씩)

한 손은 발끝을 잡고, 다른 손은 외측 발목에서부터 용수철 모양으로 원 그리며 꼬집듯이 무릎 밑까지 올라갔다가 발목으로 내려오며 부드럽게 쓸어준다.

내측도 같은 방법으로 해준다.

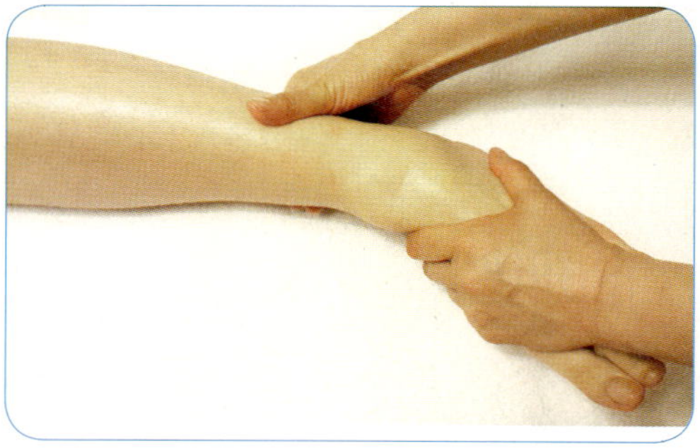

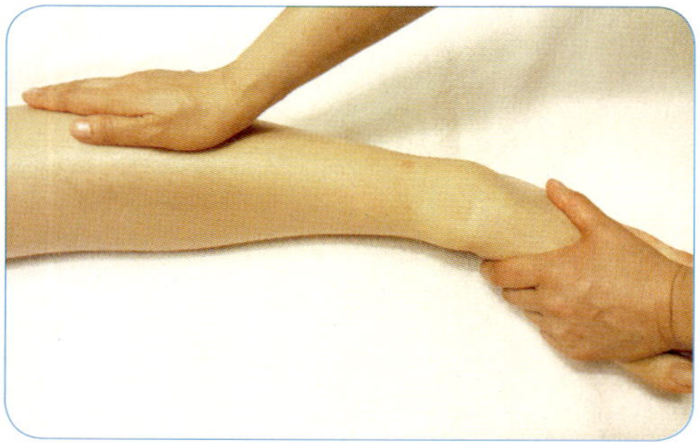

(15) 발끝에서 무릎 위까지 올라가 무릎 둘레에 원 그리기(9번)

오른손으로 3번, 왼손으로 3번, 엇갈려서 3번, 무릎 위 쓸어주고(6번) ⇒ 슬와부 중앙 부위(위중 혈)눌러주고 ⇒ 슬와부를 위 아래로 바이브레이션(진동법) 6회 반복 후 ⇒ 방광경 훑어주며 내려온다.

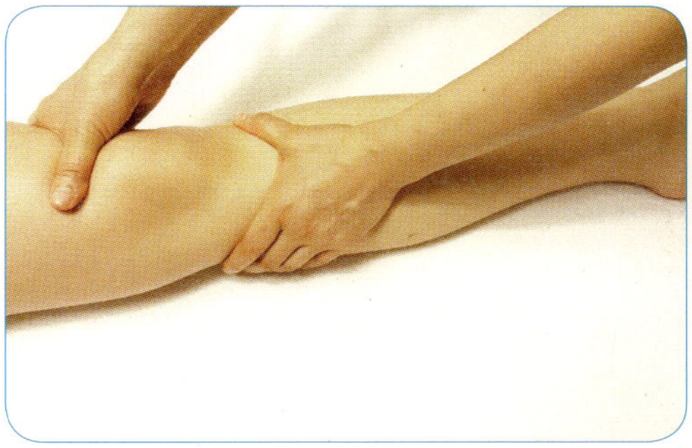

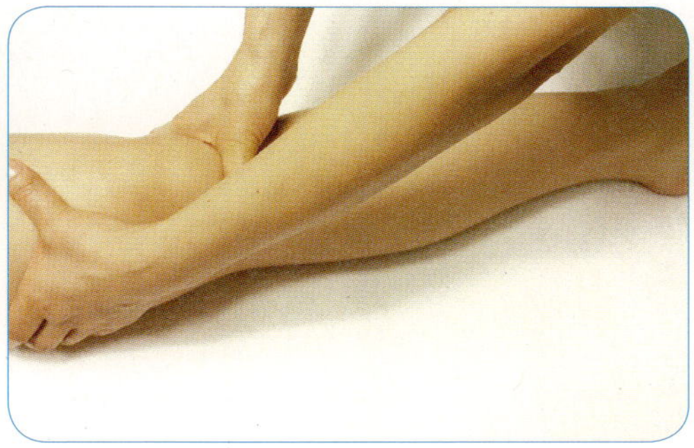

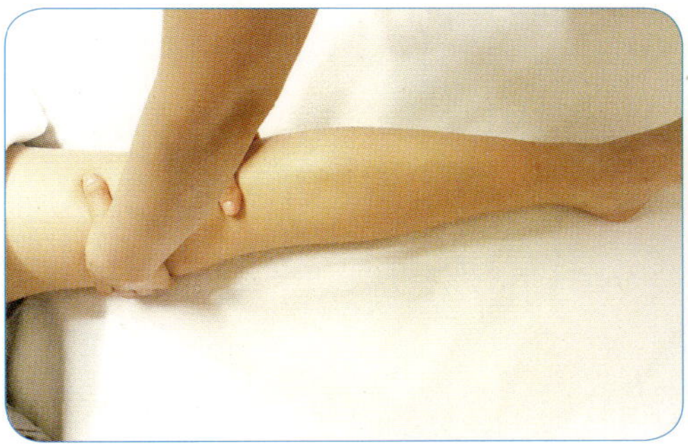

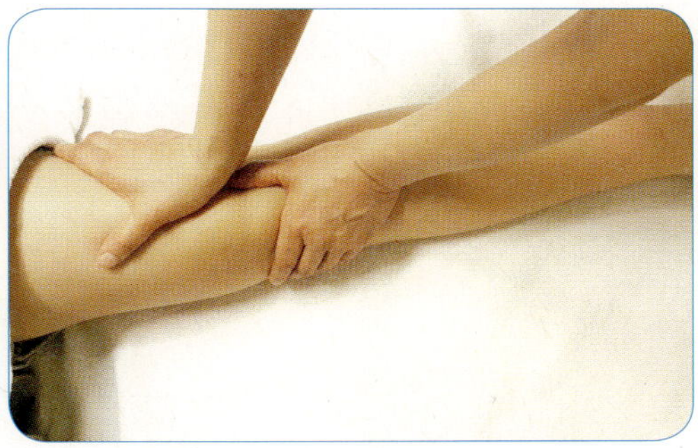

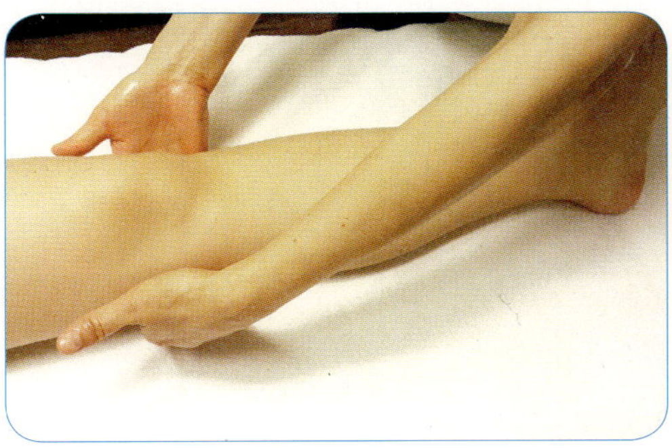

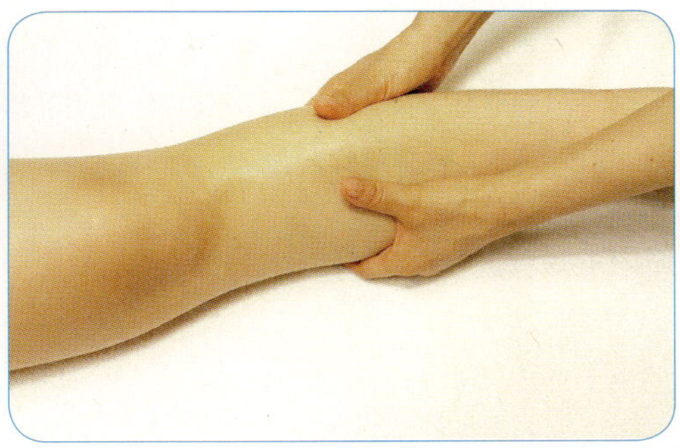

(16) 아킬레스건 쓸어주기

엄지와 검지를 이용하여 아킬레스건부터 위로 10cm 정도의 부위까지 종아리를 따라 지긋이 위로 쓸어 올려준다.(3~5회 정도)

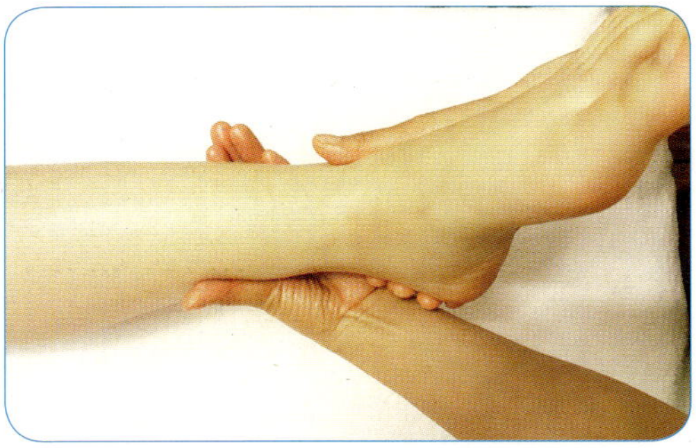

(17) 배농동작

양손으로 발끝에서 무릎 위까지 올라간 후 무릎 주위 돌아 내려오며, 3등분으로 발목까지 짜주기 동작으로 내려온 후, 발목 돌려주고(5~6번 정도) 발끝을 두 손으로 감싸서 잡아 당겨준다.

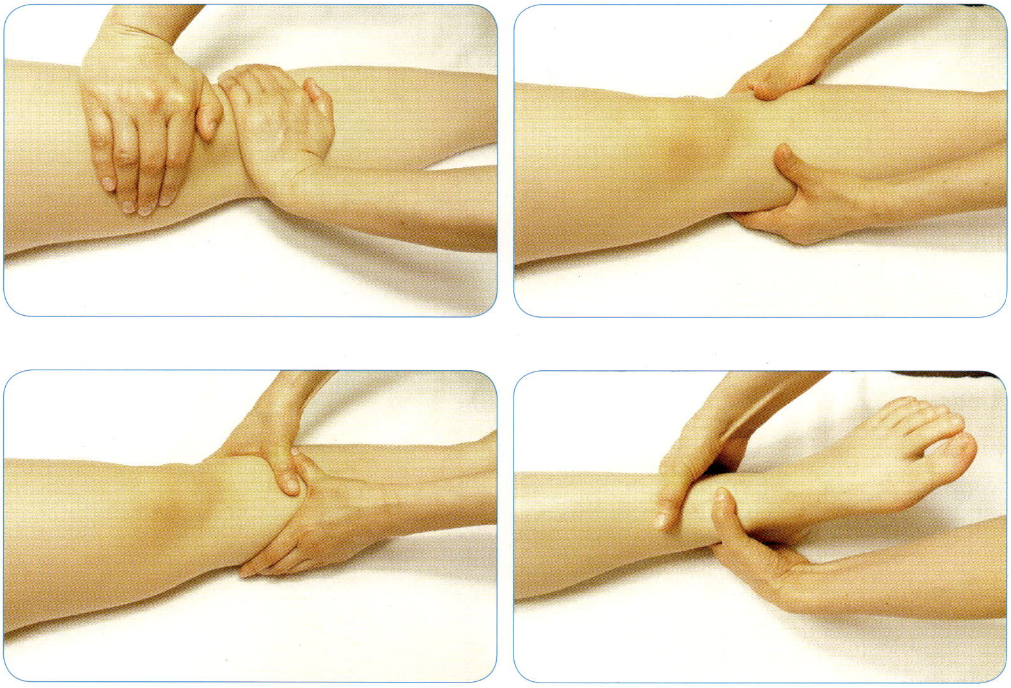

(18) 처음동작 반복하기

① 순서 2번 - (3회) ⇒ 순서 3번 - (3회) ⇒ 순서 4번 - (3회) ⇒ 순서 5번 - (3회) ⇒ 순서 6번 - (3.3.1회)

② 양손으로 발등과 발바닥을 훑어준다. 발등 ⇒ 발바닥 훑어주기(3.3. 총6번)

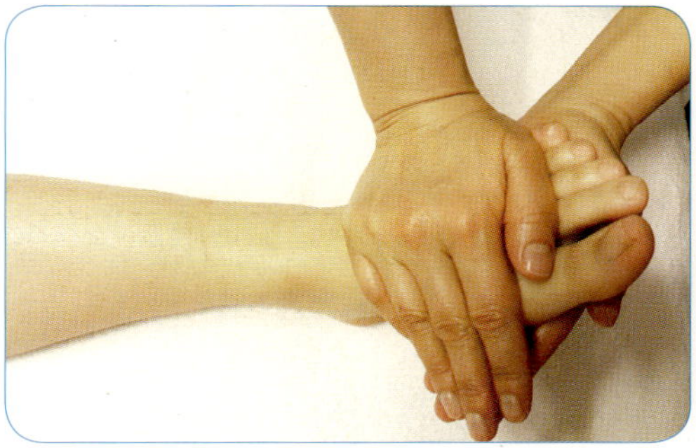

③ 양손을 맞잡고 발 안쪽 ⇒ 발 바깥쪽을 짜듯이 쓸어내리기(3.3 총6번)

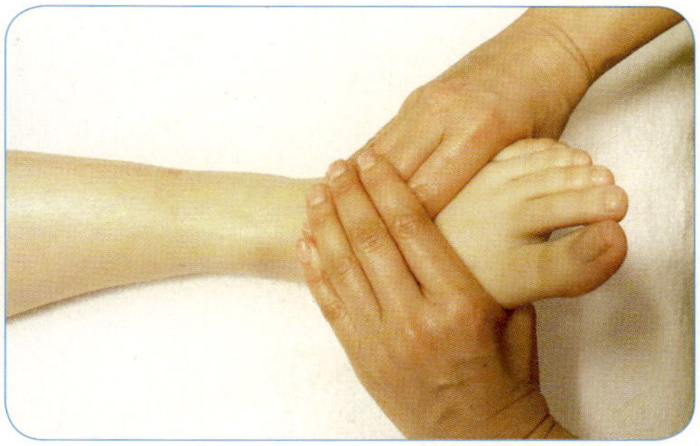

④ 복사뼈(고관절) 둘레 원 그리며 돌려주기 (3.3.3. 총9번)

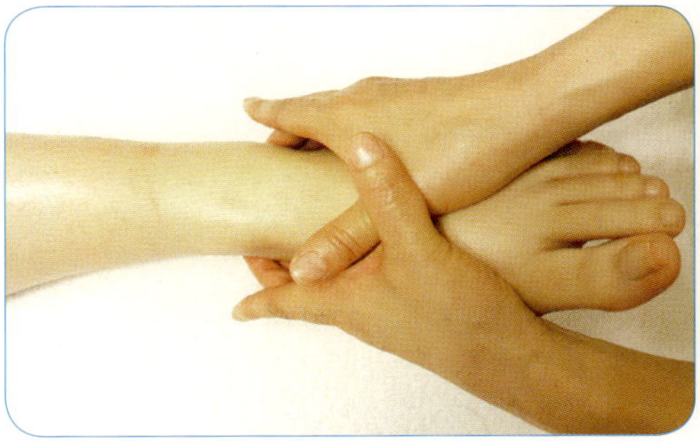

⑤ 발바닥 뒤꿈치 종골에서부터 용천쪽으로 올라온 후(3회), 3~4초 동안 용천 눌러주기

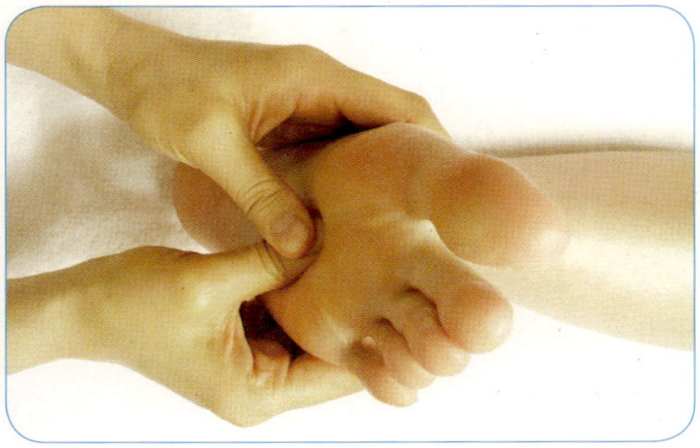

⑥ 발가락 사이사이 문지른다.(3회)
⇒ 한 손은 발목을 잡고 다른 한 손은 발가락 사이에 대고 앞뒤로 젖히고(3회) 당기기를 반복한다.(3회)
⇒ 엄지발가락부터 발가락 뽑기(1회)

* 관리가 끝난 후 피시술자는 원활한 노폐물 배출을 위하여 미온수를 마시도록 한다.

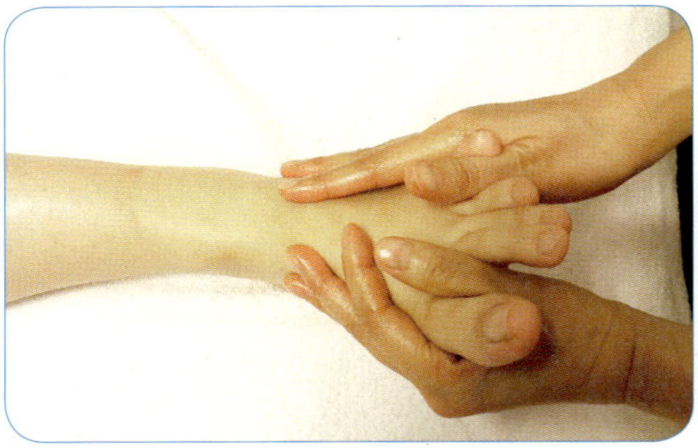
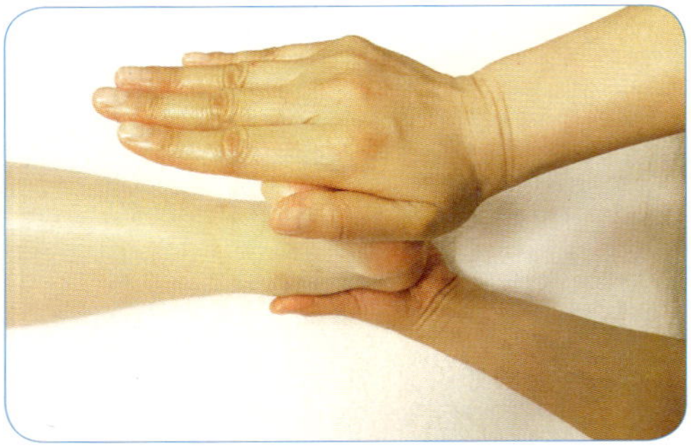
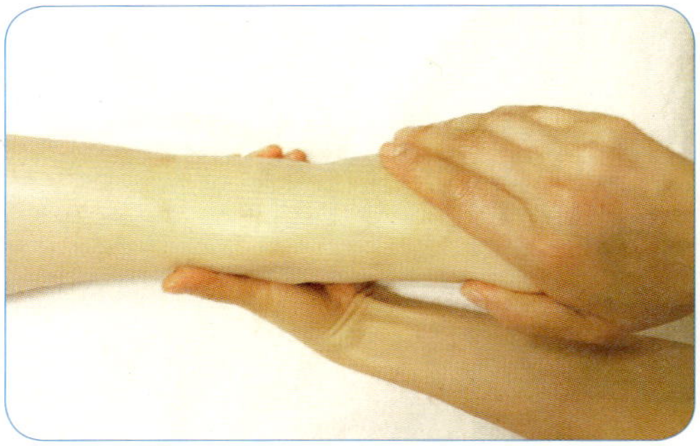
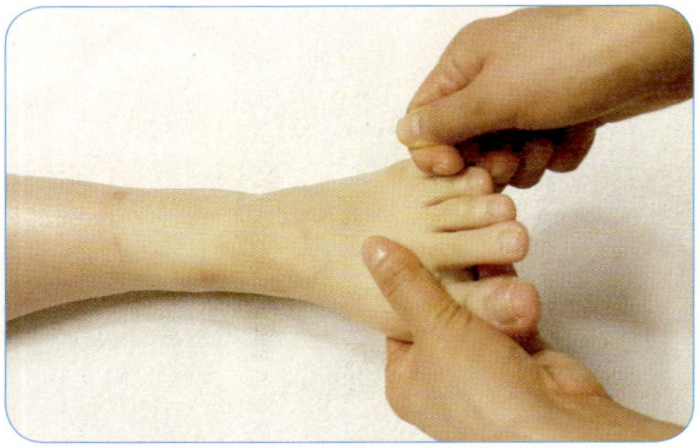

2. 습포사용법

온습포 or 마른 타월를 이용하여 노폐물 및 오일기를 제거한다.

(1) 발전체를 온습포 or 마른 타월로 덮고 양손바닥으로 다리를 스트레칭한 후, 주무르듯 눌러준다.

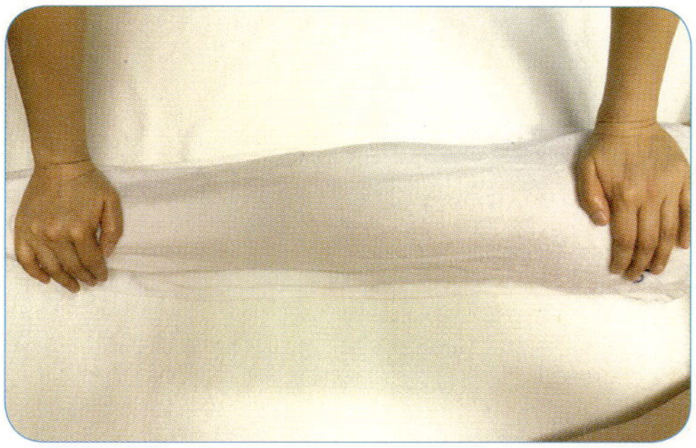

(2) 대퇴 부위에서 무릎까지 바깥쪽, 중앙, 안쪽 순으로 원을 그리듯 닦아준다.

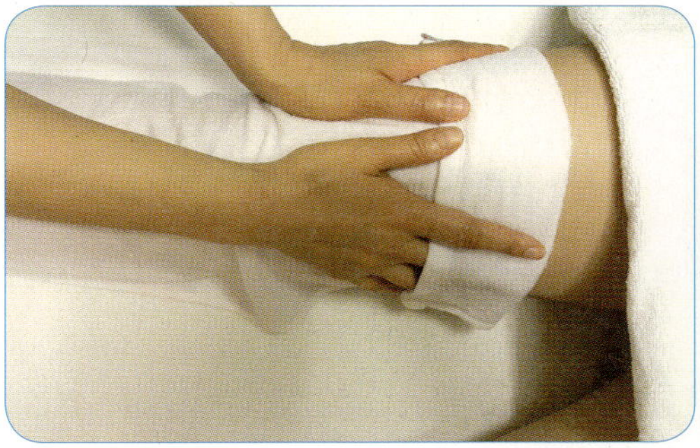

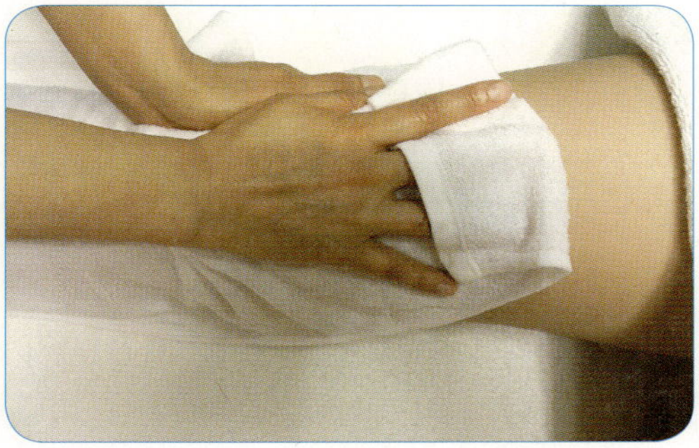

(3) 무릎에서 발목까지 바깥쪽, 중앙, 안쪽 순으로 원을 그리듯 닦아준다.

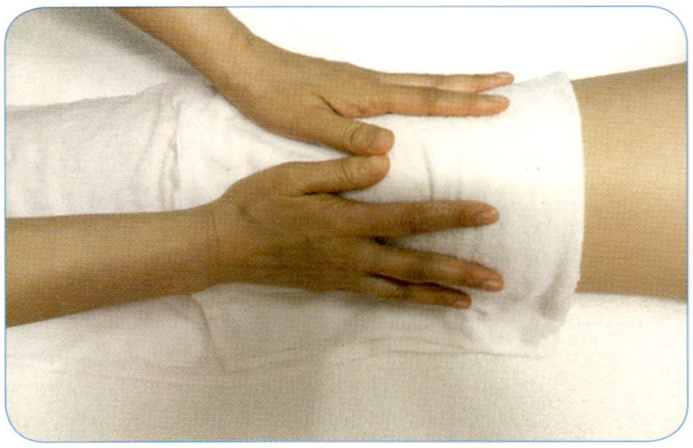

(4) 발목에서 발등까지 중앙에서 바깥 방향으로 가볍게 누르며 닦아준다.

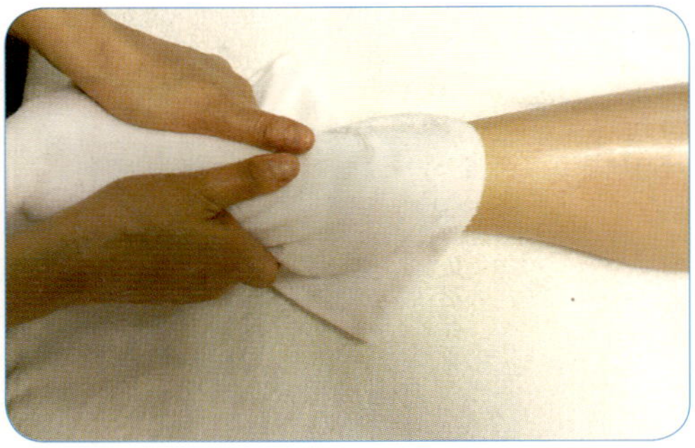

(5) 발가락 사이사이를 세심하게 닦아준다.

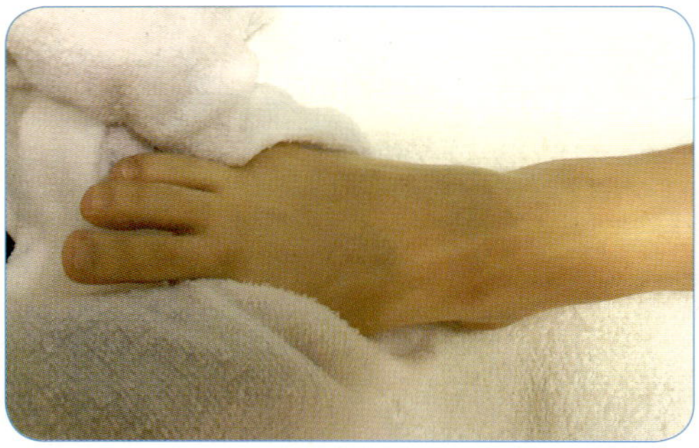

(6) 타월을 발바닥에 놓고 발바닥을 닦아준다.

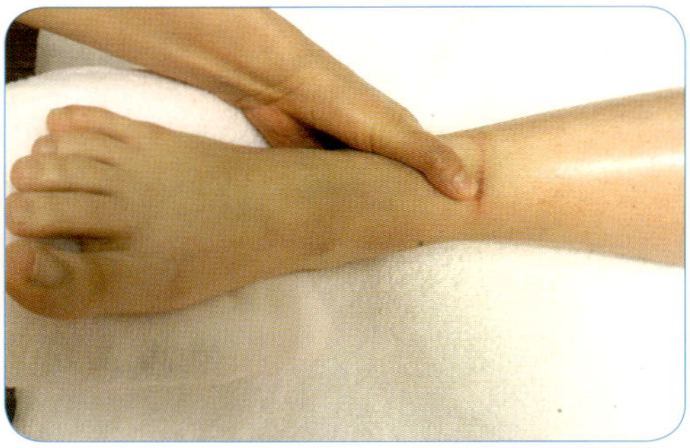

(7) 다리를 살짝들고 타월을 손바닥에 얹어 다리 후면까지 꼼꼼히 닦아준 후 조심스럽게 다리를 내려 놓는다.

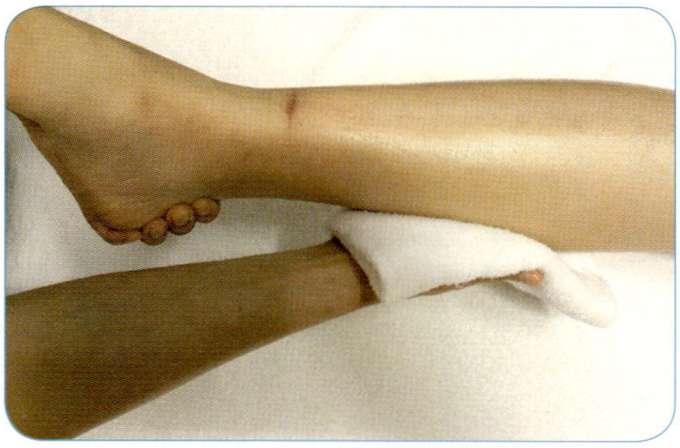

3. 발반사구 도표

• 왼발 반사구

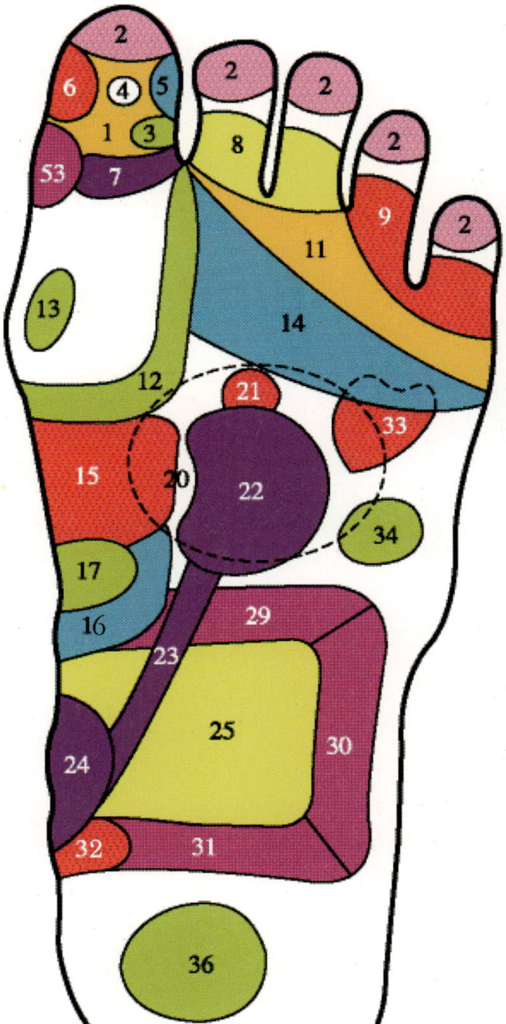

1. 대뇌
2. 전두동
3. 소뇌, 뇌간
4. 뇌하수체
5. 삼차신경
6. 코
7. 목(경부)
8. 눈(右)
9. 귀(右)
11. 승모근
12. 갑상선
13. 부갑상선
14. 폐, 기관지(左)
15. 위
16. 십이지장
17. 췌장
20. 복강신경총(소화기)
21. 부신(左)
22. 신장(左)
23. 수뇨관(左)
24. 방광
25. 소장
29. 횡행결장
30. 하행결장
31. 직장
32. 항문
33. 심장
34. 비장
36. 생식선
53. 경추

• 오른발 반사구

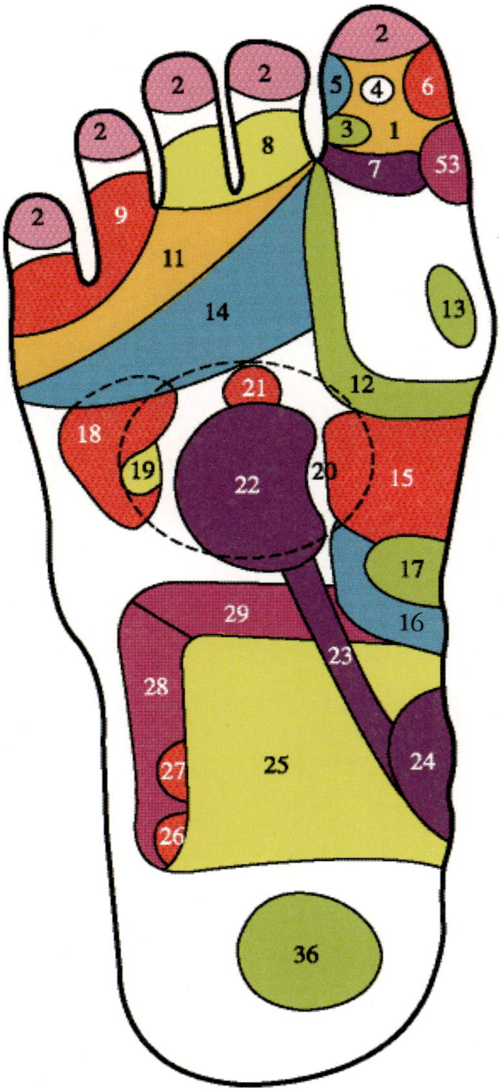

1. 대뇌
2. 전두동
3. 소뇌, 뇌간
4. 뇌하수체
5. 삼차신경
6. 코
7. 목(경부)
8. 눈(左)
9. 귀(左)
11. 승모근
12. 갑상선
13. 부갑상선
14. 폐, 기관지(右)
15. 위
16. 십이지장
17. 췌장
18. 간장
19. 담낭
20. 복강신경총(소화기)
21. 부신(右)
22. 신장(右)
23. 수뇨관(右)
24. 방광
25. 소장
26. 맹장(충수)
27. 회맹변
28. 상행결장
29. 횡행결장
36. 생식선
53. 경추

• 발등의 반사구

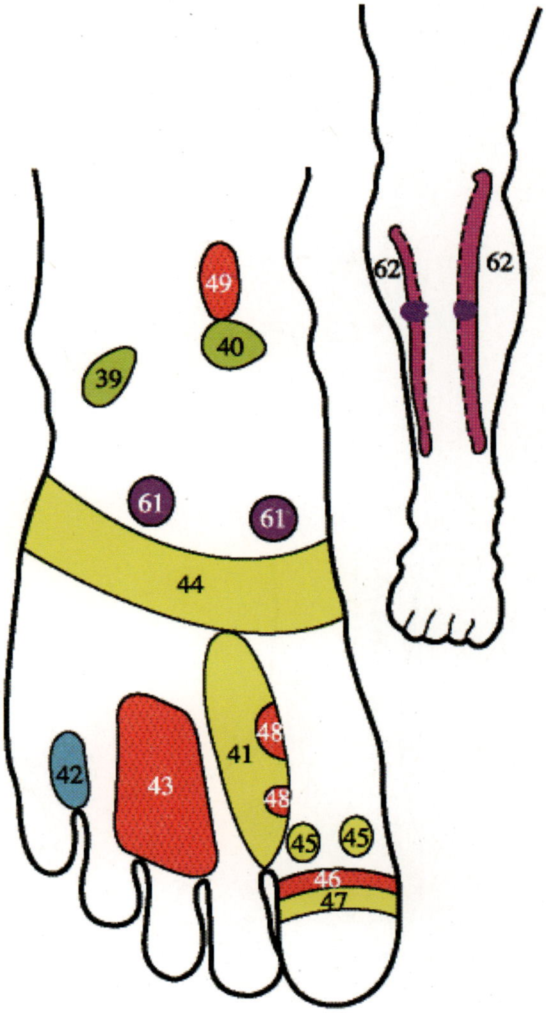

39. 상반신임파선
40. 하반신임파선
41. 흉부임파선
42. 삼반규관(평형기관)
43. 흉부(유방)
44. 횡경막
45. 편도선
46. 하악(아래턱)
47. 상악(위턱)
48. 목, 기관(인후, 성대)
49. 서혜부
61. 늑골
62. 좌골신경

발의 바깥쪽 반사구

10. 견관절(어깨)
35. 슬관절(무릎)
36. 생식선(난관, 정관)
37. 하복부(월경 시의 긴장, 복통, 월경불순)
38. 고관절(外)
39. 상반신임파선
42. 삼반규관(평형기관)
44. 횡경막
58. 외미골
59. 견갑골
60. 주관절(팔관절)
61. 늑골
63. 상완

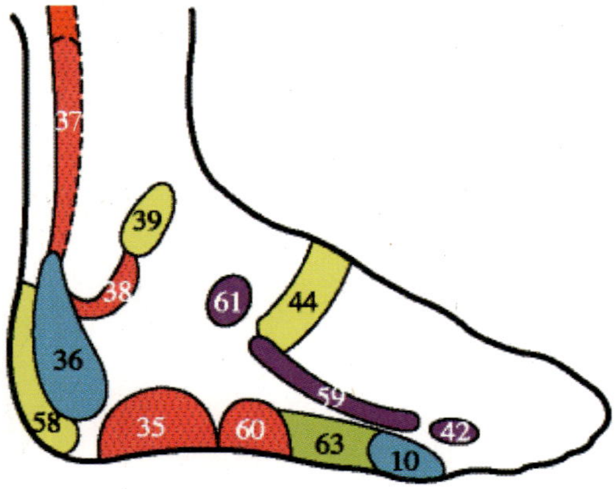

발의 안쪽 반사구

6. 코
13. 부갑상선
24. 방광
38. 고관절(內)
40. 하반신임파선
44. 횡경막
49. 서혜부
50. 자궁(여), 전립선(남)
51. 음경(남), 요도, 질(여)
52. 직장, 항문(치질)
53. 경추
54. 흉추
55. 요추(허리)
56. 천골(선골)
57. 내미골
61. 늑골

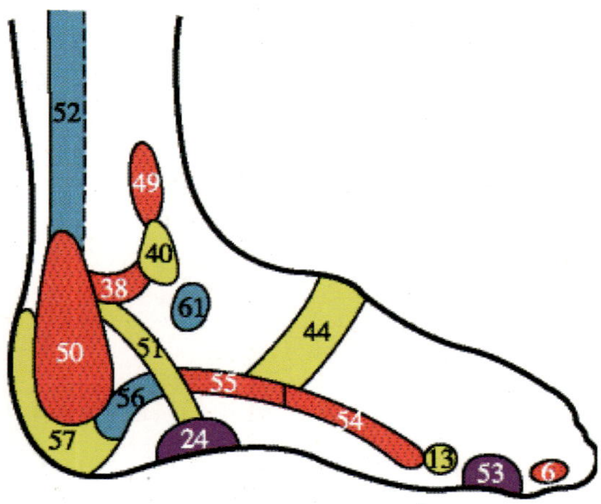

4. 발 반사요법 순서

1) 기본반사구(비뇨기계)

기본반사구는 신장, 수뇨관, 방광, 요도 반사구로 기본반사구의 자극은 체내 유독물질을 배설하고, 원기회복과 기(氣)를 보충해 주는 기능이 있다. 따라서 기본반사구는 모든 질병치유와 증상완화, 건강유지와 증진을 위하여 반드시 자극해야 하는 반사구로 발반사요법 시술 시는 항상 기본반사구의 자극으로 시작과 끝을 맺는다.

신장반사구 → 수뇨관반사구 → 방광반사구 → 요도반사구 → 방광경 쓸어올리기 → 손으로 방광경 풀어주기

2) 척추 반사구

코반사구 → 경추반사구 → 부갑상선 반사구 → 흉추반사구 → 요추반사구 → 천추, 미추반사구 → 자궁, 전립선반사구 → 방광경 쓸어올리기 → 손으로 방광경 풀어주기

3) 두뇌반사구

전두동 반사구 → 대뇌 → 뇌하수체 → 목 → 눈 → 귀 → 삼차신경, 소뇌, 간뇌반사구 → 임파, 부비강 → 새끼발가락부터 ~ 엄지발가락 사이사이 훑어주기

4) 호흡기 반사구

갑상선반사구 → 승모근 → 폐, 기관지(←, ↑)를 손을 이용하여 훑어주기

5) 소화기반사구

엄지로 위, 췌장, 십이지장 쓸어주기 → 위 → 췌장 → 십이지장 → 소장 → 대장 ㄷ자로

자극하고 3점찍기 → 직장 파주기 → 엄지로 대장 ㄷ자로 자극하기 → 심장, 비장, 간장, 담낭(위) → 항문(왼발만) → 손으로 대장 ㄷ자로 자극하기 → 생식선(자궁, 전립선), 발뒤꿈치 → 심장, 비장(좌) 반사구를 자극하기. (오른발 시행시는 간장과 담낭을 자극한다)

6) 발등 및 발외측반사

상악, 하악, 편도선 → 치아 및 안면 표정근육반사 → 어깨 → 팔 → 팔관절 → 무릎 → 외미골 → 난소·정소 → 손으로 발등에 크림 도포하며 쓸어주기 → 인후, 성대(후두) → 흉부임파 → 흉부(가슴) → 삼반규관(평형기관) 반사구를 자극하기

7) 정맥마사지

정맥마사지 1~6번까지 시술 후 → 지골 부위 → 횡경막 → 서혜부 → 고관절 → 다리전체 쓸어 주기

8) 족부소퇴반사

위경 → 비경 → 담경 → 간경 → 좌골신경(내·외측) → 방광경 → 슬와부 풀어주기(* 고객의 요구 및 산업현장인 관리실의 프로그램에 따라 족부소퇴반사는 생략할 수 있다.)

9) 기본 반사구 시행 후 마무리하기

* 발반사요법의 시작과 끝은 1)번과 같이 기본 반사구를 시행한다.

손을 이용 → 기본반사구(신장, 방광, 수뇨관, 요도) → 자극하기 → 방광경 쓸어올리기 → 방광경 풀어주기 → 양손으로 발을 감싸고 흔들어주기 → 다리 스트레칭 후 타월을 이용해 노폐물 및 오일기 제거 → 토닉으로 정리하고 발 크림 바르기

* 마무리 후 발의 보습이나 영양공급을 위해 팩(보습팩, 파라핀 → 석고마스크)을 하면 더욱 효과적이다.

5. 지압봉을 이용한 발 반사요법 테크닉 1

1) 기본 반사구

피시술자의 무릎 밑을 살살 쳐서 다리를 ㄱ자로 만들고, 시술자는 사선 앉기

(1) 신장

A봉 - 신장(용천) 부위를 시계방향으로 돌리고(3회) 3초 정도 누른 후, 손을 이용하여 둥글리듯 문지른다.(3회)

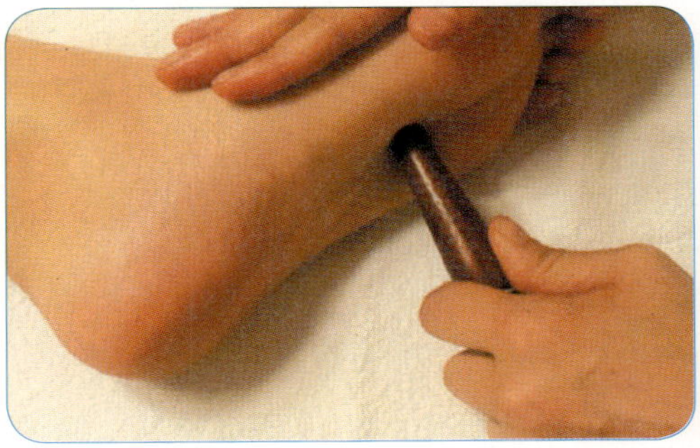

(2) 수뇨관

A봉 - 수뇨관 반사구를 3등분으로 나누어 3회씩 쓸어내리며 훑어준 후, 한 번에 길게 쓸어 내리며 훑어준다.(3회)

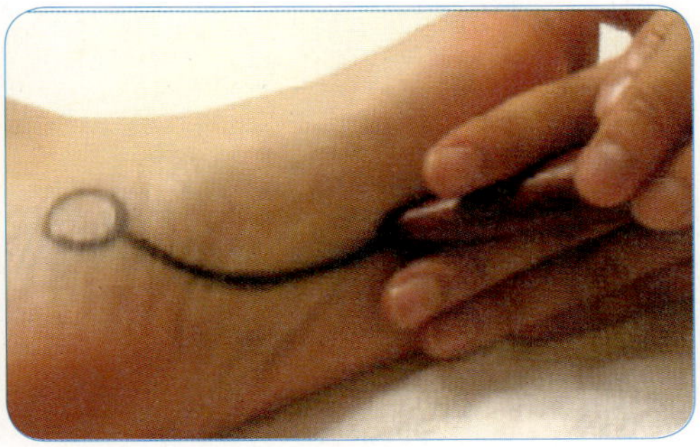

(3) 방광

A봉 - 방광 반사구를 시계방향으로 돌려주고(3회) 3초 정도 누른 후, 손을 이용하여 둥글리며 문지른다.(3회)

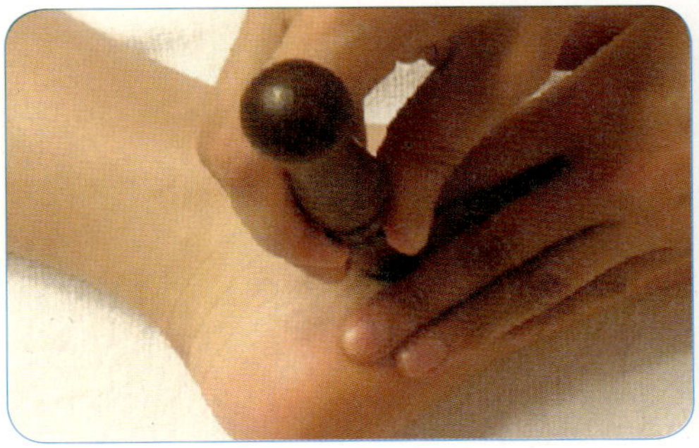

(4) 요도 반사구

엄지손가락 - 엄지손가락을 이용하여 요도 반사구를 미끄러지듯 쓸어준다.(9회)

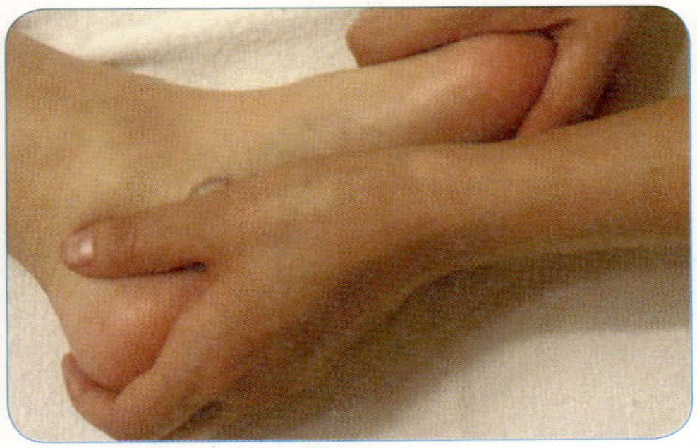

(5) 방광경 쓸어올리기

손바닥 - 손바닥(또는 A봉 측면)으로 방광경을 쓸어올려준다.

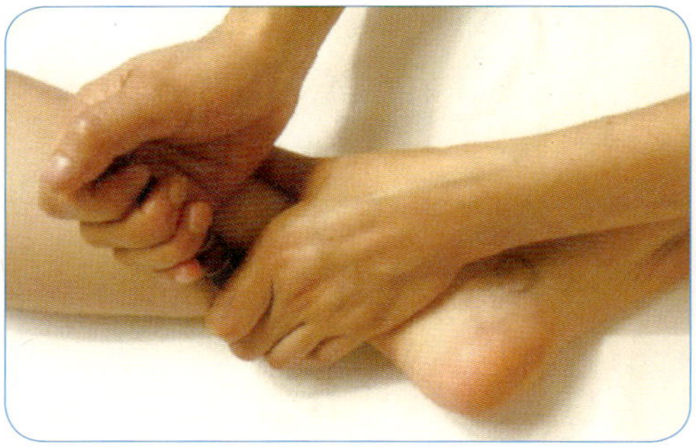

(6) 방광경 풀어주기

손 - 손으로 방광경을 3등분하여 쓸어준다.

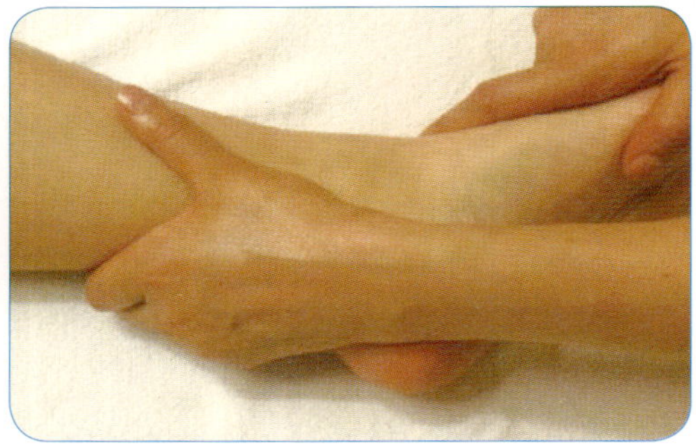

2) 척추 반사구

(1) 코 반사구

B봉 - 코 반사구를 위에서 아래로 끌러주듯 쓸어내린(9회) 후, 손을 이용하여 둥글리듯 문지른다.(3회)

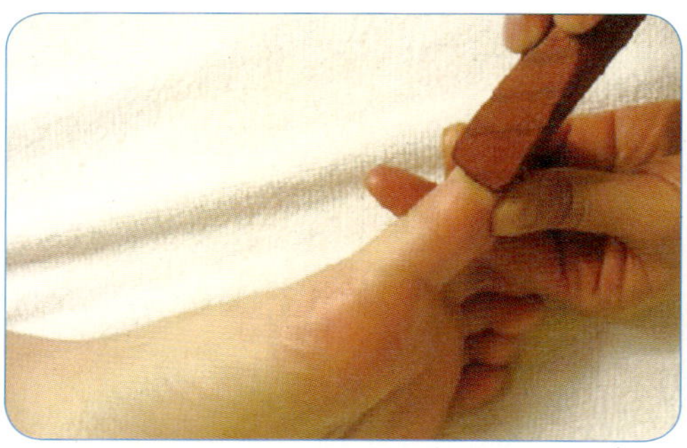

(2) 경추 반사구

B봉 - 경추 부위를 한 손으로 엄지발가락을 잡고 다른 한 손은 B봉으로 경추 부위를 쓸어내린다.(9회)

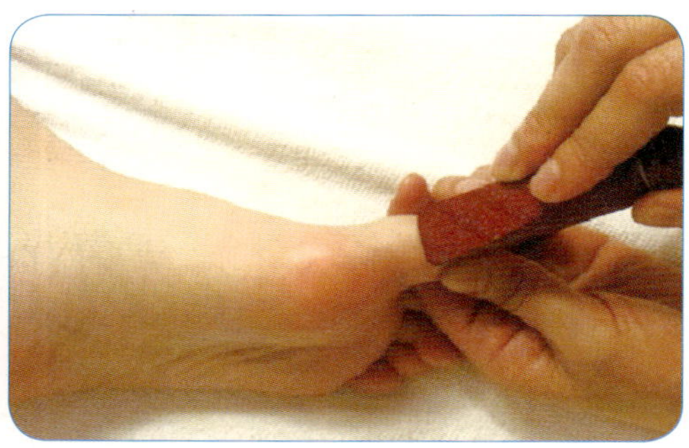

(3) 부갑상선 반사구

B봉 - 부갑상선 부위를 쓸어내린다.(9회)

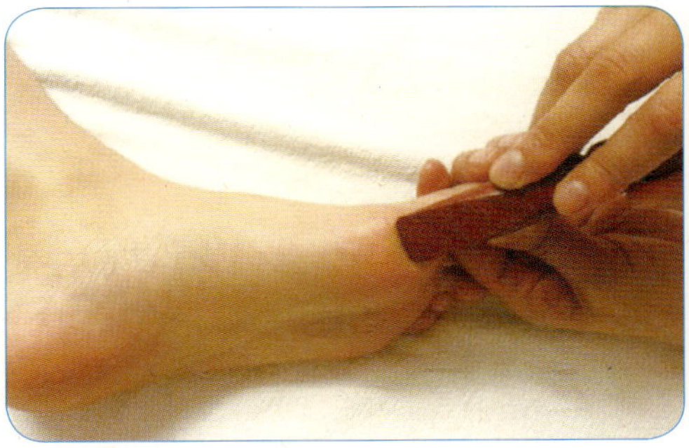

(4) 흉추 반사구

B봉 - 흉추 부위를 쓸어내린다.(9회)

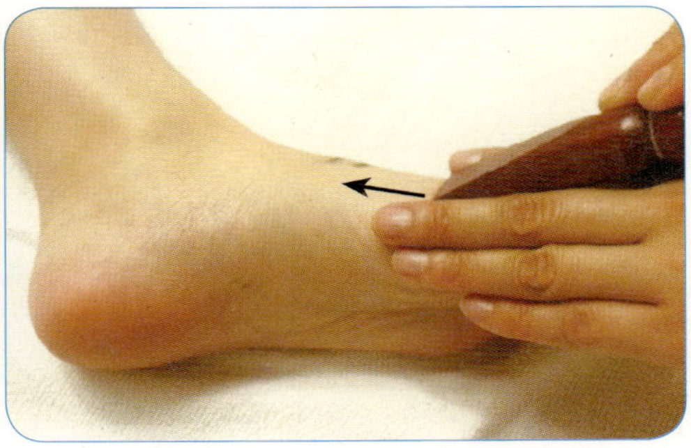

(5) 요추 반사구

B봉 - 요추 부위를 쓸어내린다.(9회)

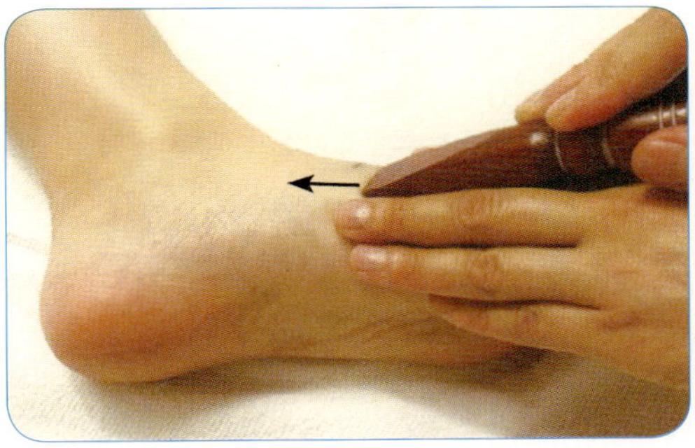

(6) 천추, 미추 반사구

B봉 - 천추 부위를 쓸어내린다.

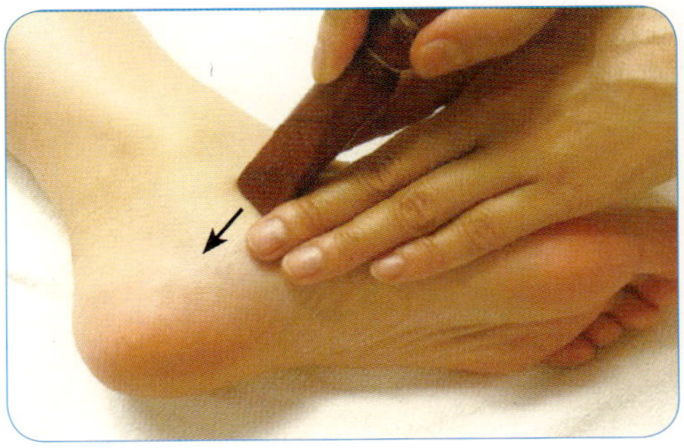

B봉 - 미추 부위를 쓸어내린다.

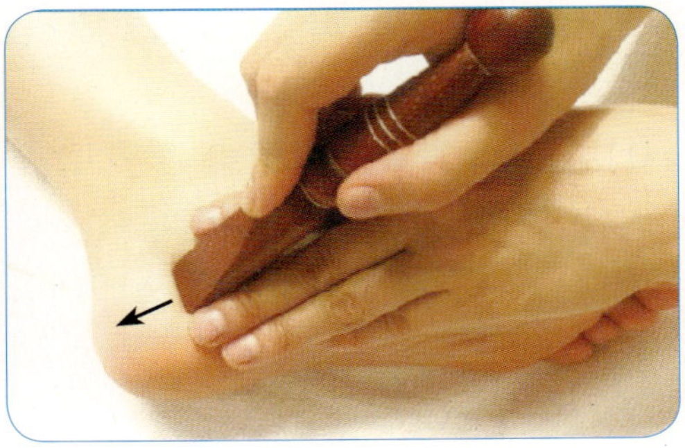

(7) 경추부터 ~ 미추반사구

두 엄지 - 경추에서 미추까지 양손의 두 엄 지를 이용하여 쓸어주기(9번)

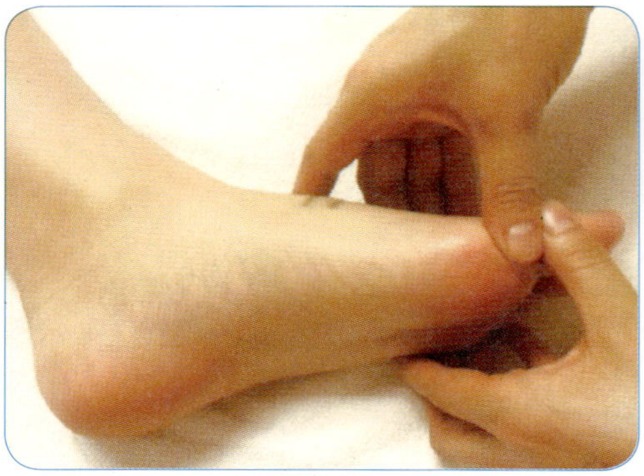

(8) 자궁·전립선반사구

B봉 - 자궁·전립선반사구 부위를 쓸어올린다.

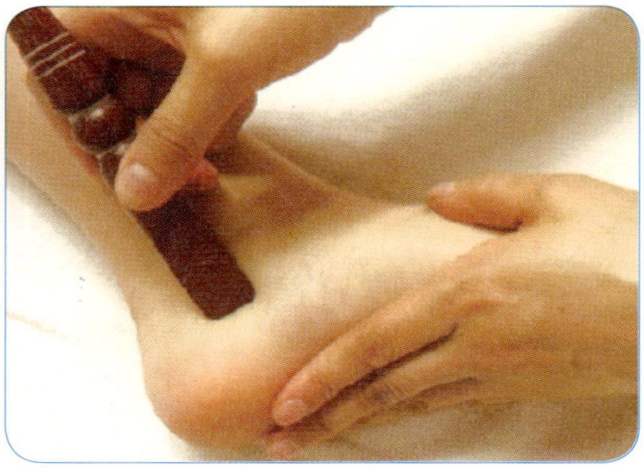

(9) 방광경 쓸어올리기

손바닥 - 손바닥(또는 A봉 측면)으로 방광경을 쓸어올려준다.

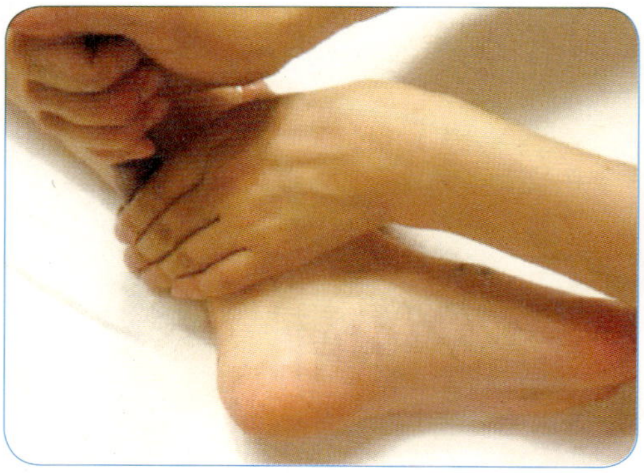

(10) 방광경 풀어주기

손 - 손으로 방광경을 3등분하여 쓸어준 후, 슬와부(무릎밑)를 한 손으로 바이브레이션(9회)

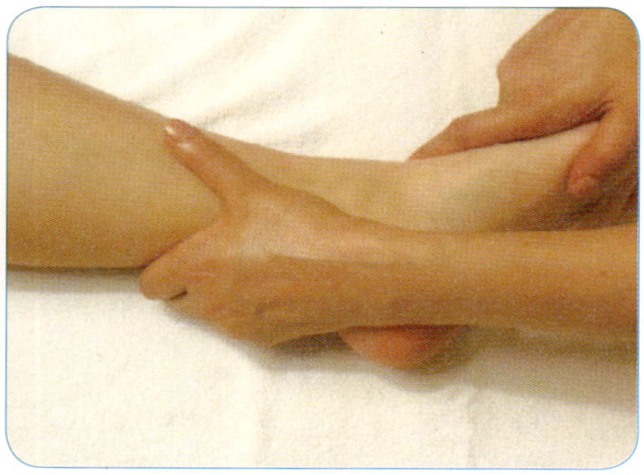

(11) 양손으로 발 옆면을 잡고 바이브레이션

피시술자의 다리를 똑바로 쭉 편후 시술자는 침대의 중앙 위치에 앉기

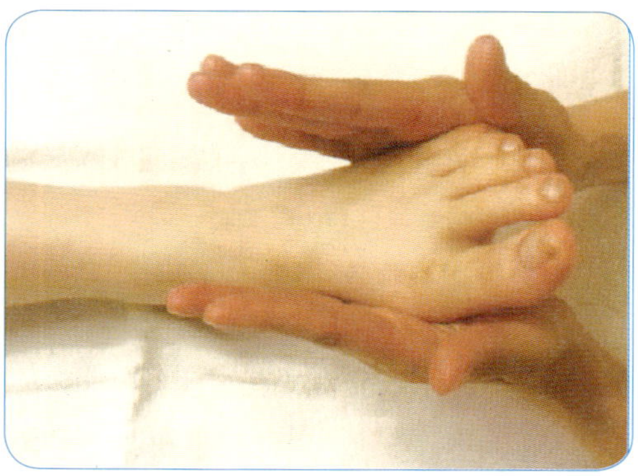

3) 두뇌 반사구

(1) 전두동 반사구

B봉 - 전두동(각 발가락의 끝의 둥근 부위) 를 바깥쪽에서부터 안쪽으로 미끌어지듯 쓸어준 후(9회), 손으로 문지른다.

* 또는 전두동 부위를 3등분하여 3초씩 3회 지그시 눌러준 후(3.3.3=9회), 손으로 문지른다.

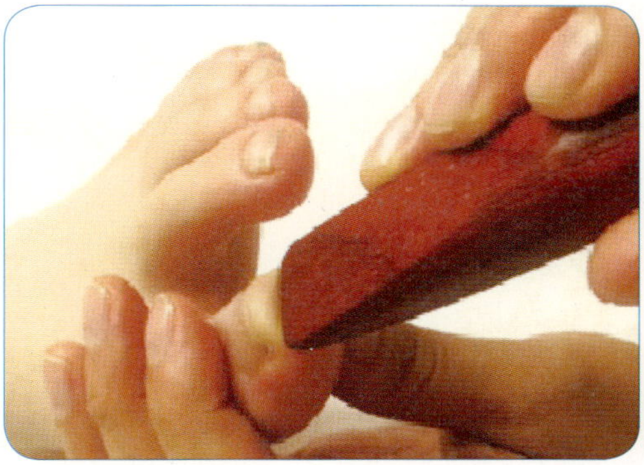

(2) 대뇌 반사구

B봉 - 대뇌 부위를 3등분하여 연필 쥐듯 잡은 B봉으로 끌어내리듯 쓸어준다.(9회)

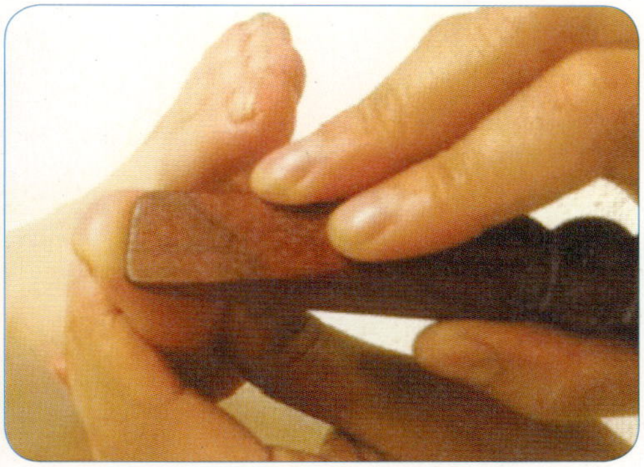

(3) 뇌하수체 반사구

A봉 - 뇌하수체(엄지발가락 족문 부분의 가장 높은 부위)를 지그시 눌러준다.(9회)

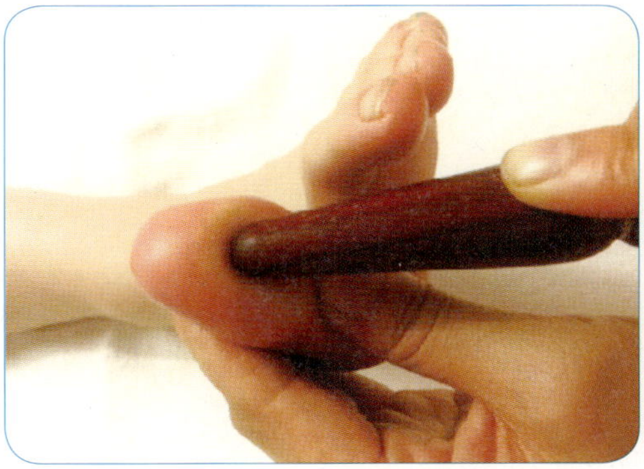

(4) 경부(목) 반사구

A봉 - 경부 부위를 3등분하여 한 곳을 3회씩 3번 반복하여 끌어주듯 쓸어준다.(3.3.3=9회)

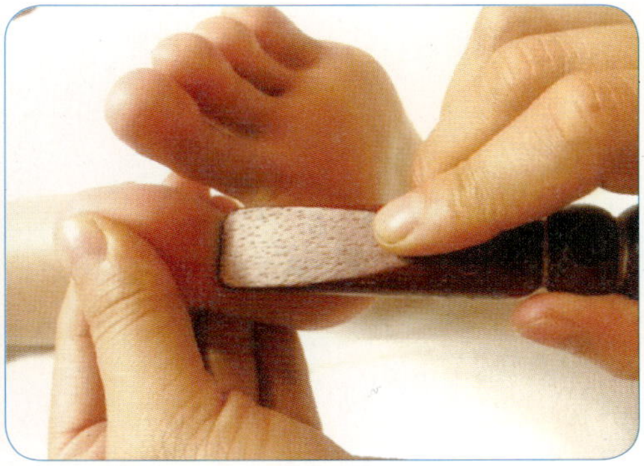

(5) 눈 반사구

B봉 - 발가락 2,3지 뿌리(말절)부분을 B봉으로 아래로 미끌어지듯 쓸어준 후(9회), 손으로 가볍게 문지른다.

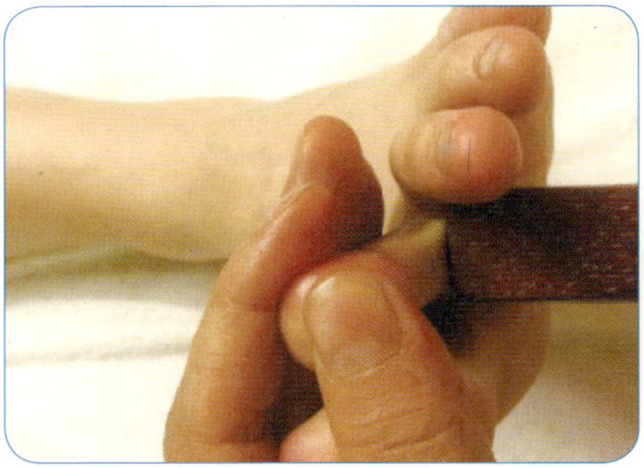

(6) 귀 반사구

B봉 - 발가락 3, 4지 뿌리(말절)부분을 B봉으로 미끌어지듯 쓸어준 후(9회), 손으로 가볍게 문지른다.

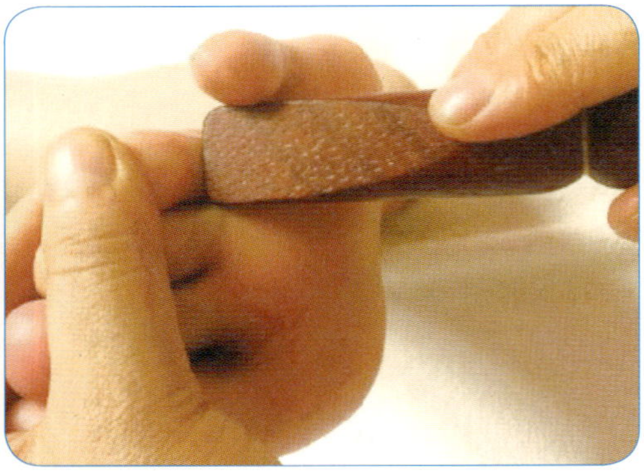

(7) 삼차신경, 소뇌, 간뇌 반사구

B봉 - 엄지발가락 내측 측면에 위치한

삼차 신경, 소뇌, 간뇌반사 부위를 끌어주듯 쓸어준다.(9회)

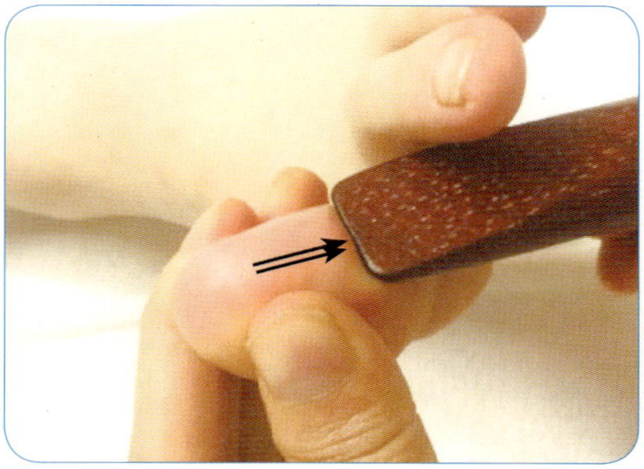

(8) 임파, 부비강 반사구

B봉 - 엄지발가락부터 새끼발가락까지 발가락 사이, 밑 부분, 발가락 옆면의 순서로 지압봉으로 위에서 아래로 밀어 내리듯이 쓸어준다.(1지와 5지 사이, 2지와 3지 사이)

양손 - 새끼발가락부터 엄지발가락 사이사이를 훑어준다.

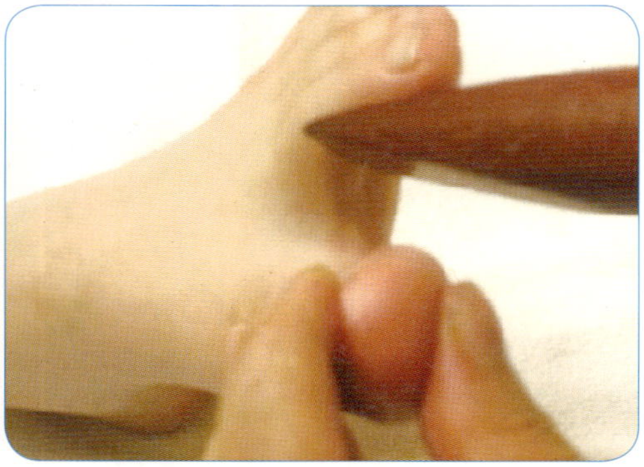

4) 호흡기 반사구

(1) 갑상선 반사구

엄지 - 갑상선 부위를 엄지로 엄지발가락과 둘째발가락 사이로 밀어올린다.(9회)

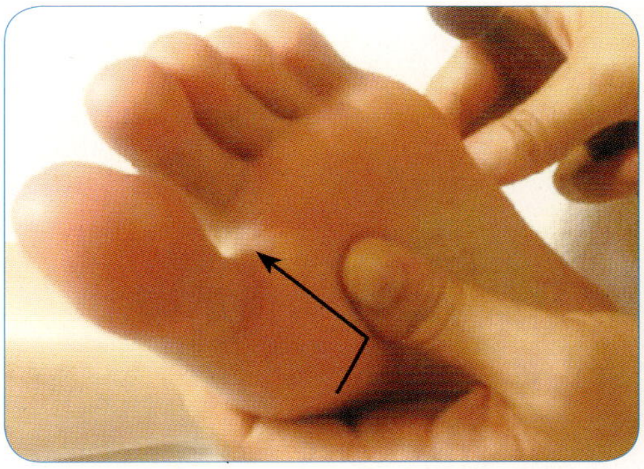

(2) 승모근

엄지 - 한 손은 발을 잡고, 다른 한 손의 엄지로 새끼발가락부터 엄지발가락 방향으로 밀어(←)준다.(9회)

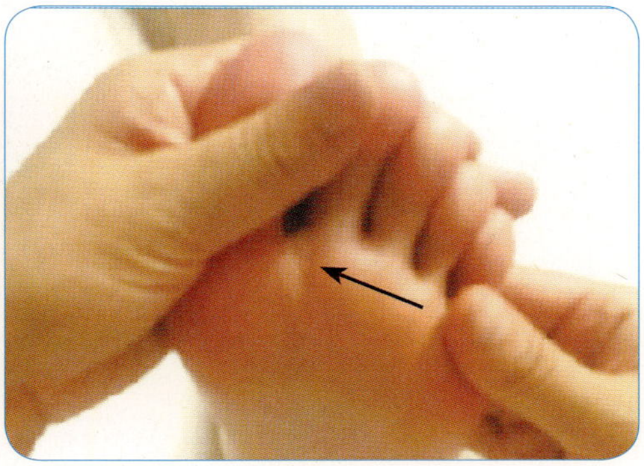

(3) 폐와 기관지

엄지 - 폐와 기관지 부위를 새끼발가락부터 엄지발가락 방향으로 밀어(←)준 후(9회),

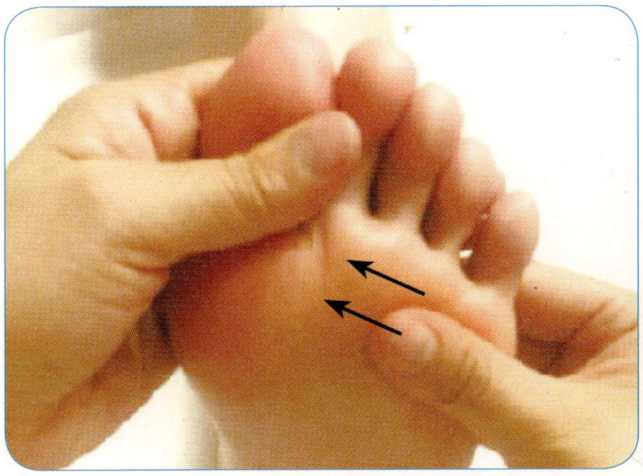

다시 양엄지로 승모근, 폐, 기관지 부위를 3등분하여 3회씩 위로(발가락 방향으로↑) 밀어올려준다.(3,3,3 = 9회)

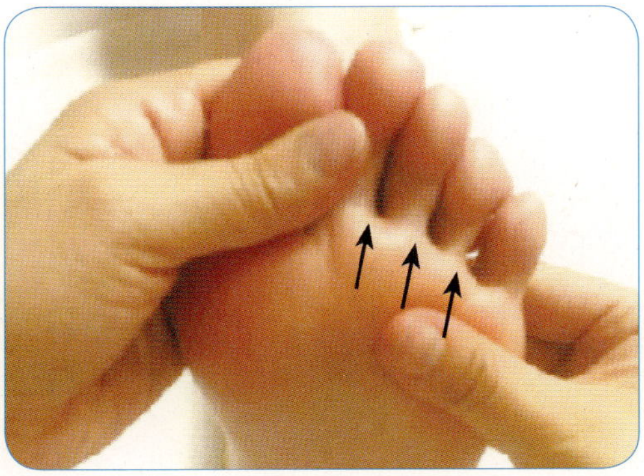

5) 소화기 반사구

무릎밑을 살살 쳐서 다리를 다시 ㄱ자로 만든다. 시술자는 사선으로 앉기

(1) 위, 췌장, 십이지장

엄지 - 한 손은 발 위에 고정하고, 다른 한 손의 엄지로는 위, 췌장, 십이지장 반사 부위를 엄지로 밀어내듯 쓸어준다.(9회)

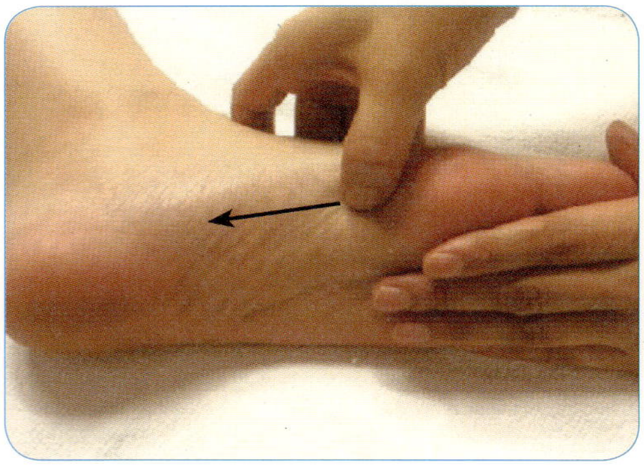

(2) 위

A봉 - 한 손은 발을 고정하고, 다른 한 손으로는 A봉을 쥐고 위 반사 부위를 원 그리듯 3회 둥글린 후, 3초 정도 눌러주고(3회), 엄지로 쓰다듬어준다.(3회)

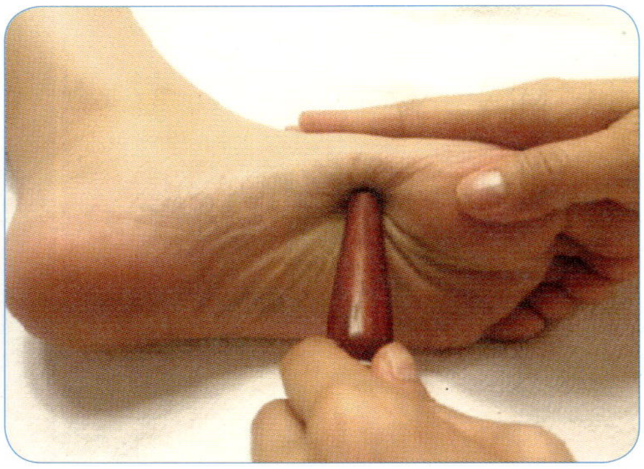

(3) 췌장

A봉 - 위 반사구 자극과 같은 방법으로 A봉을 쥐고 췌장 반사 부위를 3회 원 그리듯 3초 정도 눌러준 후(3회), 엄지로 쓰다듬어준다.(3회)

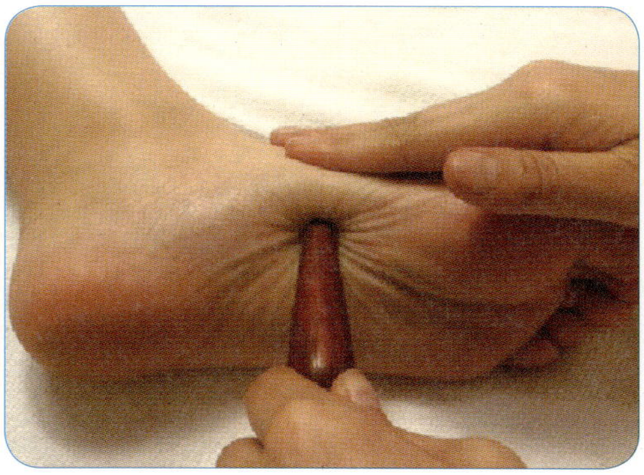

(4) 십이지장

A봉 - A봉을 쥐고 십이지장 반사 부위를 3회 원 그리듯 3초 정도 눌러준 후(3회), 엄지로 쓰다듬어준다.

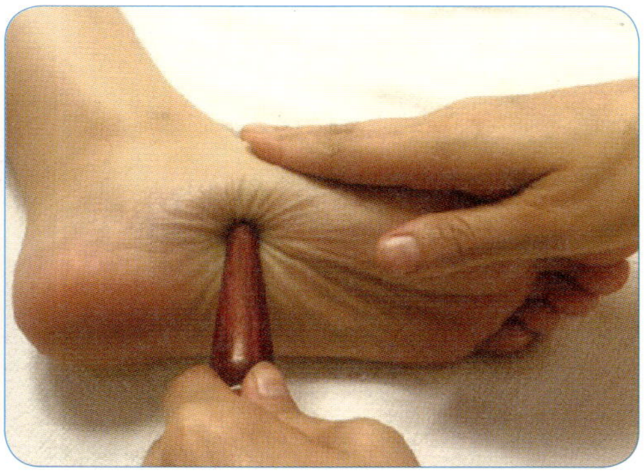

(5) 위, 췌장, 십이지장

엄지 - 위, 췌장, 십이지장을(1)번 같은 방법으로 엄지 또는 봉으로 길게 쓸어주기

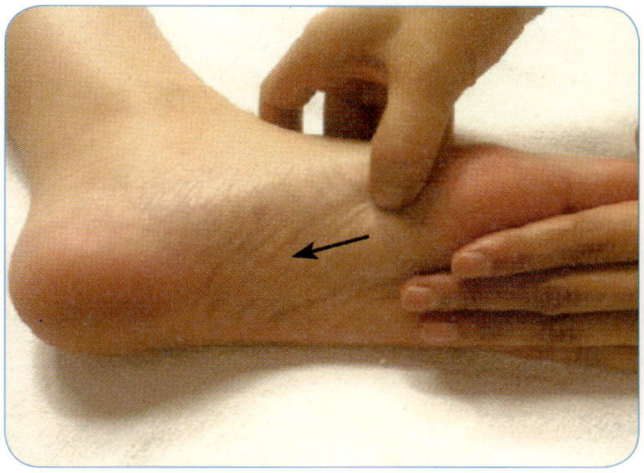

(6) 소장

A봉 - 소장은 용천에서 직장쪽으로 길게 위, 아래로 지그재그로 문지른다.(9회)

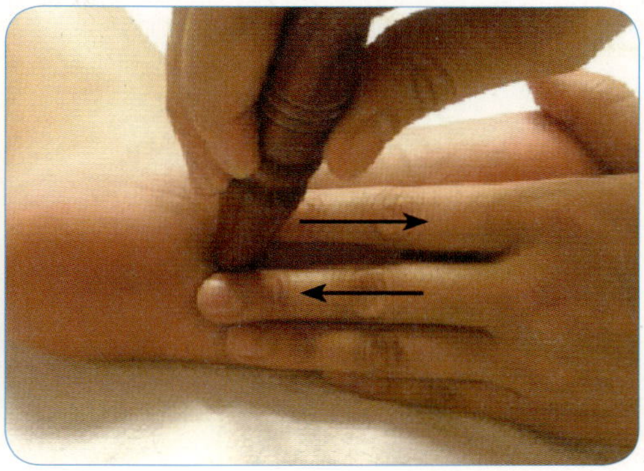

(7) 대장

A봉 - 대장반사 부위를 대장의 흐름 방향으로(ㄷ자) 횡행결장, 하행결장, 직장, 항문까지 각각 3점씩 누르며, 각각 3초 정도 눌러준다.

* 오른발 경우: 횡행, 상행결장, 맹장, 회맹판까지(ㄱ자) 자극

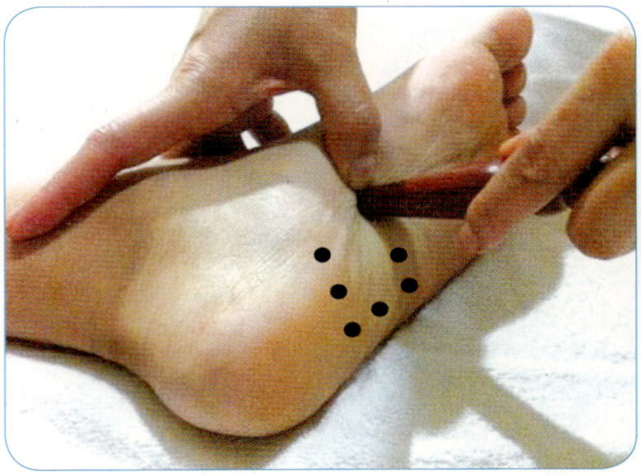

A봉 or 엄지 - 대장 반사구를 디귿(ㄷ)자로 한 번에 이어서 쓸어주기(3번)

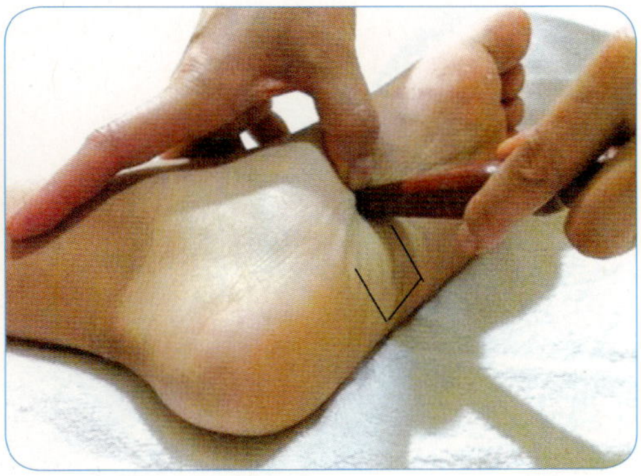

(8) 직장

B봉 - 직장근 부위를 B봉으로 세심하고 꼼꼼하게 밀어내듯 파준다.(9회)

엄지 이용 - 다시 대장을 손으로 ㄷ자로 쓸어준다.

*왼쪽발 경우 - 직장 후 항문을 자극해준다.

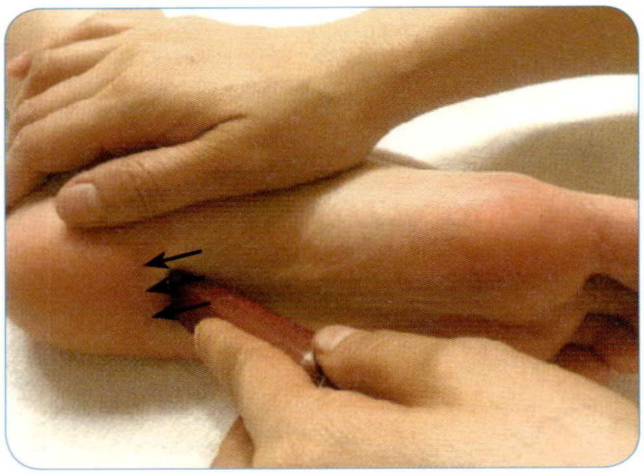

(9) 생식선(자궁, 전립선), 발뒤꿈치

B봉 - 생식선과 발뒤꿈치를 3등분으로 나누어 쓸어준 후(9회), 봉 뒤쪽으로 두드려준 다.(9회)

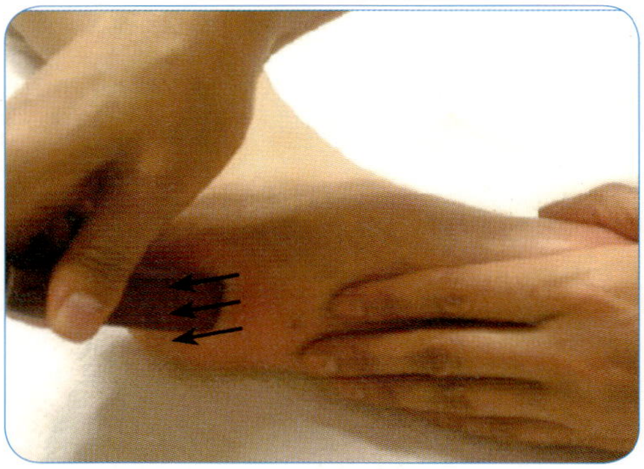

B봉 뒤 - 봉 뒤쪽 둥근 부위로 두드려준 다.(9회)

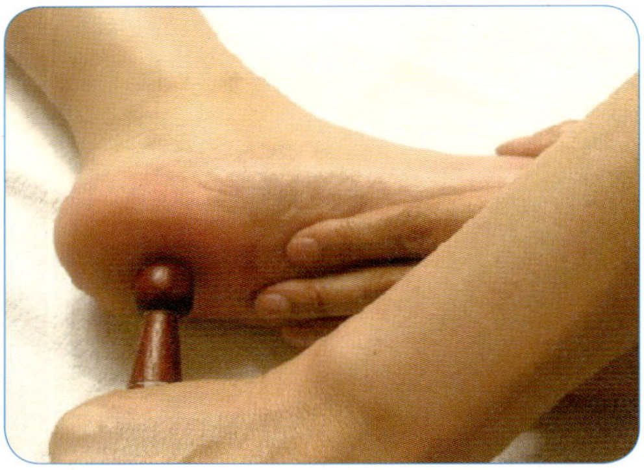

손 - 생식선과 발뒤꿈치를 쓸어주기

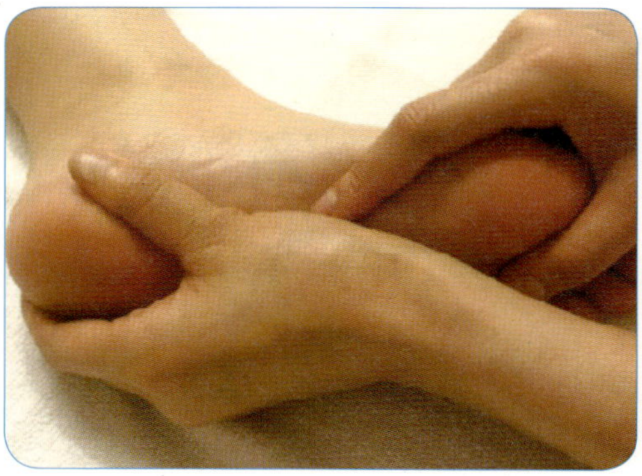

B봉 - 자궁, 전립선(복사뼈 내측) 부위를 뒤꿈치에서 복사뼈 외측으로 끌어올려준다.(9회)

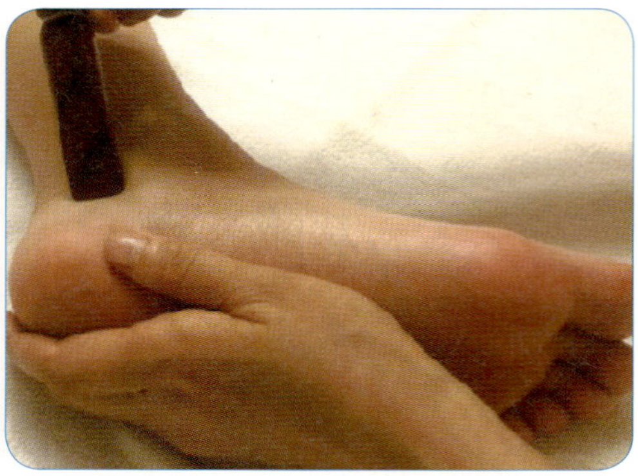

(10) 심장, 비장(왼발 관리 시) / 간장, 담낭(오른발 관리 시)

A봉 - 심장 반사 부위를 3초 누르고 엄지로 쓰다듬어준다.(3회)

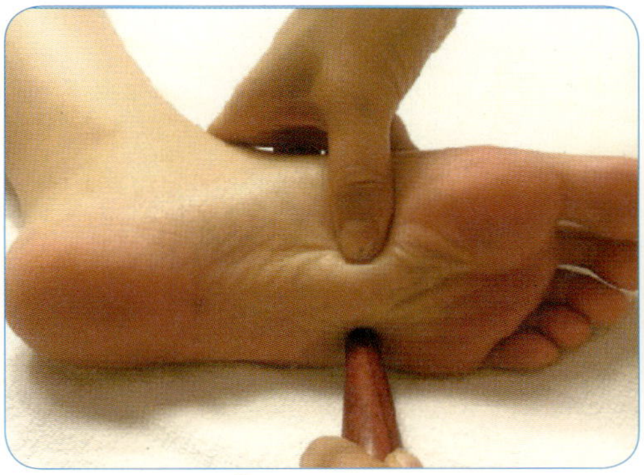

A봉 - 비장 반사 부위를 3초 누르고 엄지로 쓰다듬어준다.(3회)

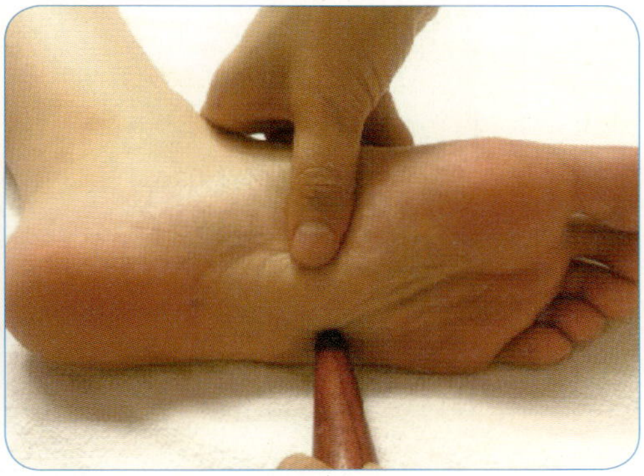

A봉 - 심장, 비장 반사구를 이어서 쓸어준다.(3회)

피시술자의 다리를 세우고, 시술자는 정면으로 앉는다.

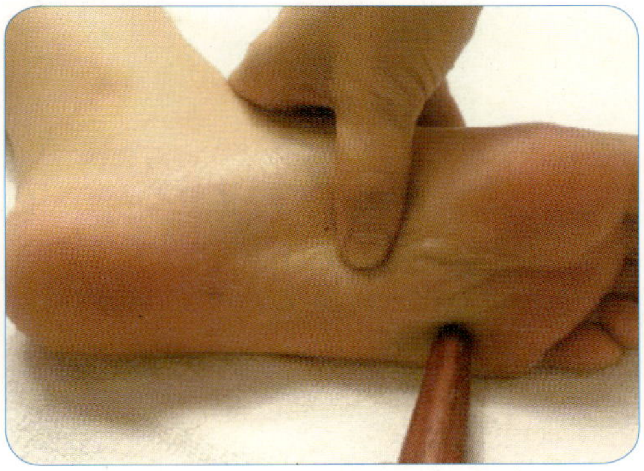

6) 발등쪽 발가락 및 외측 반사구

(1) 상악, 하악, 편도선 반사구

B봉 - 엄지발가락 위쪽 위턱을 끌어주듯 밀어준 후(9회),

아래턱 반사구도 밀어준다.(9회) 편도 부위를 밀어준다.(9회)

(2) 치아 및 안면표정근육 반사구

B봉 - 2, 3, 4, 5지 발가락을 순서대로 각각(9회씩) 끌어주듯 밀어준다.

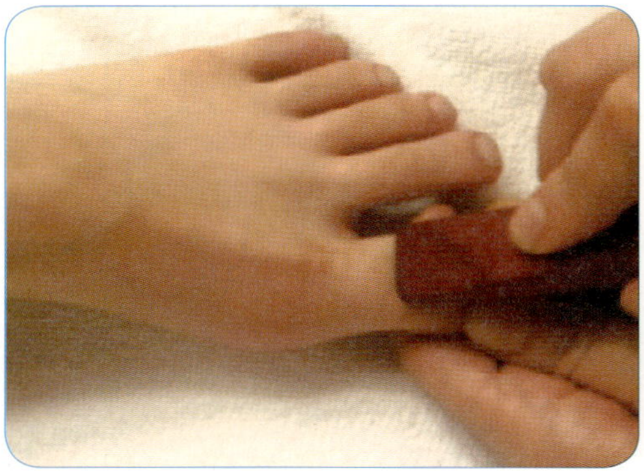

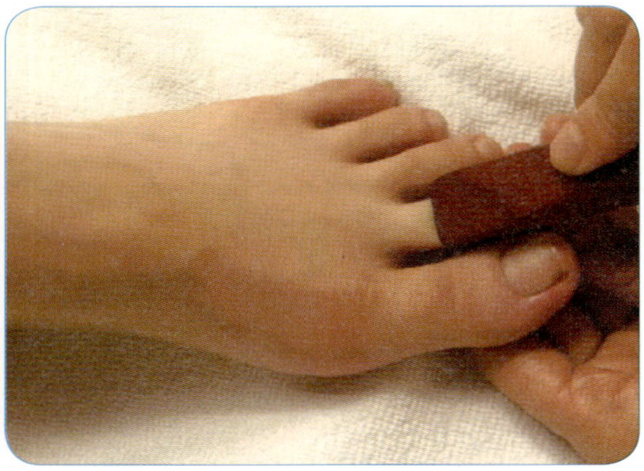

(3) 어깨, 팔, 팔관절, 무릎, 외미골 반사구

B봉 - ① 어깨, ② 팔, ③ 팔관절, ④ 무릎, ⑤ 외미골을 순서대로 뒤꿈치 방향으로 각각 9회씩 밀어내듯 쓸어준다.

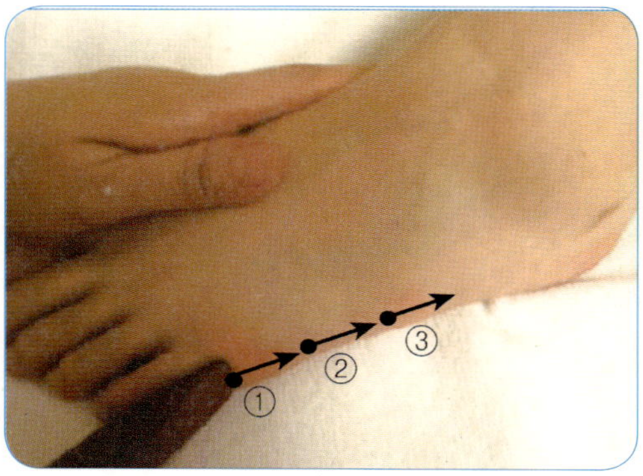

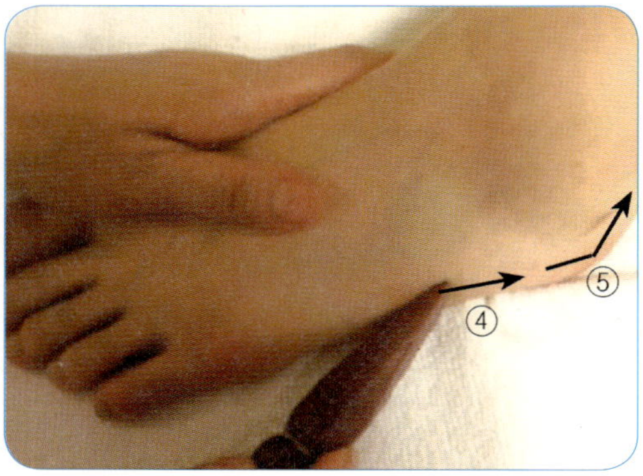

(4) 난소, 정소 반사구(복사뼈 외측)

B봉 - 난소, 정소 반사 부위를 발뒤꿈치에서 복사뼈쪽으로 밀듯이 끌어올려준다.(9회)

손 - 시술자의 엄지손가락 위에 어깨, 팔, 팔관절, 무릎, 외미골 반사구가 위치한 발을 올려놓은 후 엄지와 시지 사이로 문질러준다.

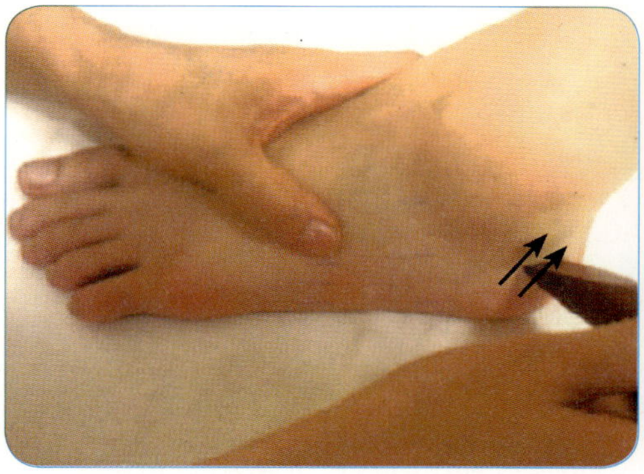

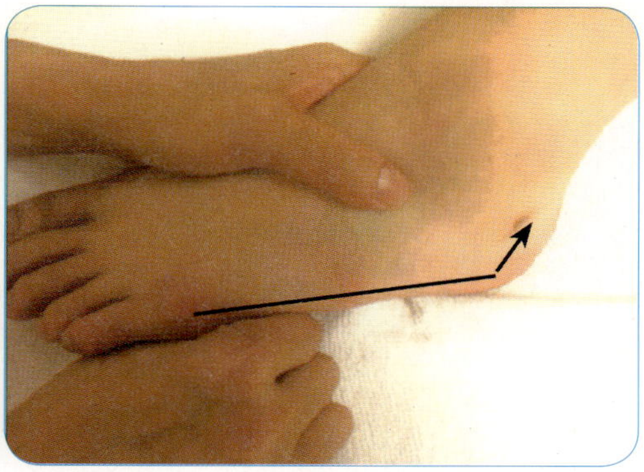

(5) 발등 크림 도포하며 쓰다듬기

양손 - 발등 부위를 양손 번갈아가며 크림을 바르며 3회 쓰다듬는다.

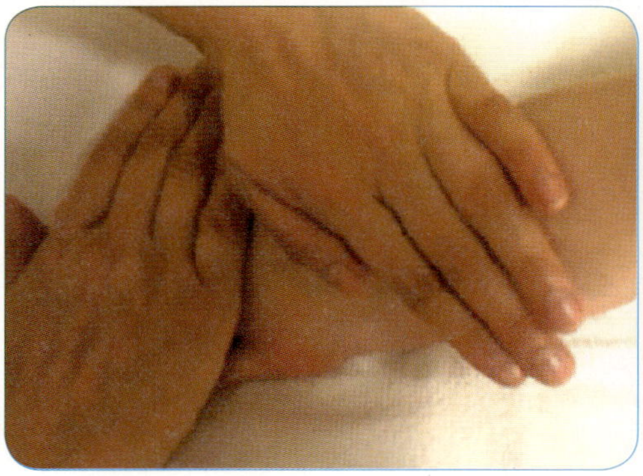

(6) 인후, 성대반사구

A봉 or 엄지 - 제1지, 2지의 중족골 내측에 위치한 인후, 성대를 둥근봉으로 밀어올려준다.(9회)

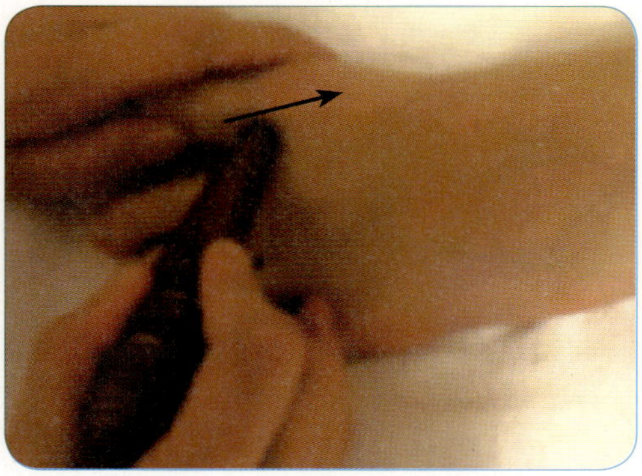

(7) 흉부 임파 반사구

A봉 or 엄지 - 1, 2지 중족골 사이를 밀어 올려준다.(9회)

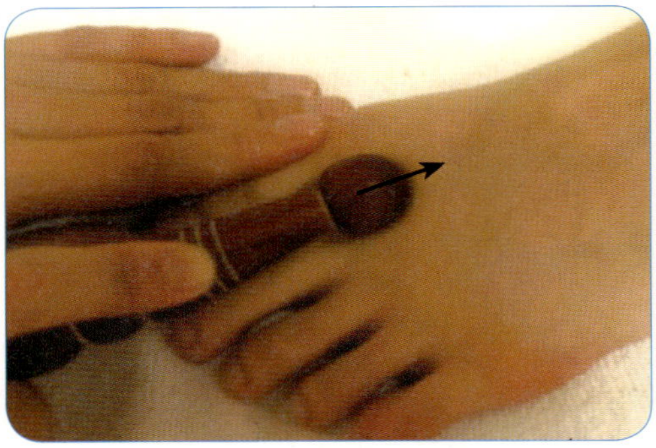

(8) 흉부(가슴)

A봉 or 엄지 - 2, 3, 4지 중족골 사이를 밀어올려준다.(9회)

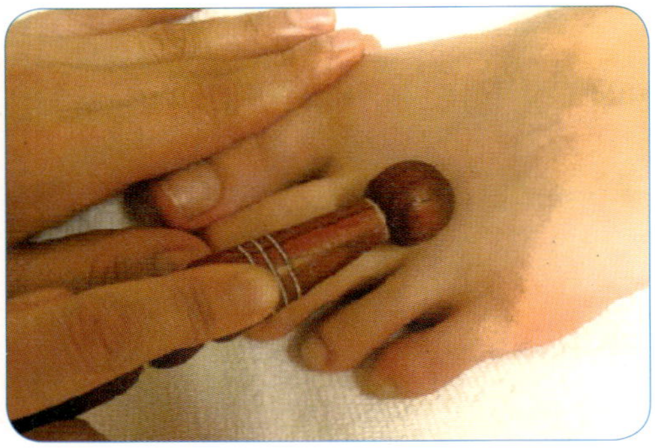

(9) 삼반규관(평형감각기관)

A봉 or 엄지 - 4, 5지 중족골 사이를 밀어 올려준다.(9회)

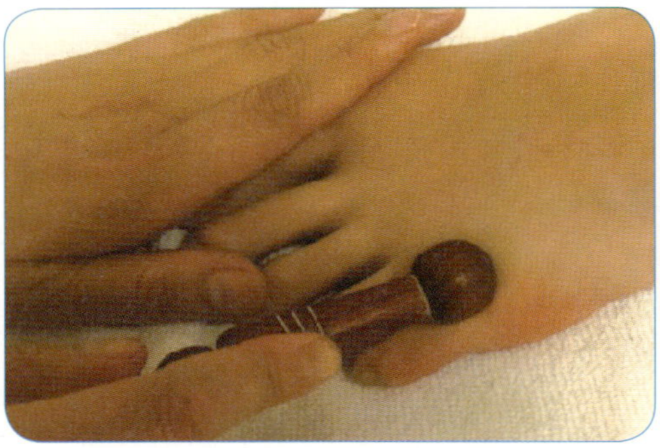

(10) 발등 크림 도포 밀어주기

B봉 - 발등을 3등분하여 크림을 바르며 3회씩 밀어준다.(9회)

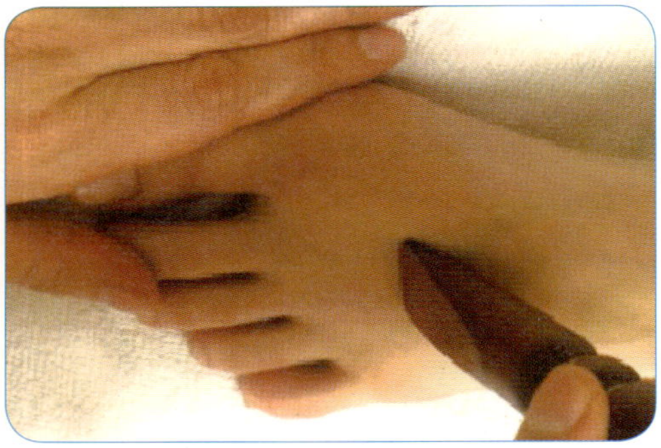

(11) 발정맥마사지(1) ~(6)번까지 시술하기(162p~164p)

① 오일 및 크림을 도포하고, 다리전체 쓰다듬기(3회)

② 양손으로 발등과 발바닥을 훑어준다.

③ 양손을 맞잡고 발등, 발바닥 ⇒ 양손 깍지끼고 발 바깥쪽 양 측면 짜듯이 쓸어올리기(3.3 총6번)

④ 복사뼈(고관절) 둘레 원 그리며 돌려주기(3.3.3.총9번)

⑤ 발바닥 뒤꿈치 종골 부터 용천쪽으로 지그시 누르며 올라온 후(3회) 3~4초 동안 용천 눌러 주기

⑥ 발가락 사이사이 문지른다.(3회) ⇒ 한 손은 발목을 잡고 다른 한 손은 발가락 사이에 대고 앞뒤로 젖히고(3회) 당기기를 반복한다.(3회) ⇒ 엄지발가락부터 발가락 뽑기(1회)

(12) 다리 전체 쓰다듬기

손 이용 - 지골 부위 훑어주기(3.3 총9회) ⇒ 횡경막 쓸기 9회 ⇒ 서혜부 누르기 9회⇒ 고관절 9회 ⇒ 다리 전체를 쓰다듬어준다.

(13) 족부소퇴반사구 시행하기

192페이지의 족부소퇴 반사구를 참고하여 시행한다.

족부소퇴반사구를 시행하지 않고 생략하는 경우는 바로 (14)번을 시행한다.

(14) 기본 반사구 시행 후 마무리하기

* 발반사요법의 시작과 끝은 1)번과 같이 기본 반사구를 시행한다.

손을 이용- 신장 → 수뇨관 → 방광 → 요도 → 방광경 쓸어올리기 → 방광경 풀어주기 → 양손으로 발을 감싸고 흔들어주기(진동법)

다리 스트레칭 후 타월을 이용해 노폐물 및 오일기를 제거한다.

토닉으로 정리하고 발 크림 바르기

* 마무리 후 발의 보습이나 영양공급을 위해 팩(보습팩, 파라핀, 석고마스크)을 하면 더욱 효과적이다.

7) 족부소퇴 반사구

(1) 위경

한 손은 발등을 잡고 다른 한 손으로는 위경을 따라 무릎 방향으로 쓸어올려준다.(3회)

(2) 비경

한 손은 발등을 잡고 다른 한 손으로는 비경을 따라 무릎 방향으로 쓸어올려준다.(3회)

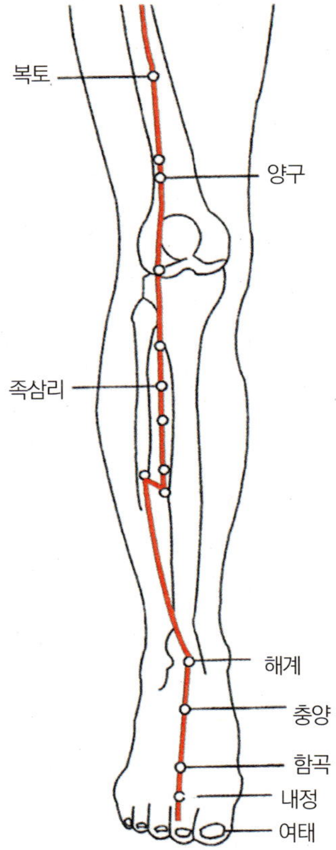

족양명 위경

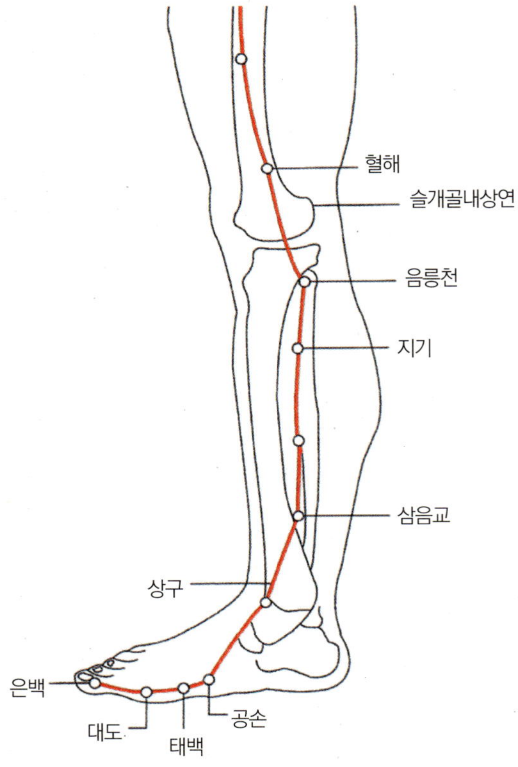

족태음 비경

(3) 담경

양손으로 담경을 무릎까지 쓸어올려준다.(3회)

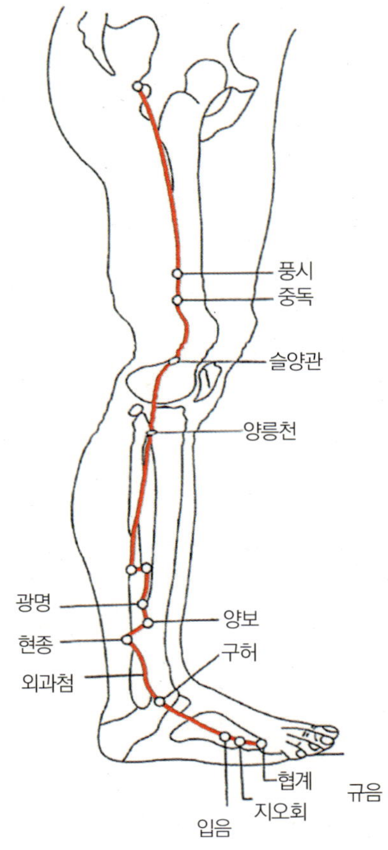

족소양 담경

(4) 간경

양 엄지손가락으로 간경을 무릎까지 쓸어올려준다.(3회)

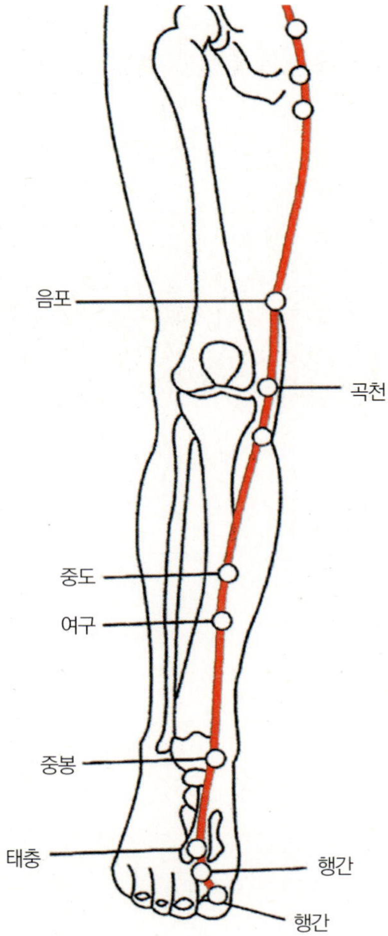

족궐음 간경

(5) 좌골신경

아킬레스건 측면을 타고 내측 좌골신경을 무릎 방향으로 쓸어준다.(3회)

(6) 방광경

무릎을 세우고 한 손은 발등을 잡고 다른 한 손으로는 방광경을 아래에서 위 방향으로 쓸어올려준다.(9회)

(7) 슬와부 풀어주기 – 무릎을 세우고 슬와부 부위를 풀어준다.

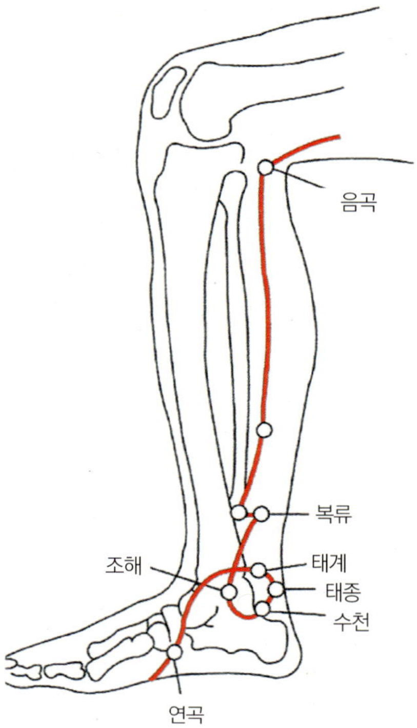

족소음 신경

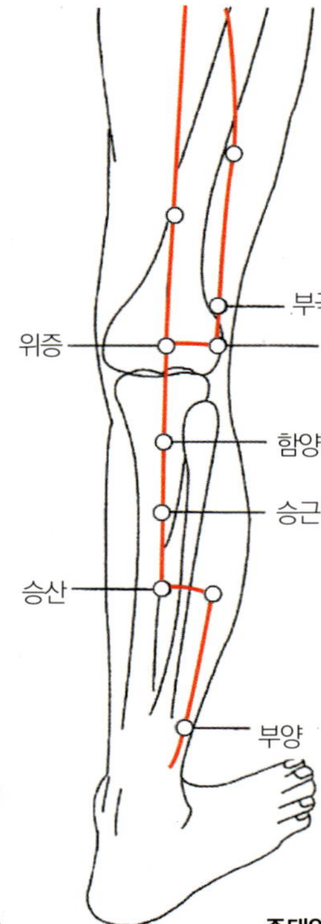

족태양 방광경

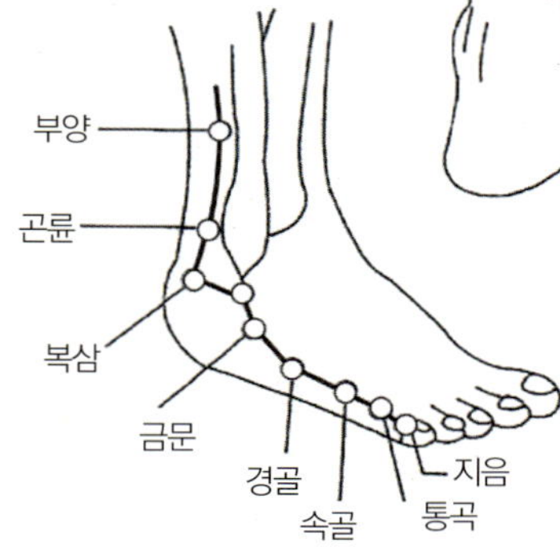

8) 기본 반사구 시행 후 마무리하기

족부소퇴반사구 시행 후 발반사요법 1)번과 같이 기본 반사구를 시행한다.

A봉을 이용- 신장 → 수뇨관 → 방광 → 요도 → 방광경 쓸어올리기 → 방광경 풀어주기 → 양손으로 발을 감싸고 흔들어주기(진동법)

다리 스트레칭 후 타월을 이용해 노폐물 및 오일기를 제거한다.

토닉으로 정리하고 발 크림 바르기

* 마무리 후 발의 보습이나 영양공급을 위해 팩(보습팩, 파라핀, 석고마스크)을 하면 더욱 효과적이다.

6. 지압봉을 이용한 발 반사요법 테크닉 2

1) 왼발

(1) 심장

왼발에 위치한 심장 반사 부위를 오른손 엄지로 눌러준다.(3초간, 3회 반복)

*왼발 4, 5지 사이 중족골 흉부 끝 지점

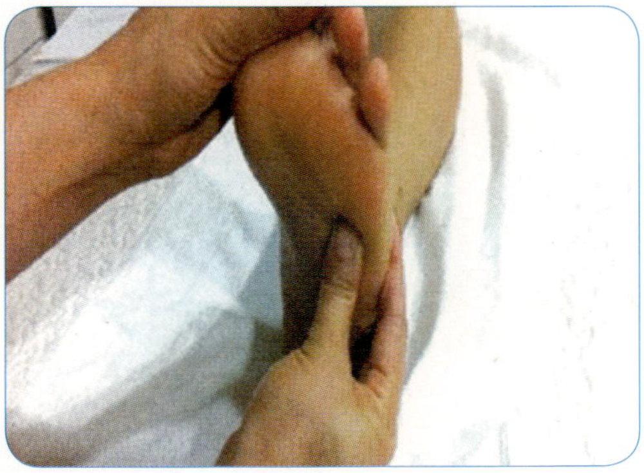

(2) 뇌하수체

한 손으로 엄지 발가락을 잡고 다른 한 손으로는 반사구 부위가 봉에 밀리지 않도록 엄지로 봉을 지지하여 제자리에서 왕복하여 문지른다.

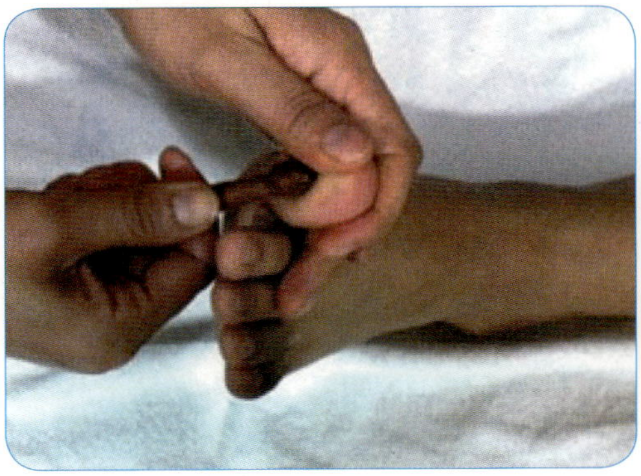

(3) 전두동

오른손으로 봉을 비스듬히 댄 후 왼손 엄지 손가락으로 지압봉 머리를 돌리듯이 가볍게 문지른다.(엄지발가락 전두동 부위만 시술)

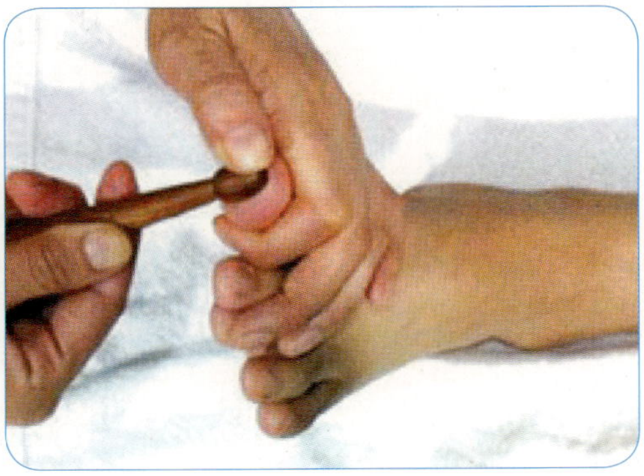

(4) 대뇌

오른손으로 봉을 잡고 지압봉 머리로 아래에서 위로(↑) 가볍게 문지른다.

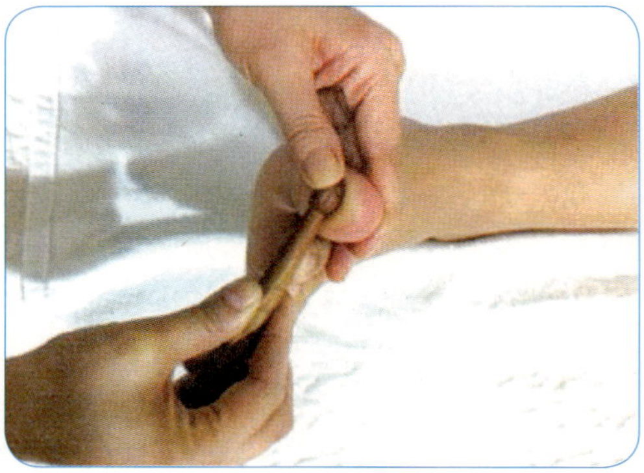

(5) 소뇌

오른손으로 봉을 잡고 지압봉 머리로 아래에서 위로(↑) 가볍게 문지른다.

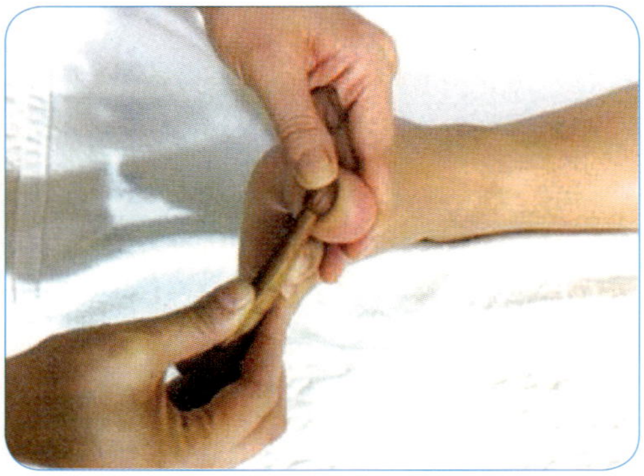

(6) 혈압 조정점

엄지발가락에 위치한 대뇌, 소뇌 중앙의 경계선에 위치. 지압봉 머리를 고정한 상태에서 외측사선으로 쓸어준다.

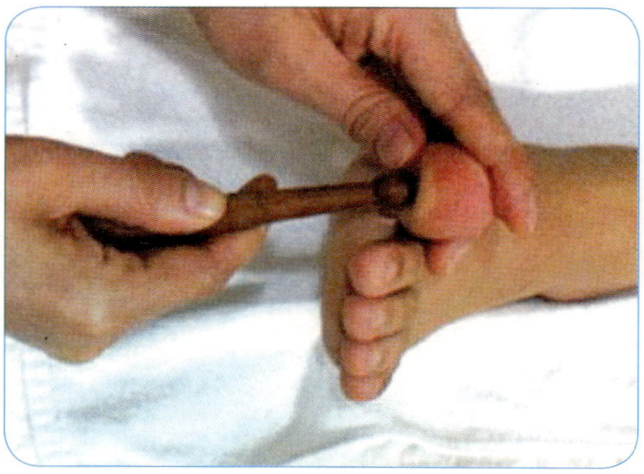

(7) 혀

소뇌와 경부의 중간 내측면 부위를 지압봉으로 밀어준다.

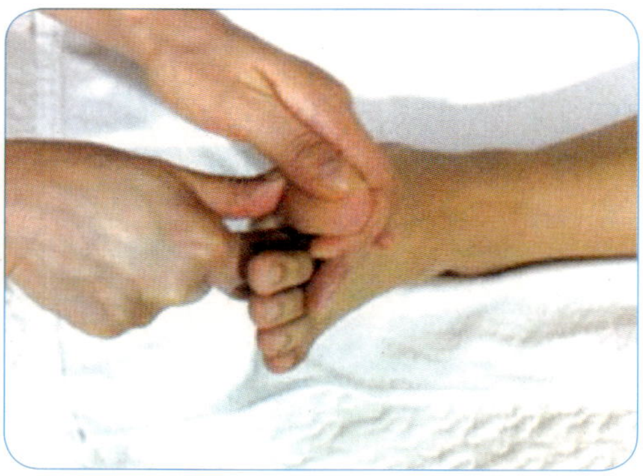

(8) 뇌관

엄지로 발가락 측면을 지탱하고, 2지 지과 부위로 쓸어올린다.

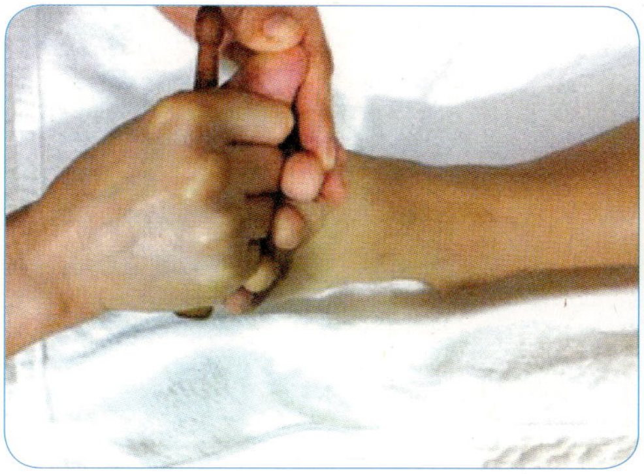

(9) 삼차신경

엄지손을 발톱쪽에 지탱하고, 2지 지과 부위(2지 손가락을 구부려)로 쓸어올린다.

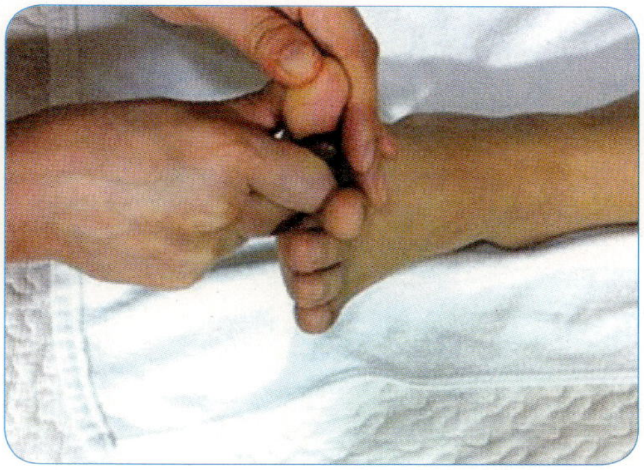

(10) 경부(목)

한 손은 고정, 다른 한 손의 엄지로 밀어내듯 쓸어준다.

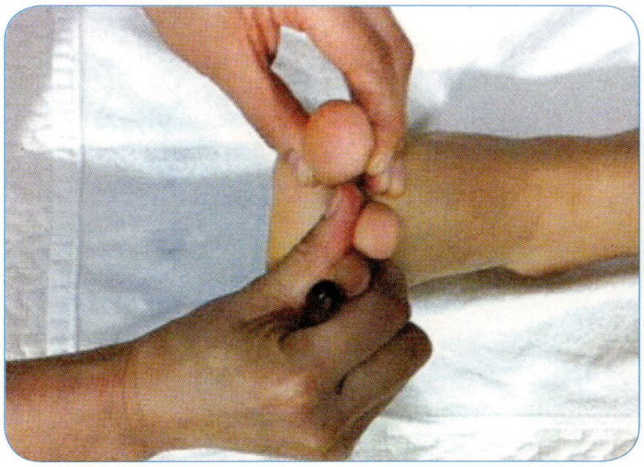

(11) 전두동(액두)

발가락 2~5지 지문면과 발톱 사이에 위치하며 손을 이용해서 엄지로 양손 같이 쓸어준다.

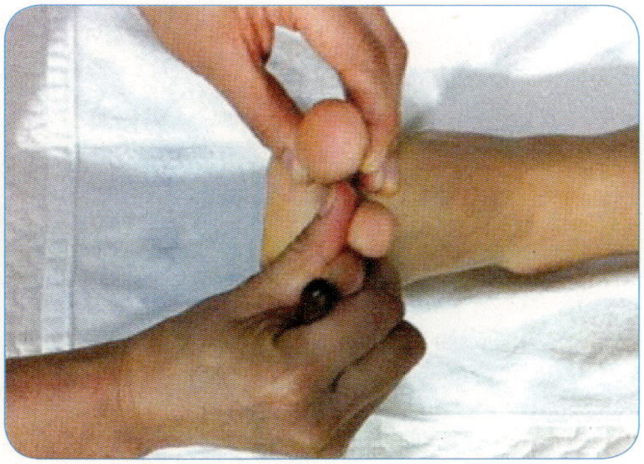

(12) 눈

발등에 네 손가락을, 발바닥에 엄지손가락으로 전체를 감싸고 엄지손가락으로 2지, 3지 기절골 부위면을 밀어내듯이 쓸어준다.

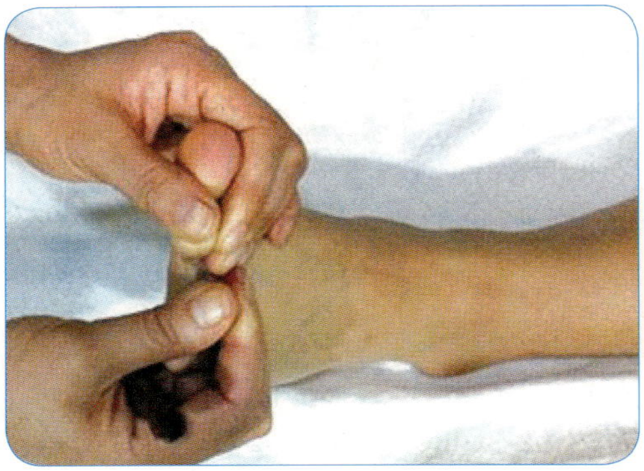

(13) 귀

눈과 같은 동작으로 4지, 5지 기절골 부위면 을 쓸어준다.

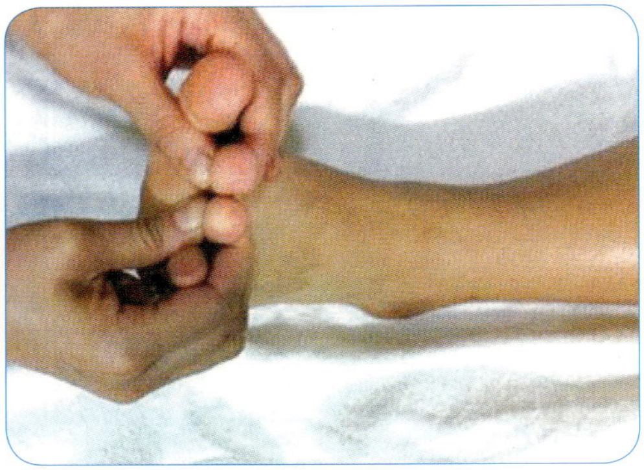

(14) 갑상선

지압봉을 엄지손가락을 이용하여 엄지발가락 1, 2지 사이로 밀고 방향 바꿔 발가락을 향해 당긴다.(ㄴ자 그리기)

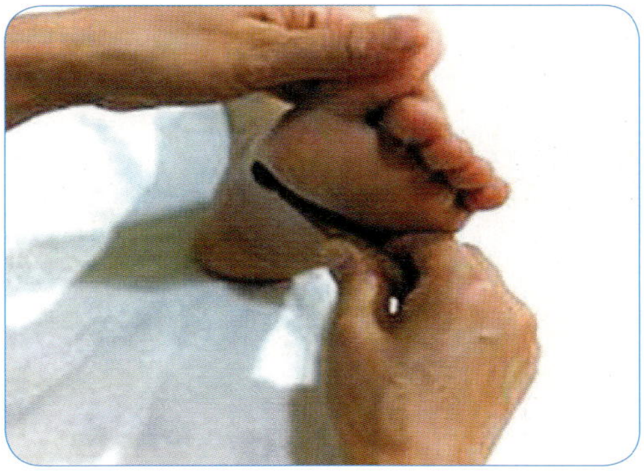

(15) 부갑상선

봉머리로 부갑상선 부위면을 색칠하듯 끌어올린다.

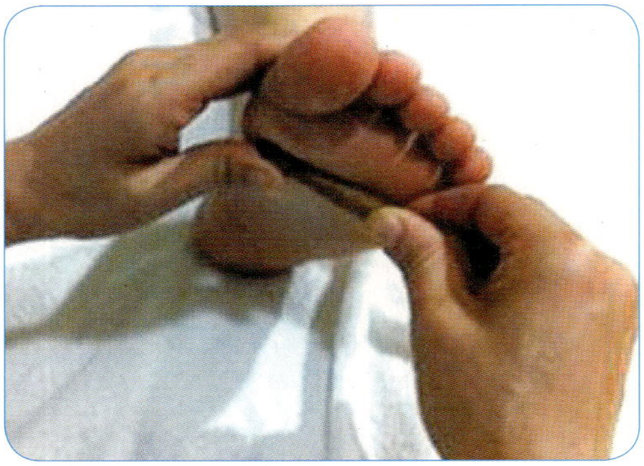

(16) 승모근(사방기)

족지골 하단면 1, 2지 사이부터 4, 5지 사이까지 위치한 승모근 부위에 봉을 약간 기울인 상태에서 봉 머리로 밀어준다.

(17) 폐

지압봉 꼬리만 가볍게 쥐고 아래에서 위로(↑) 밀어올려준다.

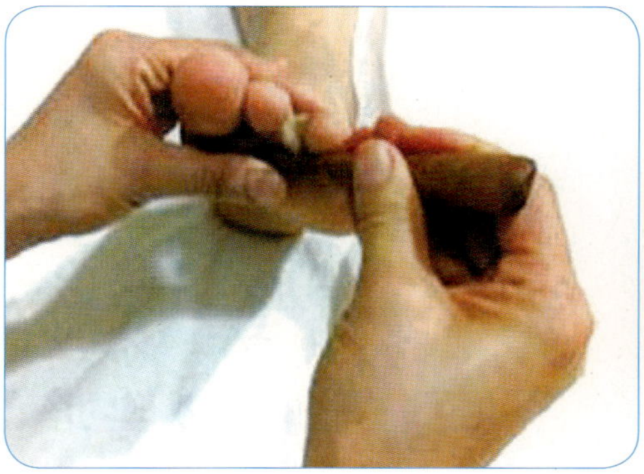

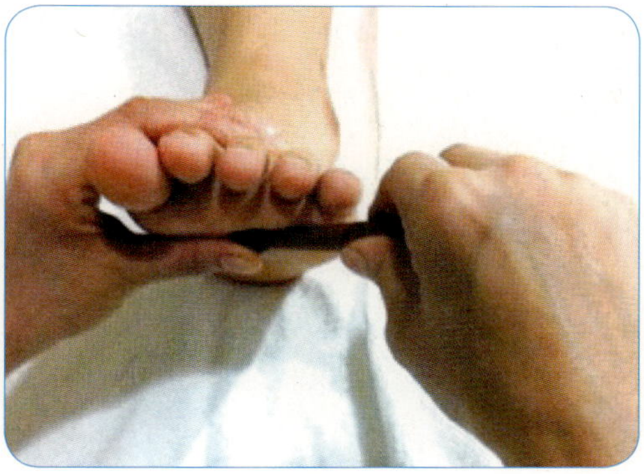

(18) 견관절

엄지로 5지 발가락을 지탱하고, 2지의 두 번째 마디로 과일 깎듯이 밀어올려준다.

(19) 견갑골

엄지손가락을 4, 5지 사이에 끼워 5지 발가락을 지탱하고 2지로 과일 깎듯이 밀어올린다.

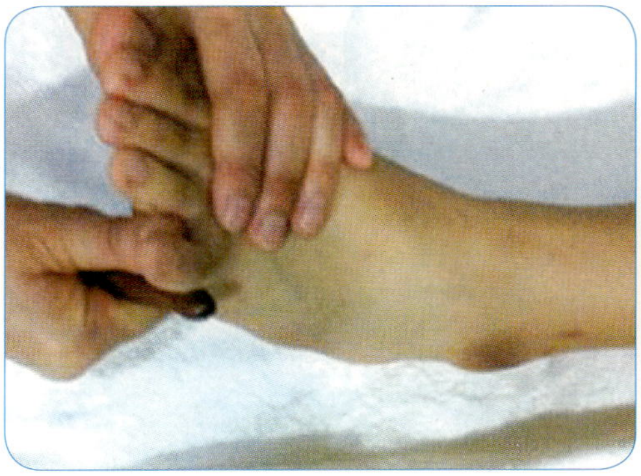

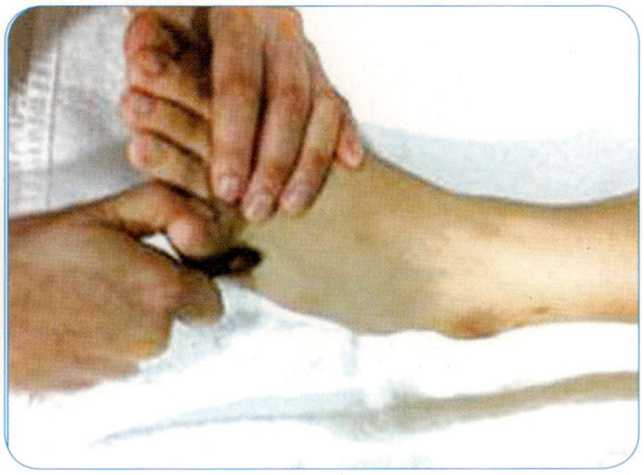

(20) 췌장

봉을 살짝 기울듯 잡고 면을 색칠하듯 위로(↑) 밀어올려준다.

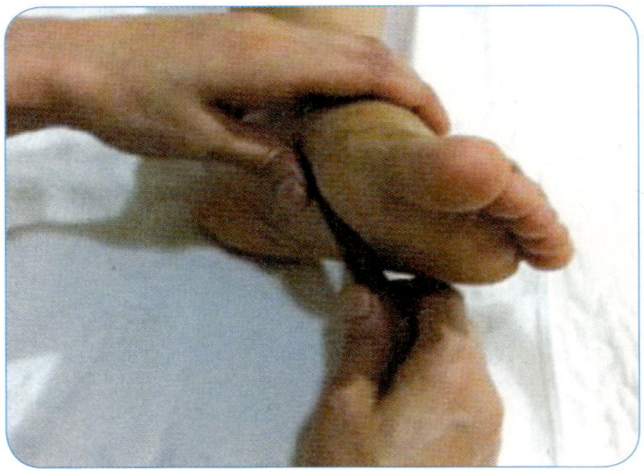

(21) 비장

췌장선 4, 5지 사이 심장 아래 위치. 한 손은 발을 고정, 왼손으로 봉을 잡고 봉머리로 밀어올린다.(손바닥 중앙으로 지그시 누른 후 지그시 힘을 뺀다.)

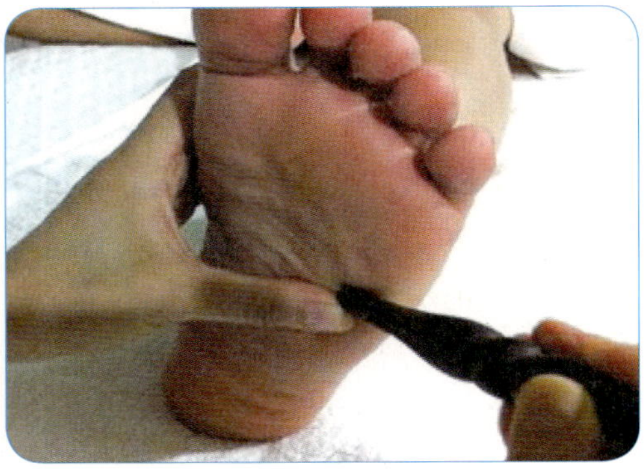

(22) 위

갑상선과 췌장 경계 사이까지 위치, 아래에서 위로(↑) 밀어올려준다.

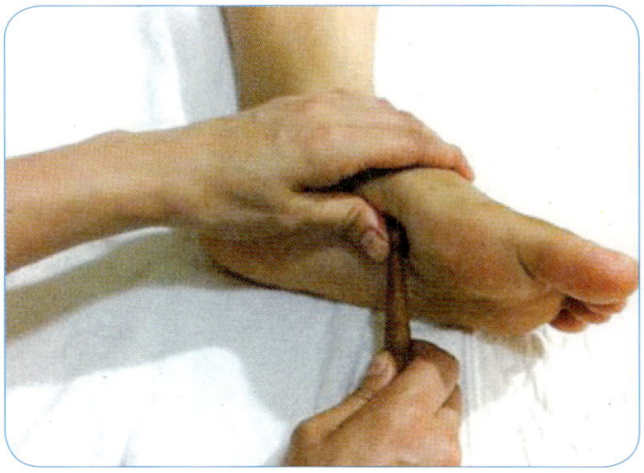

(23) 십이지장

봉 2번 자세(45°각도)로 면을 모두 색칠하듯 아래에서 위로(↑) 밀어올려준다.

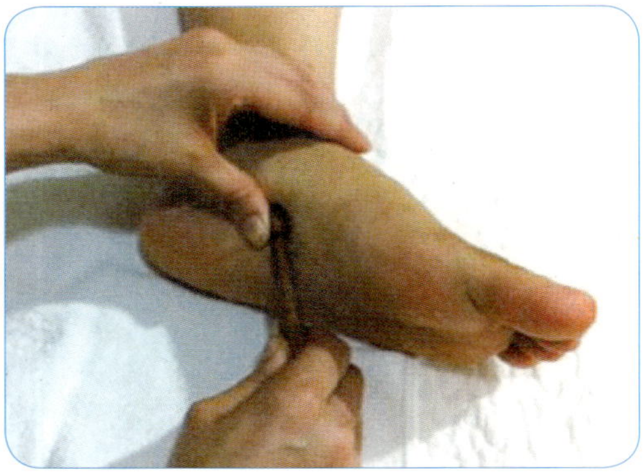

(24) 부신

봉 1번 자세로 신장 머리에서 0.5cm 올라가 봉을 고정한 상태에서 위로 살짝 살짝 올리듯 지그시 눌러준다.

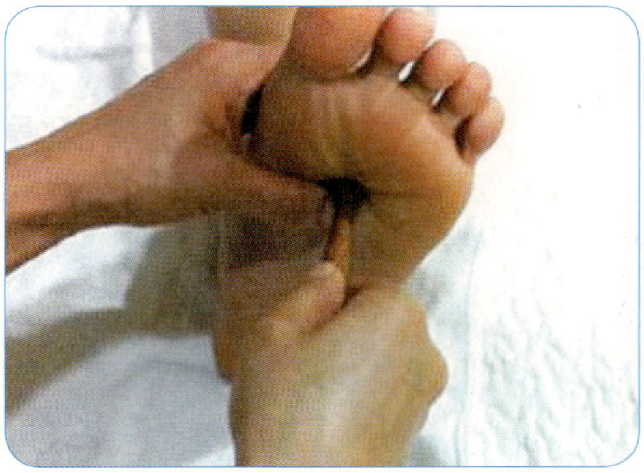

(25) 신장

발바닥의 용천 부위에서 발바닥 중앙까지 분포, 봉 1번 자세로 봉머리로 밀어 내린다.(↓)

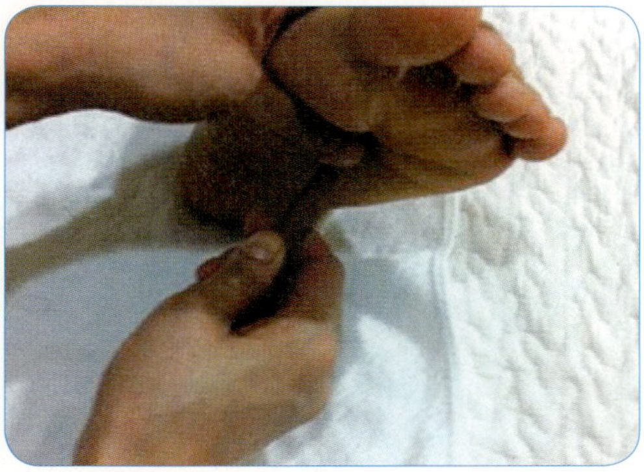

(26) 수뇨관

봉을 눕혀 사선으로 쓸어내린다.

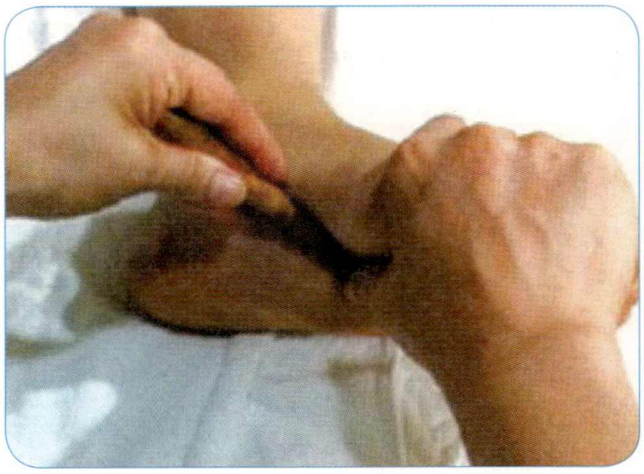

(27) 방광

봉을 오른손으로 잡고 눕혀서 엄지손가락으로 색칠하듯이 쓸어준다.

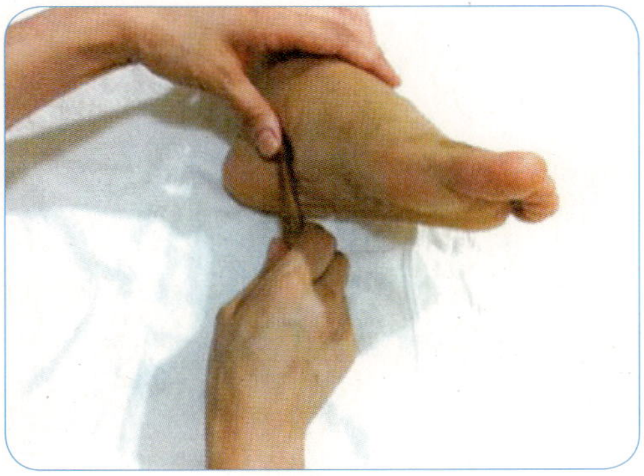

(28) 횡행결장

췌장반사구 바로 아래에서부터 선을 아래에서 위로 촘촘히 쓸어준다.

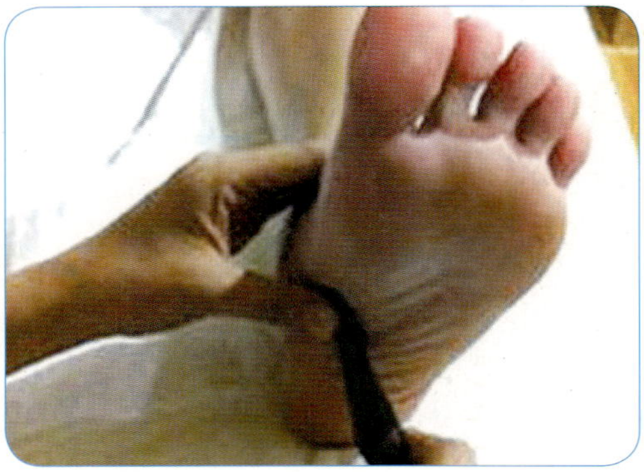

(29) 하행결장

봉 1번 자세로 하행결장 반사 부위를 아래로 길게 쓸어준다.

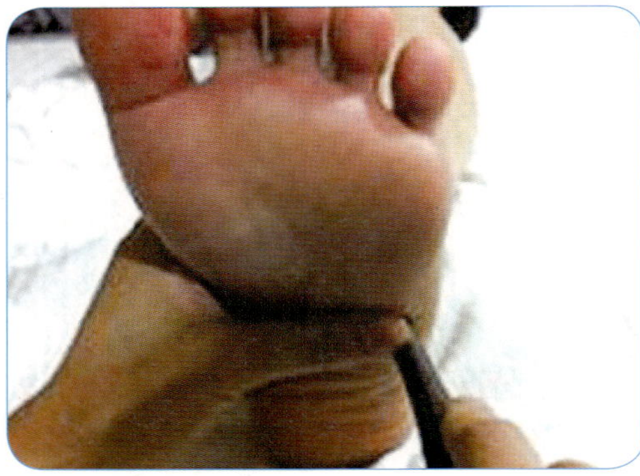

(30) S결장, 직장

봉 2번 자세로 발 바깥쪽에서 안쪽으로(←) 색칠하듯 항문 반사구 쪽으로 쓸어준다.

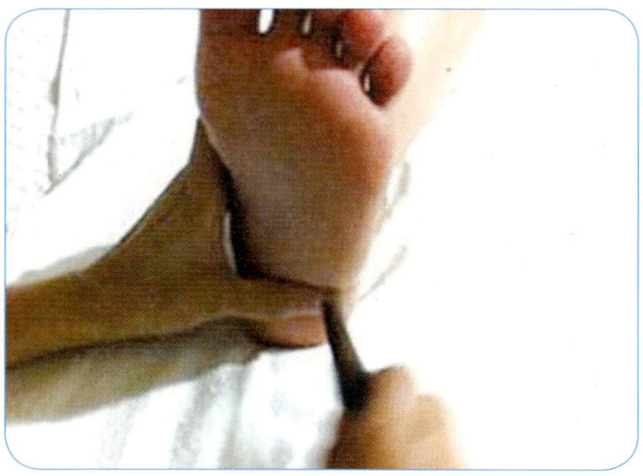

(31) 항문

직장이 끝나는 점과 1, 2지 사이가 만나는 곳. 봉 1번 자세로 원 그리듯 돌려준 후, 지그시 누른 후 힘을 뺀다.

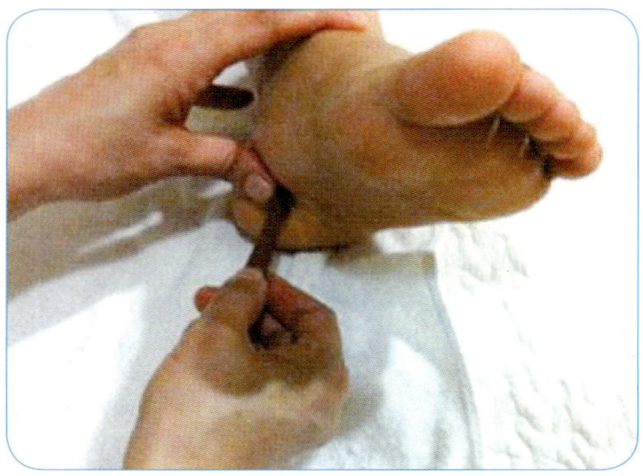

(32) 소장

봉 2번 자세(45°각도)로 면을 모두 색칠하듯 봉머리와 몸통으로 함께 쓸어준다.

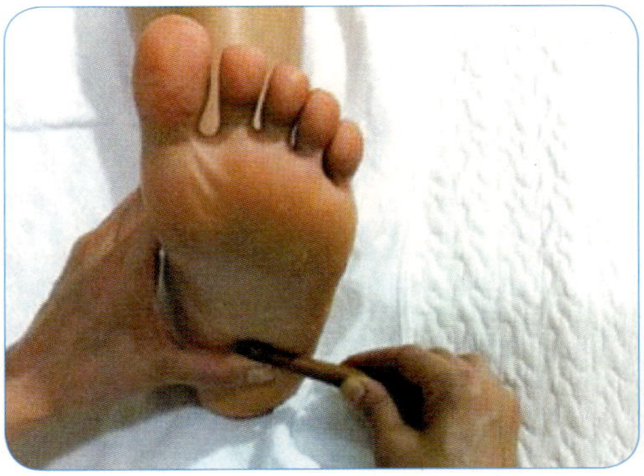

(33) 생식선

봉꼬리 납작한 부분으로 쓸어내려주거나 엄지 지과 주위로 쓸어내려준다.

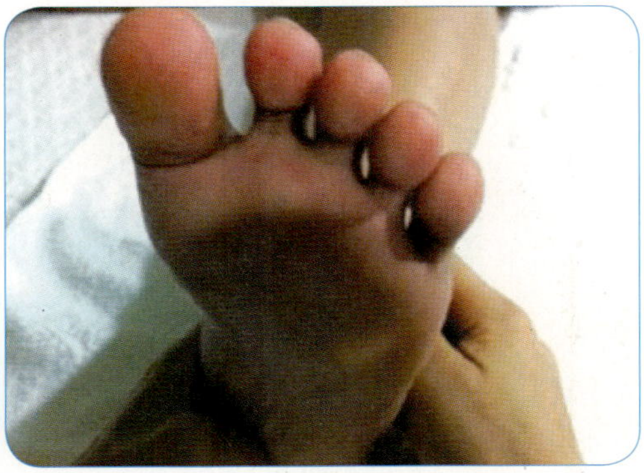

(34) 자궁, 전립선

한 손은 다섯 발가락을 잡아 고정하고, 다른 한 손의 엄지손가락으로 자궁, 전립선 부위를 돌려준다.

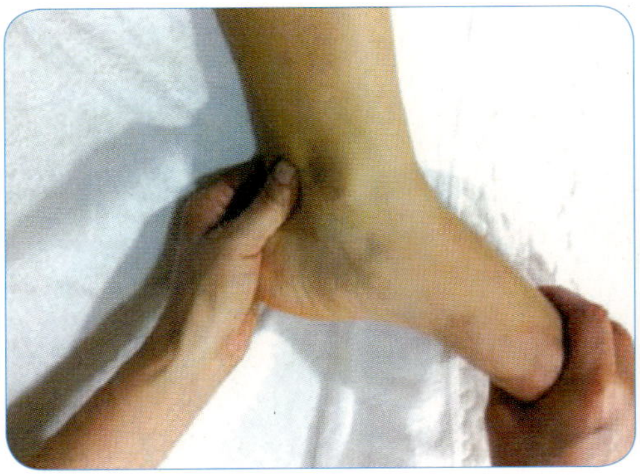

(35) 경추

한 손은 발뒤꿈치를 잡아 고정하고, 다른 한 손의 엄지로 가볍게 쓸어준다.

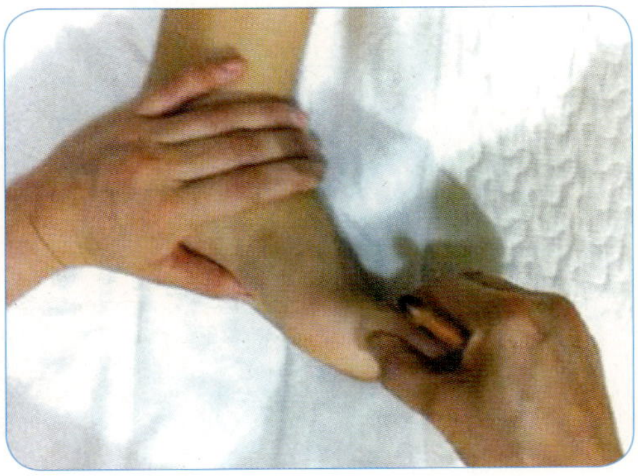

(36) 흉추

경추와 같은 방법으로 흉추 부위를 엄지로 쓸어준다.

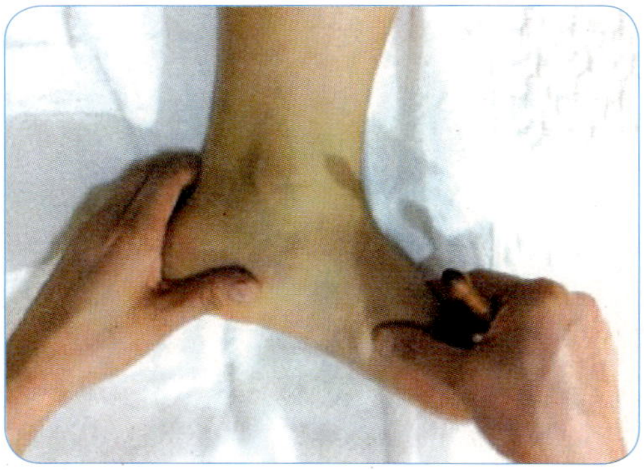

(37) 요추

엄지로 복사뼈 바로 아래 부분까지(←) 쓸어준다.

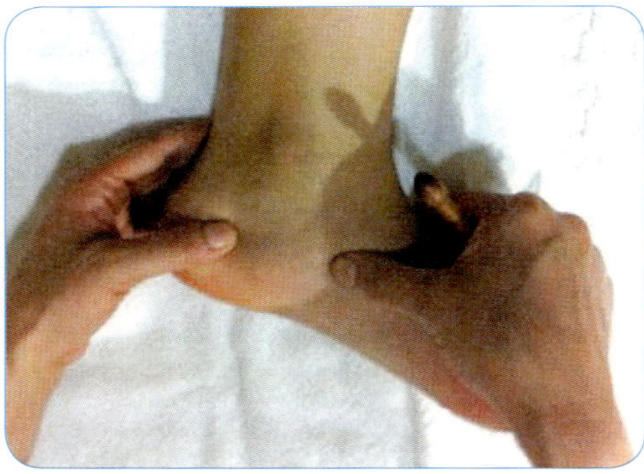

(38) 천추, 미추

방광 반원 1/3 부위 위치, 엄지로(←) 쓸어준다.

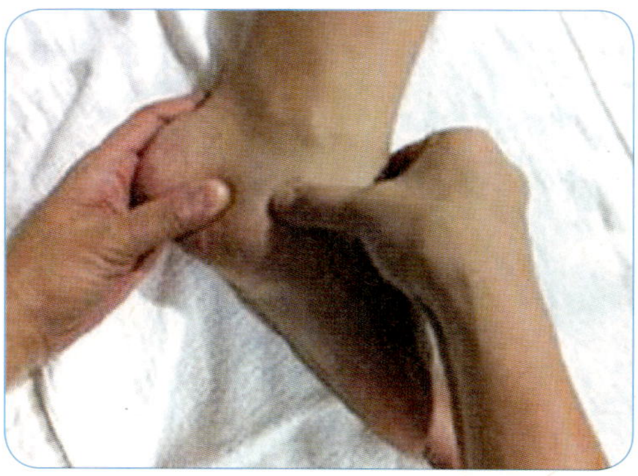

(39) 내미골

엄지로 발 바깥쪽 뒤꿈치에서 아래까지 밀어준다.

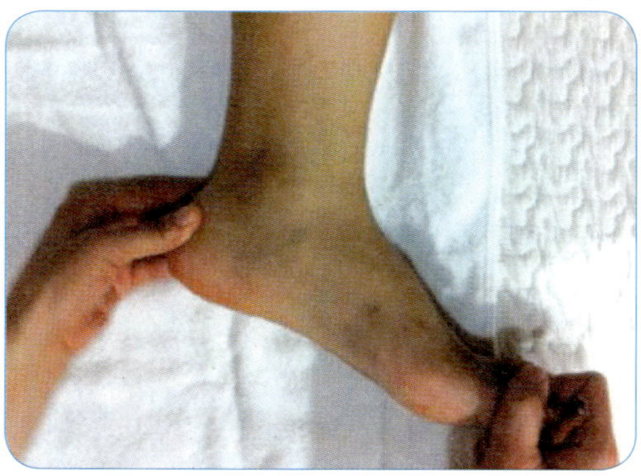

(40) 견관절

한번 더 견관절 자극, 왼손으로 발을 감싸고 엄지로 봉을 이용해서 밀어준다.

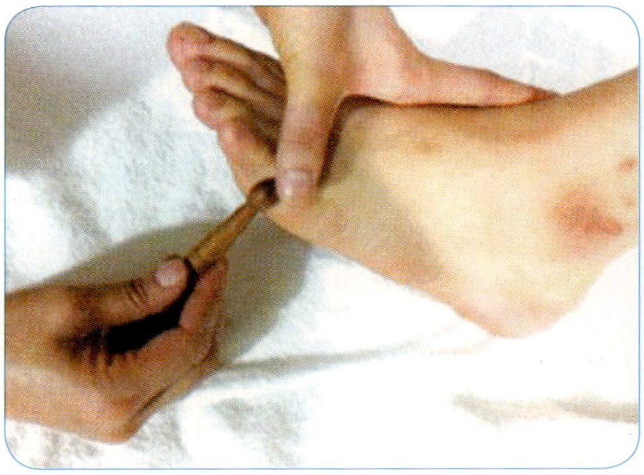

(41) 상지(상완)

왼손으로 발을 감싸고 엄지로 봉을 이용해서 밀어준다.

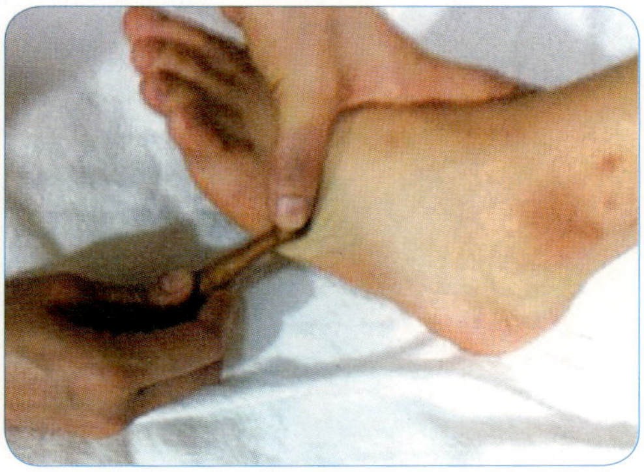

(42) 주관절

한 손은 봉을 쥐고, 다른 한 손은 발을 감싸며 봉을 엄지로 돌출뼈 아래 부위를 밀어준다.

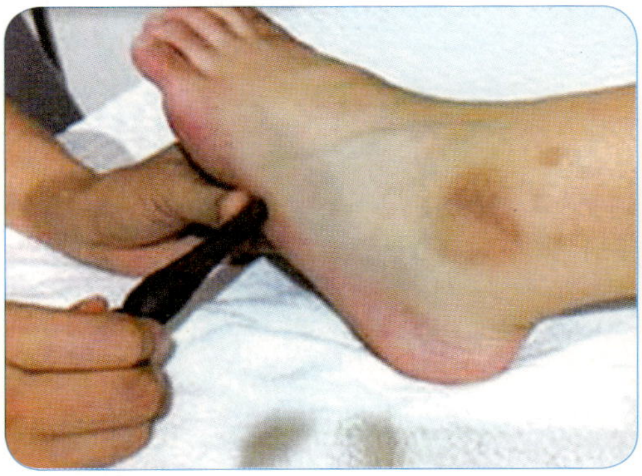

(43) 슬관절(무릎)

주관절과 같은 방법으로 엄지로 밀어준다.

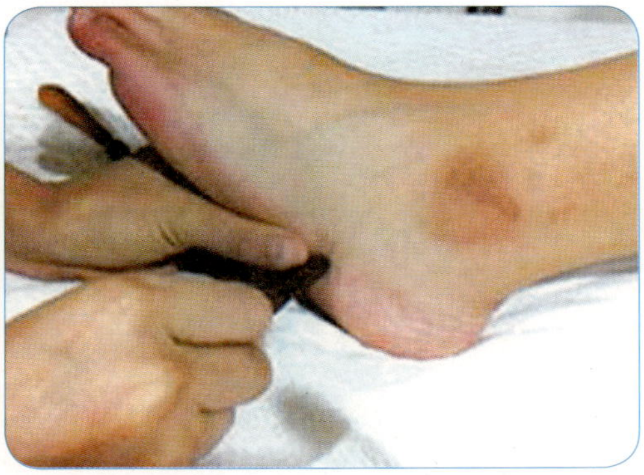

(44) 외미골

주관절과 같은 방법으로 엄지로 밀어준다.

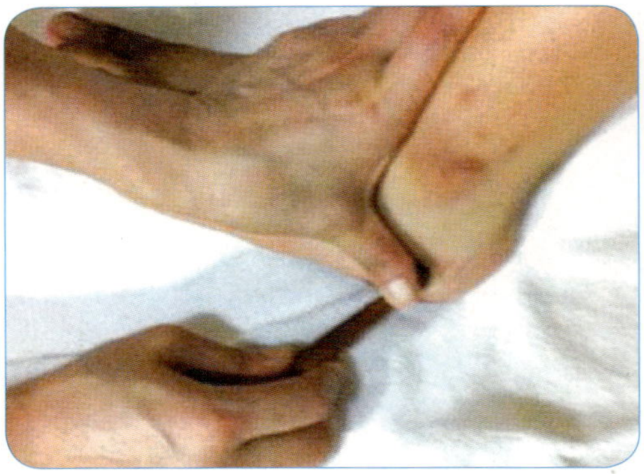

(45) 늑골

발등 전체를 감싸고 엄지를 발 전체 길이의 중간에 놓은 후 양 엄지를 이용하여 부채 모양으로 쓸어준다.

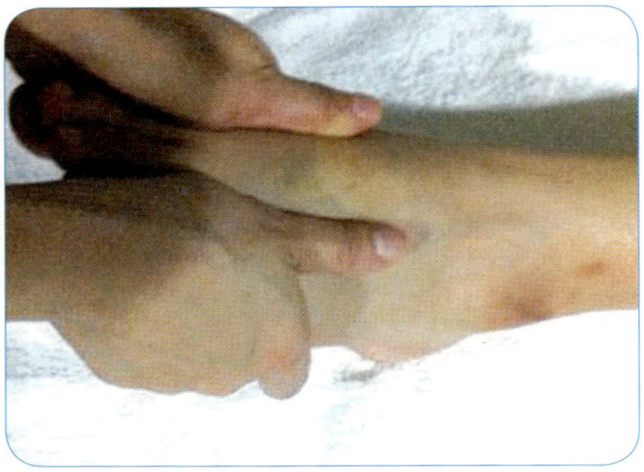

(46) 횡경막

양손 엄지로 엇갈려가며 양옆으로 밀어준다.

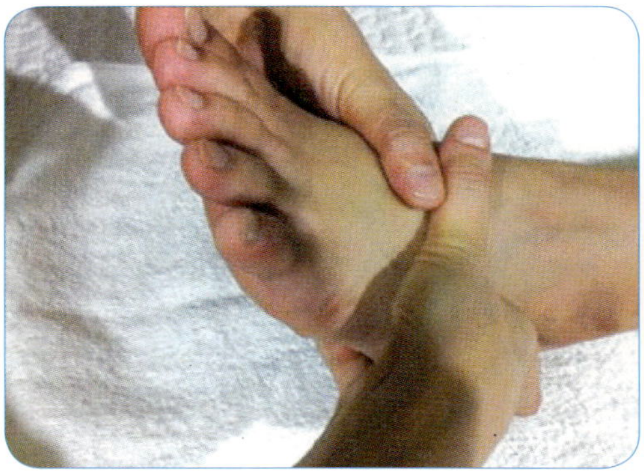

(47) 서혜임파

복사뼈 하단과 발목 겹치는 부위를 양 엄지로 동시에 지그시 눌러준다.

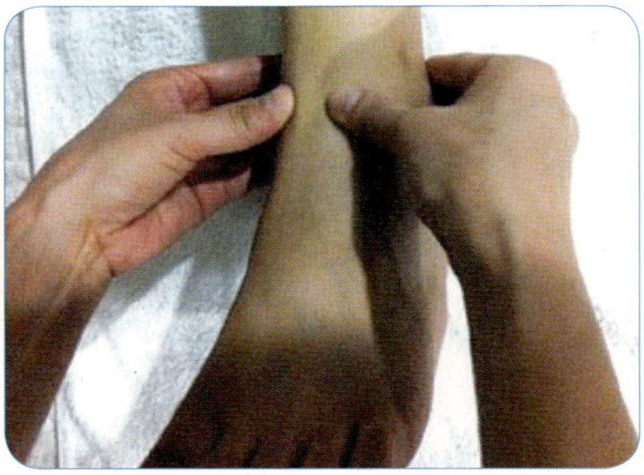

(48) 내측 골반임파

엄지로 발뒤꿈치 방향으로 쓸어준다.

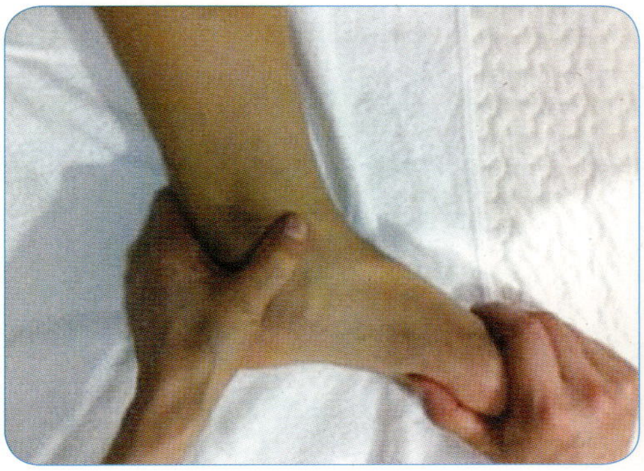

(49) 소복근육반송구

아킬레스건에서 종아리를 따라 10cm 정도에 위치한다.

한 손은 발꿈치를 가볍게 잡고, 다른 한 손의 1, 2지로는 종아리를 따라 위로 쓸어올린다.

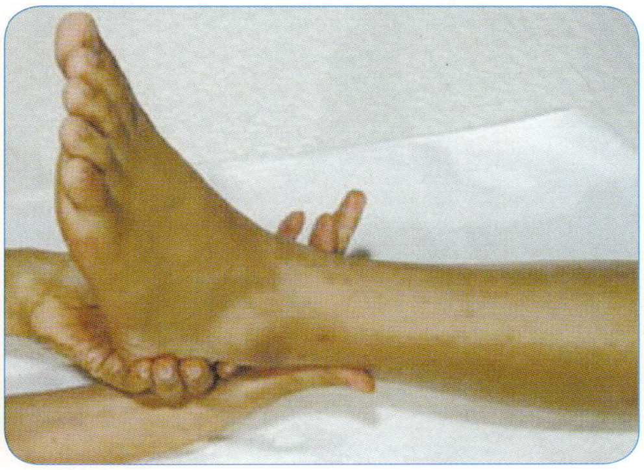

(50) 난소, 고환

한 손은 발을 감싸고, 다른 한 손의 엄지면으로는 난소, 고환 부위를 둥글게 돌려준다.

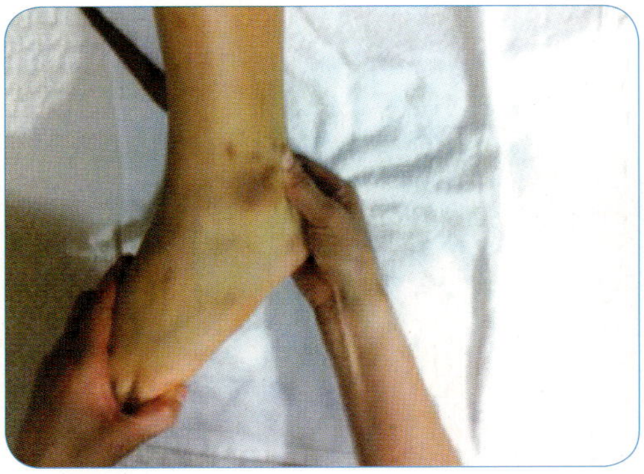

(51) 내관관절

한 손은 발을 감싼 후, 한 손의 엄지로는 내관 관절 부위를 돌려주며 문지른다.

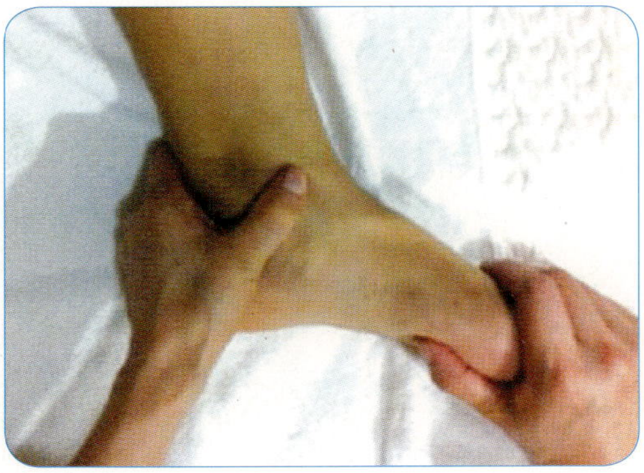

(52) 내측 좌골신경

내측 경골 따라 위치하는 내관관절을 쓸어준다.

* 엄지로 경골뼈를 기준으로 내·외측 좌골신경을 함께 쓸어주어도 된다.

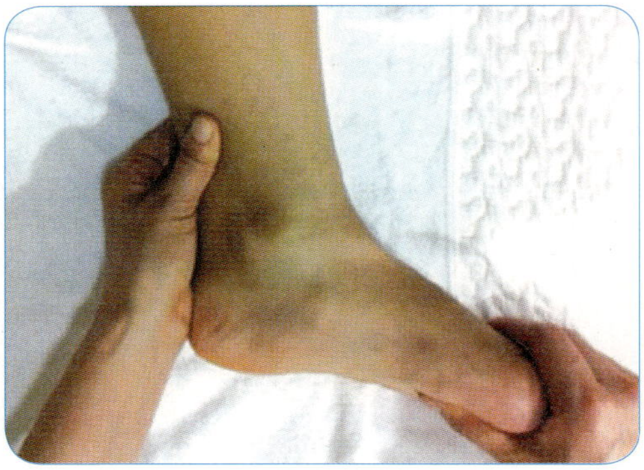

(53) 코

한 손은 발등을 잡아 고정하고, 다른 한 손(시술하는 손)의 2지는 엄지발가락을 지탱하며 엄지로 쓸어준다.

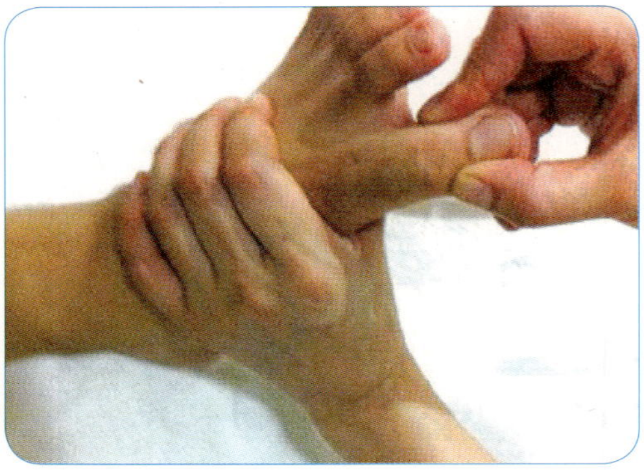

(54) 상악, 하악

오른손으로 엄지발가락을 잡고, 왼손으로 안에서 밖으로 쓸어준다.

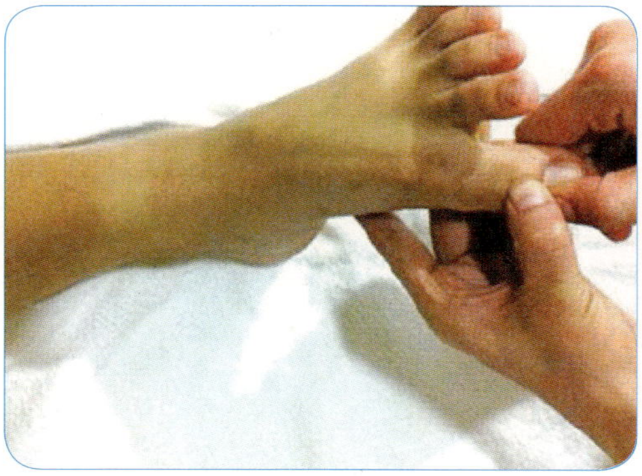

(55) 편도선

엄지손가락으로 발끝을 향해 쓸어내린다.

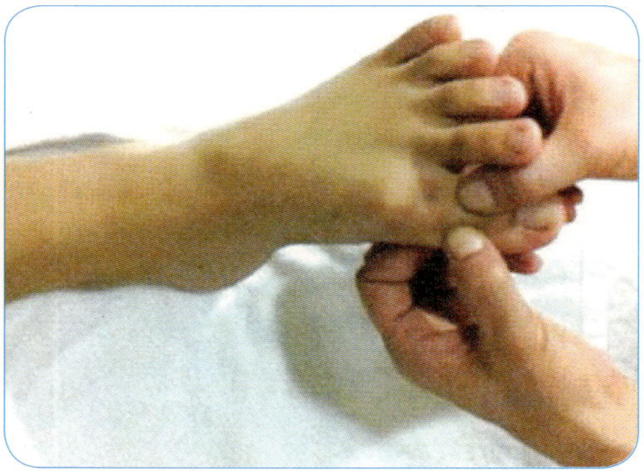

(56) 성대, 후두

엄지 손가락을 1지와 2지 사이에 넣고 발등을 향해 쓸어올려준다.

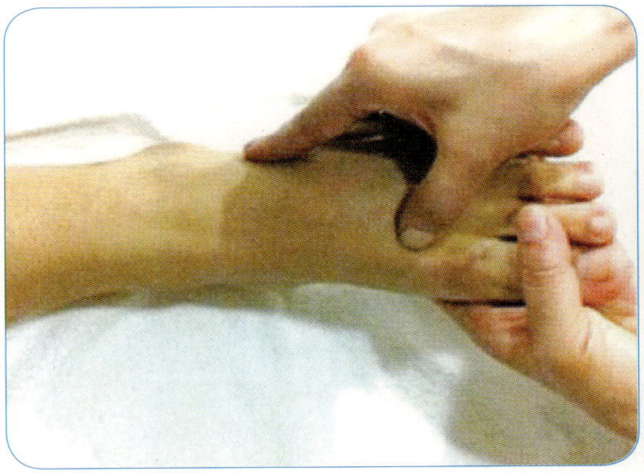

(57) 치아

양 엄지로 2지 3지, 4지 5지를 발끝을 향해 쓸어내린다.

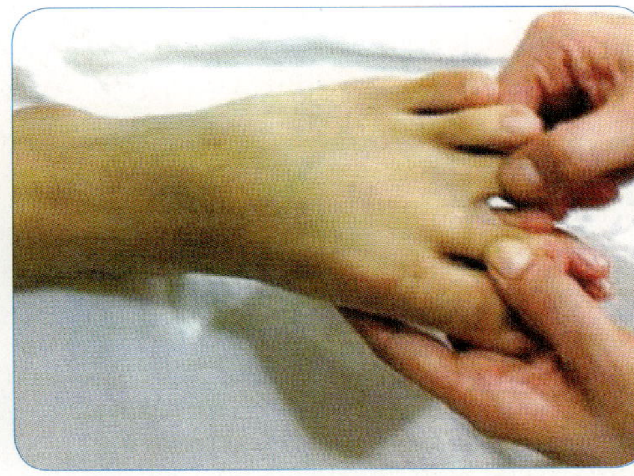

(58) 흉부임파선

1지와 2지 사이 중족골 부위에 위치, 왼손 엄지로 밀어준다.

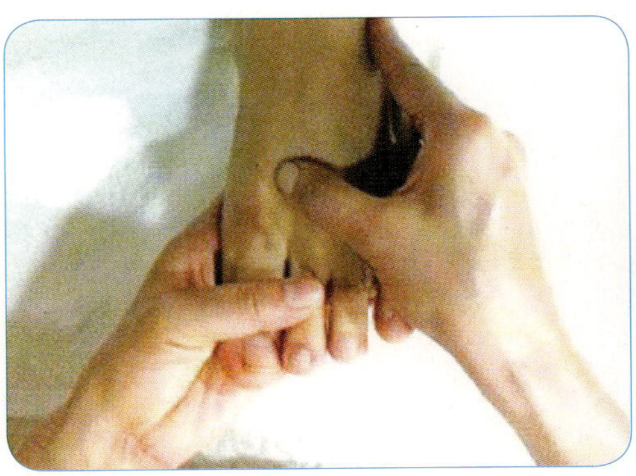

(59) 흉부(유방)

3, 4지 중족골위 부위에 위치, 엄지로 부채 모양으로 쓸어준다.

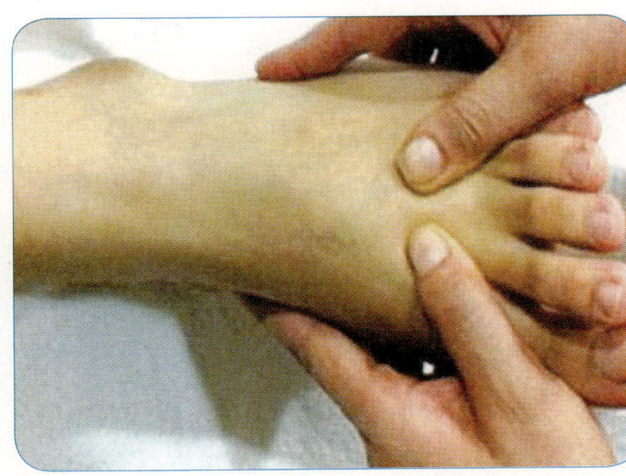

* 오른발에만 있는 반사구

(60) 간

한 손은 발을 감싸고, 다른 한 손은 봉을 세워 쥐고 지그시 누르며 왕복으로 올려준다.

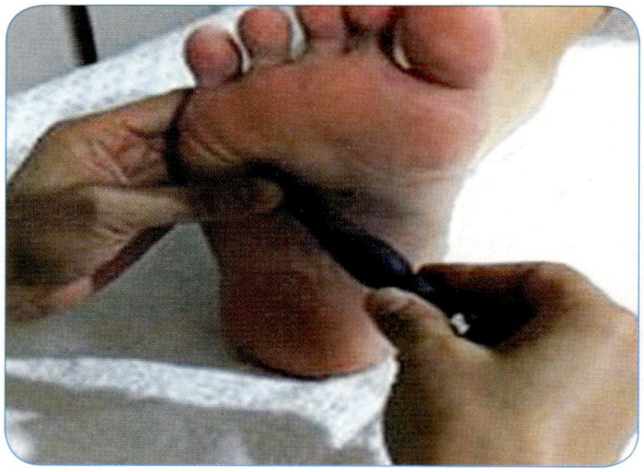

(61) 담낭

담낭 부위를 지그시 밀어준다.

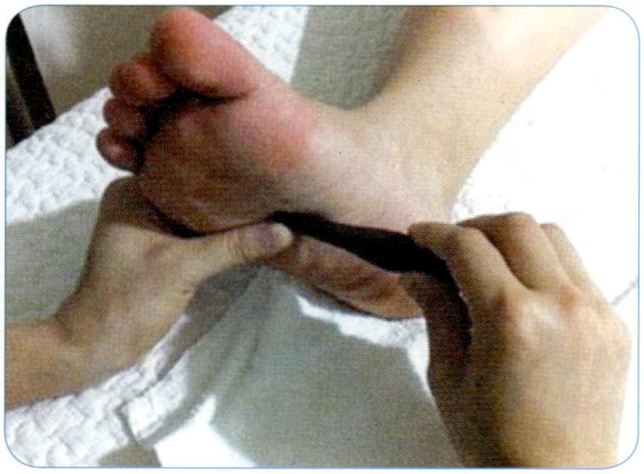

(62) 맹장

한 손의 엄지로 지압봉을 지탱하고, 다른 한 손으로 지압봉을 잡고 제자리에서 돌려준다.

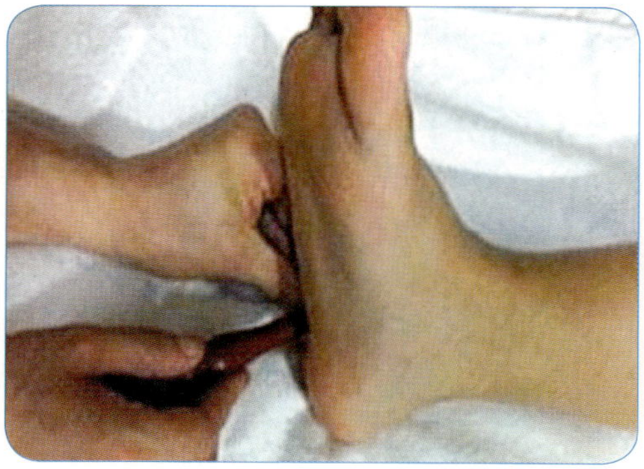

(63) 회맹판(회맹변)

맹장 약간 위에 위치하는 회맹판을 짧게 위로 파듯이 올려준다.

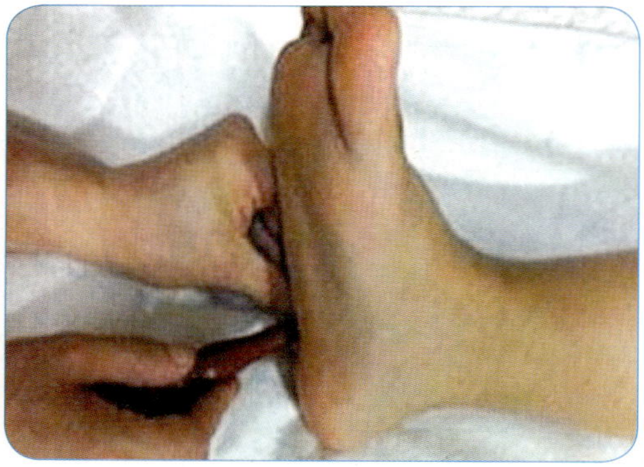

(64) 상행결장

상행결장 부위를 지압봉으로 위로 올려준다.

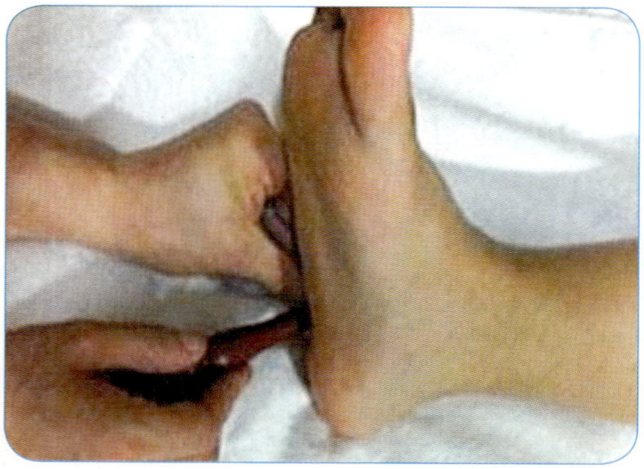

9장

질환 및 증상별 반사요법

9장

질환 및 증상별 반사요법

1. 질환 및 증상별 반사요법

발의 반사구는 그에 상응하는 전신기관의 각 부위를 대표하므로 인체의 축소판이라 할 수 있으며, 발반사요법은 인체의 각 기관의 문제에 대한 증상을 조기에 발견할 수 있다. 따라서 예방과 관리에 효과적이다.

고객이 다음에 소개되는 질환이나 증상으로 고생하고 있다면 반사요법을 시행할 때 각별한 주의를 요한다.

'직접 반사요법'이라고 적혀 있는 곳은 고객에게 시행할 때 가장 중요한 반사 부위를 설명한 것이고 '보조 반사요법'이라고 적혀 있는 곳은 상태를 호전시키는데 도움이 될 만한 영역을 소개 한 것이다.

다음 표에 나오는 여러 상황 중에 임신을 비롯한 몇 가지 경우에는 반사요법을 하지 말아야 한다. 반사요법을 꼭 해야 한다면 산부인과 의사에게 조언을 구한 다음 그 결과에 따라서 관리 여부를 결정한다.

* 각각 반사요법은 30~60초 정도로 시행한다.
* 체내의 노폐물과 독소가 제거되지 않으면 피부 트러블이 생기기 쉽다. 이때에는 배설기관에 대해 반사요법을 시행한다. 신장, 간, 폐에 대해 시술하면 피부 트러블 해소에 효과가 있다.
* 사춘기, 임신 기간, 폐경 후 이런 시기에 몸에 이상이 생기면 호르몬 분비 이상에 의한

것일 가능성이 높다. 따라서 내분비 기관에 대한 반사요법을 해주면 효과를 기대할 수 있다.

표1〉 질환, 증상별 반사요법

증상	직접 반사요법	보조 반사요법	비고
심상성 여드름 (acne vulgaris, 호르몬 불균형이 원인)	병변이 있는 부위 예) 얼굴, 가슴·등 부위	갑상선, 소장, 대장, 부신, 난소/정소, 뇌하수체, 간	뇌하수체는 부신과 난소 또는 정소를 조정하는 기관이므로 이들 부위를 시술한다.
약물, 알코올 중독	뇌하수체, 송과선, 시상하부, 간	림프계통, 소화기관	뇌에서 분비되는 세로토닌의 양을 증가시켜 기분을 좋게 하는 것이 치료에 도움이 된다. 간에 대한 시술은 체내의 독소 제거에 도움이 된다. 림프계통에 대한 시술은 체내 노폐물을 제거하고 면역계통에 있는 독소를 제거하는 효과가 있다. 약이나 술기운에 취해 있는 사람에게는 관리하지 않는다.
부신기능이상(에디슨병, 쿠싱증후군)	부신	뇌하수체, 갑상선, 부갑상선, 난소, 정소, 자궁 또는 전립선	뇌하수체는 부신과 난소 또는 정소를 조정하는 기관이므로 이들 부위를 시술한다.
빈혈(철분 결핍이 원인이며 피로, 어지럼증, 호흡곤란 등을 유발함)	비장, 간, 신장	폐, 소화기관	신장은 적혈구 생성을 촉진하는 호르몬을 분비한다. 비장은 오래된 적혈구가 제거되는 기관이다. 철분은 새로운 적혈구를 생성하는데 필요한 성분이며, 간에 저장되어 있다.
신경성 식욕결핍증 (anorexia nervosa, 거식증)	시상하부, 뇌하수체, 부신	소화기관	뇌하수체는 식욕을 조절하는 기관이다. 부신에서는 혈중 영양소의 농도를 조절하는 호르몬(당질코르티코이드)이 분비 된다.
불안 장애 (우울증으로 이행하 는 경우가 많음)	부신, 머리, 척추, 심장, 내분비계통, 복강신경총, 횡격막	폐, 신장	신체에 스트레스가 가해지면 부신에서는 코티솔과 아드레날린 등의 스트레스 관련 호르몬이 분비된다. 중국의 고대 철학에서는 인간의 불안과 갈망은 신장에서 기원한다고 한다.
알레르기 질환	병변이 생긴 부위 (폐, 부비동, 면역계통, 내분비계통, 부신, 소화기관)	척수신경, 복강신경총, 횡격막	음식과 관련있는 경우가 많다. 부신피질에서 분비되는 호르몬이 알레르기 질환의 치료에 효과가 있다.
협심증(심근에 산소가 부족해서 심한 통증을 유발하는 것)	심장	복강 신경총, 횡격막, 부신, 어깨와 팔(이 부위에 통증이 생겼던 경우)	복강 신경총과 횡격막을 자극해주면 긴장완화와 정서적 안정감 회복에 효과가 있다. 부신에서 분비되는 코티솔은 심장과 순환기계통의 기능 유지에 꼭 필요하다.

증상	직접 반사요법	보조 반사요법	비고
관절염(염증, 통증, 관절 경직)	증상이 있는 부위나 연관된 교차 반사점	부갑상선, 횡격막, 복강 신경총, 신장, 척추, 뇌하수체, 부신, 면역계통	면역계통- 관절염은 자신의 면역체계가 자신의 조직을 공격하는 자가면역질환이다. 부신에서는 염증반응으로 조절하고 통증을 완화시키는 코티솔이 분비된다.
동맥경화증 (arteriosclerosis, 동맥의 벽이 탄력을 잃고 단단해져 혈압이 높아짐) 죽상동맥경화증 (atherosclerosis, 동맥의 벽에 지방덩어리가 침착됨)	발의 반사점 모두를 자극한다. 심장, 부신, 신장과 갑상선에 대해 보다 주의를 기울여서 시행한다.		신장은 혈압조절에 관여하는 호르몬을 분비하는 기관이다. 부신에서 분비되는 코티솔은 심장과 순환기계통의 기능회복에 중요하다.
천식 (기도가 좁아져서 숨쉬기가 어렵게 됨)	폐, 기관지	머리, 가슴, 복강 신경총, 횡격막, 경추, 흉추, 부신, 회맹판, 뇌하수체, 갑상선, 심장	기관지의 반사점을 자극해주면 기관지가 이완되어 호흡 시 공기의 흐름이 개선될 수 있다. 흉추에 대한 반사요법은 가슴 부위에 분포하는 신경을 조절한다. 부신은 염증반응을 감소시키므로 천식이 알레르기에 의해 발생된 경우에 효과가 있다. 아드레날린은 기관을 확장시키는 효과가 있다. 횡격막 부위에 반사요법을 시행하면 온몸을 진정시켜 준다.
요통	척추, 척추 주변의 근육, 허리	신장, 뇌, 천장관절, 좌골신경, 골반부위, 머리, 복강 신경총	척추 주변의 근육을 이완시키고 긴장을 풀어주기 위해서 척추에 대한 반사요법을 시행한다. 뇌를 자극하면 엔도르핀 분비가 촉진되며 신장에서 분비되는 코티솔은 염증과 통증을 조절하는 기능이 있다. 신장이 요통의 원인일 수 있다.
사별	복강 신경총, 횡경막, 뇌하수체, 머리, 부신	시상하부, 송과선, 위장, 척추, 심장	시상하부와 송과선은 피로와 우울감을 조절해주며 수면의 패턴을 정상화 해준다. 중국의 고대 철학에 의하면 위장은 슬픔과 연민의 장기라고 하므로 극도의 슬픔이 있는 경우에 영향을 받는다.
유방 종괴 (호르몬 분비와 관련해서 생기는 낭종, 또는 섬유종)	유방	림프계통, 난소, 뇌하수체, 갑상선, 부신	반사요법을 시행하기에 앞서서 유방에서 만져지는 종기가 유방암은 아닌지 반드시 병원에서 검사를 받도록 한다.
기관지염 (알레르기나 다른 요인에 의해 기침과 호흡 시 천명음이 들리는 경우)	폐, 기관지	복강 신경총, 횡격막, 부신, 회맹판	코티솔의 분비가 염증반응을 조절하는데 도움이 된다.

증상	직접 반사요법	보조 반사요법	비고
테니스엘보, 점액낭염(관절 주변을 싸고 있는 점액낭에 생긴 염증	뇌하수체, 면역계통, 간, 척추, 복강 신경총, 시상하부/송과선	횡격막, 흉선, 소화기관, 비장, 림프계통, 갑상선	척추 신경에 대해 시술하면 해당 부위의 신경을 진정시키는 효과가 있다. 부신에서는 항염증 호르몬이 분비된다.
만성피로증후군 (바이러스 감염 등에 의한 것으로 감기와 유사한 증상이 있음. 피로감, 무기력)	뇌하수체, 면역계통, 간, 척추, 복강 신경총, 시상하부/송과선	횡격막, 흉선, 소화기관, 비장, 림프계통, 갑상선	바이러스 감염에 의해 이러한 증상이 생길 수 있으므로 면역 계통을 활발하게 해줄 수 있는 반사요법이 도움이 된다. 갑상선 호르몬은 신진대사를 조절하므로 활력증진에 효과가 있다. 시상하부나 송과선은 활력을 증진, 우울감을 감소시키는 역할을 한다.
간경화증(알코올의 과도한 섭취가 원인인 경우가 혼합)	간	췌장, 눈, 모든 내분비 계통 기관	중국의 전통의학에서는 눈은 간과 연관이 있다고 한다.
감기	림프계통, 호흡기계통, 부비동, 면역계통, 횡격막, 가슴 인후, 머리	소화기관	고열이 동반된 경우에는 반사요법을 시행하지 않는다. 림프계통에 대한 반사요법은 면역력을 증진시켜 감염원에 대한 저항력을 높여주며 독소제거를 촉진한다. 부비동에 대한 반사요법은 울혈을 풀어주며 점액질의 배액을 돕는다.
장염(대장에 생기는 염증으로 심한 통증을 동반)	대장	복강 신경총, 부신, 간, 담낭	
변비(변비가 지속되면 여러 가지 질병의 원인이 되며 대표적으로는 두통과 피부 트러블을 유발한다.)	대장 직접 반사요법	간, 담안, 소장, 회맹판, 횡격막, 요추신경, 복강 신경총, 부신	채소, 과일, 도정하지 않은 곡류와 같이 섬유질이 풍부한 음식을 많이 먹도록 권장한다. 대장에 대한 반사요법을 시행하여 노폐물의 배설을 돕는다. 담낭을 자극하면 장운동을 촉진하는 담즙 분비가 활발해진다.
경련(근육에 노폐물이 누적되었거나 체내 염분이 부족한 경우 또는 피로가 누적되고, 혈액순환이 좋지 않은 경우)	증상이 생긴 부위, 부신, 척추, 신장, 부갑상선	횡격막, 폐, 필요한 경우 연관 부위	부갑상선 호르몬은 혈중 칼슘 농도를 조절한다. 칼슘은 근육의 수축에 필요한 성분이다. 신장은 혈액에 녹아있는 노폐물을 걸러내는 역할을 하며, 부신은 나트륨과 칼륨의 혈중 농도를 조절해준다. 칼륨도 근육 수축에 꼭 필요한 성분이다.
방광염(세균 감염성)	방광, 신장, 요관	면역계, 부신, 요추, 미추, 림프계통, 골반 부위, 복강 신경총	부신은 항염증 물질을 분비한다.
우울증	내분비계통, 특히 뇌하수체, 송과선, 머리, 뇌, 횡격막, 복강 신경총이 중요	간, 소화기관, 심장	뇌-기분을 조절하는 물질인 엔도르핀의 분비를 촉진한다. 뇌에서 분비되는 세로토닌의 농도가 높아지면 우울증 회복에 효과적이다. 중국의 전통 의학에서는 심장은 사람의 감정 중 즐거움과 연관이 있다고 한다. 따라서 심장에 대한 반사요법은 우울증 회복에 효과가 있다.

증상	직접 반사요법	보조 반사요법	비고
당뇨 (인슐린분비가 부족한 경우)	췌장	간, 신장, 부신, 소화기관, 뇌하수체, 눈	췌장 – 인슐린 농도를 조절하는데 도움. 부신 호르몬은 혈당을 조절한다. 주의할 것은 당뇨병 환자들의 피부는 얇고 약하므로 다치기 쉽고 회복도 잘 안 된다는 것을 명심한다. 반사요법 후 한두 시간 가량 혈당과 인슐린 농도에 이상이 생길 수 있다.
설사(영양분과 체내 수분의 손실이 생길 수 있음)	대장	간, 부신, 복강 신경총	바이러스/세균 등의 감염에 의해 설사하는 경우, 때로는 스트레스가 원인일 수도 있다. 환자는 충분한 수분을 섭취해야 하고, 유당불내성에 의한 설사라면 유제품을 피해야 한다.
게실염 (대장 벽에 자루 모양으로 돌출되어 있는 구조물로 염증이 발생, 때로는 대장의 내부를 좁히기도 한다.)	대장, 소장	간, 담낭, 횡격막, 복강신경총, 요추신경, 소장	부신에서 나오는 호르몬인 코티솔은 염증을 조절. 대장에 대한 반사요법은 대장벽의 근육층을 강화 시키는데 효과가 있고, 혈액순환을 활발하게 하여 염증 부위의 회복을 돕는다. 담낭은 장운동을 촉진하는 담즙을 분비한다.
귓병(중이염)	귀, 유스타키오관	림프계통, 경추 신경, 부비동, 복강 신경총, 부산	유스타키오관 – 이 부근에 염증이 생기면 유스타키오관을 따라서 중이로 퍼진다.
습진/피부염 (피부건조증, 홍반, 가려움증, 피부염증이 생김, 대표적인 원인에는 알레르기와 스트레스가 있음)	발병 부위	모든 내분비계통, 특히 부신, 횡격막, 복강 신경총, 소화기관, 간, 신장, 폐	부신은 항염증 물질과 항알레르기 물질을 분비한다. 중국의 전통의학에서는 피부와 폐가 서로 연결되어 있는 것으로 본다. 습진이 있는 환자가 천식을 앓고 있는 경우를 종종 볼 수 있다.
폐기종	폐, 기관지	복강 신경총, 횡격막, 부신, 회맹판, 림프계통	폐기종은 폐포가 손상된 상태, 흡연이 원인인 경우가 있으며 호흡 곤란을 유발한다.
자궁내막증 (자궁의 내막 조직이 나팔관, 난소, 방광, 대장 등 원래는 없어야할 곳에 생겨나는 것으로 생리 기간에 주변 조직에 염증과 심한 통증을 유발)	생식기관, 내분비계통, 뇌하수체, 부신	척수신경	생식기관, 내분비계통이 호르몬 분비를 조절한다.
눈병(감염)	눈	머리, 얼굴, 발가락 전체, 척수 신경, 림프계통	

증상	직접 반사요법	보조 반사요법	비고
복부팽만감(배에 가스가 가득 참)	소장, 회맹판, 위장	간, 담낭, 췌장	
체액저류(부종) (호르몬 분비 이상 또는 심장이나 신장 기능 저하 원인)	심장, 신장, 림프계통	비뇨기계통, 내분비계통 전부, 요추, 부종이 생긴 부위, 뇌하수체	심장 – 혈액순환을 개선, 뇌하수체는 항이뇨 호르몬을 분비하는 기관임. 신장은 체내 수분량을 조절하는 기관. 부신에서 분비되는 알도스테론이 과도하게 분비되면 체내 염분 농도가 증가하여 체액 저류가 발생한다. 림프계통은 조직에 과도한 체액을 제거해준다. 시술할 때는 부종에 의해 피부가 약해져 있을 가능성이 있으니 부드럽게 눌러야 한다.
음식 알레르기	소화기관	부신, 복강 신경총, 비장	알레르기의 원인 물질이 무엇인지를 찾아내도록 전문 의료기관에서의 진료가 필요하다.
진균감염증	감염부위(시술 시 만져야 하는 부위에 감염이 없을 경우에 한함), 면역계통	부신	코티솔이 염증 반응을 조절한다.
담석 (담즙에 함유되어 있는 칼슘이나 콜레스테롤이 돌같이 단단한 덩어리를 형성한 경우)	간, 담낭 직접 반사요법	갑상선, 부갑상선, 복강 신경총 보조 반사요법	담낭의 기능이 저하되거나 담석이 있을 경우 증상의 하나로 변비가 생길 수 있다. 담낭에서 분비되 는 담즙이 장운동을 촉진시키기 때문이다.
임파선염 (바이러스 감염이 원인, 림프절이나 인후가 붓고 열이 남)	림프계통, 일반적인 반사요법	소화기관	림프계통은 감염원과 싸울 백혈구 생성에 주요한 역할을 한다. 소화기관이 원활하게 기능을 하면 감염증을 이겨내기 위해 몸에서 필요한 영양분이 충분히 공급될 수 있다.
갑상선종 (요오드가 부족하여 갑상선이 커짐)	갑상선, 뇌하수체, 부신	소화기관	뇌하수체는 갑상선을 조정하는 상위 기관이다.
통풍(혈중 요산 농도가 너무 높아서 결정체를 형성. 병변이 생긴 관절에 통증, 부종, 발적이 관찰됨)	병변 부위, 연관 부위	신장, 대장, 간, 내분비계통	신장, 간, 대장은 체내 노폐물의 배설기관이다.
인간면역결핍바이러스(HIV)/후천성면역결 핍증(AIDS)	림프계통, 일반적인 반사요법	머리/뇌, 복강 신경총, 횡격막	바이러스에 의해 감염되며 감염된 혈액에 의해 전파된다. 피부에 외상이 없다면 감염의 위험은 적다. 반사요법 시술시는 1회용 비닐장갑을 사용하는게 좋다.

증상	직접 반사요법	보조 반사요법	비고
치질 (항문 주위에 비정상적으로 늘어난 혈관)	직장	대장, 복강 신경총, 부신	코티솔은 심혈관계통의 기능 유지에 꼭 필요하다.
건초열(알레르기 반응으로 피부에 붉은 반점이 생기고, 재채기, 가려움증 등과 함께 콧물이 많아짐)	부비동, 머리, 얼굴, 눈	부신, 인후, 호흡기관, 횡격막, 회맹판, 림프 계통, 폐, 비장, 복강 신경총	부신에서 나오는 호르몬은 알레르기 반응을 조절한다.
두통 (스트레스나 과도한 긴장이 가장 흔한 원인)	머리, 목	어깨, 내분비기관, 소화기관, 간, 신장, 얼굴, 부비동, 눈, 복강 신경총, 경추신경, 뇌하수체, 갑상선, 부신 난소	두통은 때때로 과민성대장증후군, 변비, 간 기능 저하, 부적절한 식이, 호르몬 불균형 등이 원인일 때가 있다. 두통이 3일 이상 계속되면 의사에게 진료를 받아야 한다.
간염 (감염에 의해 간에 염증이 생긴 상태)	간	림프계통, 비장, 담낭	
열공탈장 (위장의 상부가 횡격막의 틈 사이로 빠져나간 상태)	위장 직접 반사요법	척수신경, 식도, 부신, 횡격막, 복강 신경총	과체중이거나, 담배를 피우거나 육체노동을 하는 사람에게서 흔하다.
고혈압, 저혈압	심장	횡격막, 복강 신경총, 심장, 간, 신장, 척수신경, 뇌하수체, 갑상선, 머리/뇌, 부신	저혈압일 때는 부신에 대한 반사요법 시간을 늘린다. 부신에서 분비되는 호르몬이 혈압을 높이기 때문이다. 부신에서 나오는 코티솔은 심혈관계통의 기능 유지에 필수적. 갑상선은 신진대사에 영향을 미치며 특히 맥박수를 조절한다. 신장은 레닌(renin)이라는 물질을 분비, 혈압을 조절한다.
발기불능 (음경해면체의 혈관을 확장시키는데 필요한 산화질소의 분비가 부족한 것이 원인)	고환, 전립선, 모든 내분비기관, 하부 척추	복강 신경총, 횡격막, 머리	다른 원인으로는 불안증, 우울증, 당뇨병 등이 있다.
요실금 (출산 후 방광 근육이 약해진 것이 원인)	방광, 신장, 요관	골반부위, 요추, 미추, 부신, 전립선	신장과 부신은 체내의 수분양을 조절한다. 요실금은 방광염의 증상일 경우가 있으며 신장이나 전립선 질환에서 나타나기도 한다.
소화불량 (식후 흉부 불쾌감)	위장, 식도	소화기관(간, 담낭), 횡격막, 복강 신경총, 부신	음식을 보다 천천히 여러번 꼭꼭 씹어 먹도록 하는 것이 좋다.
불임	생식기관	뇌하수체, 갑상선, 부신, 복강 신경총, 요추, 면역계통	뇌하수체는 난소의 기능을 조절한다. 영양 공급이 불충분하거나 스트레스가 많은 상황일 때, 또는 체중이 과도할 때도 임신이 잘 안될 수 있다. 배우자와 함께 관리를 받아야 한다.

증상	직접 반사요법	보조 반사요법	비고
불면증 (잠에서 쉽게 깨거나 잠들기가 어려운 경우, 식이에 문제가 있거나 스트레스가 원인이다.)	머리/뇌, 복강 신경총, 횡격막, 척추, 내분비 기관(부신)	시상하부, 송과선	송과선은 수면과 각성의 주기를 조절하는 멜라토닌을 분비, 세로토닌은 뇌에서 분비되며 수면을 촉진. 부신 피질 호르몬이나 시상하부 모두 수면과 각성 주기를 조절, 횡격막과 복강 신경총에 대한 반사요법은 고객의 긴장을 풀어주며 정서적 안정에 효과.
과민성대장증후군 (복통, 설사와 변비의 반복)	대장, 소장	회맹판, 복강 신경총, 횡격막, 부신, 간, 담낭, 췌장, 하부 척추	스트레스가 원인일 수 있으므로 긴장 해소에 도움이 되는 반사요법이 좋다.
신장결석 (칼슘이나 그 밖의 염류가 과도해서 생기는 것으로 한쪽 또는 양쪽 신장에 생길 수 있다.)	방관, 신장, 요관	부신, 횡격막, 복강 신 경총, 부갑상선	통풍, 신장질환, 부갑상선질환들이 동반되어 나타날 수 있다. 부갑상선에서 분비되는 호르몬은 혈중 칼슘 농도를 조절, 부신에서 분비되는 알도스테론은 체내 염분의 농도를 조절한다.
무릎 통증	무릎	다리, 엉덩이, 좌골신경, 척수 신경, 골반부 위, 연관부위	무릎의 교차 반사점은 팔꿈치이다.
분만통	자궁	수신경, 척추주변 근육, 뇌하수체, 뇌, 부신, 횡격막, 복강 신경총	뇌하수체에서 분비되는 옥시토신이 자궁수축에 관여한다.
다리 통증	다리	엉덩이, 무릎, 척수신경, 연관 부위	다리의 교차 반사점은 팔이다.
백혈병	림프계통(비장)	내분비계통, 소화기관, 간, 신장, 폐	백혈구가 비정상적으로 과증식하는 혈액암으로 반사요법보다 의학적 치료가 우선이다.
갱년기 증상 (안면홍조, 두통, 우울증, 건조한 피부 및 모발)	내분비기관, 생식기계통, 머리, 척수신경, 간, 자궁(만성 질환 구역)	횡격막, 복강 신경총	폐경기가 지나면 여성 호르몬인 에스트로겐 농도 저하, 부갑상선 호르몬의 농도는 증가하여 뼈에서 칼슘이 과도하게 빠져나오며 골다공증을 유발. 세로토닌 분비는 체온 조절에 관여하여 안면 홍조 증상에 도움이 된다.
생리통	난소, 나팔관, 자궁, 척수신경, 뇌하수체	요추, 미추	뇌하수체는 난소 기능을 조절한다.
다발성 경화증	머리, 뇌, 척추	부신, 복강 신경총, 증상이 생긴 부위, 눈, 방광, 대장	신경을 감싸고 있는 미엘린 수초가 단절되어 근력이 저하되고 언어장애, 시력저하, 근육운동 조절 능력 상실 등의 증상이 생긴다.
편두통	머리	모든 발가락, 뇌하수체, 척추, 목, 간, 횡격막, 복강 신경총, 소장 및 대장	스트레스, 호르몬 분비 이상, 또는 특정 음식에 의해 유발되는 경우가 있다. 소화기관이나 간이 원인일 수도 있다.

증상	직접 반사요법	보조 반사요법	비고
목부위 통증	목	어깨, 머리, 척추, 발가락 전부	목 주변이 긴장하면 두피에도 긴장이 전달되어 두통을 유발하기도 한다.
신장염, 브라이트병 (신장에 생긴 염증성)	방광, 요관, 신장	림프 계통, 골반부위, 부신, 복강 신경총	
파킨슨씨병	머리, 뇌	척추, 횡격막, 복강신 경총, 부신	파킨스씨병은 뇌에 생기는 퇴행성 질환으로 몸이 자신의 의지와는 상관없이 떨리며, 근력이 약해지고 근육이 경직된다.
골반염(생식기관에 생긴 세균성 감염)	생식기 계통	뇌하수체, 부신, 림프 계통	
늑막염(폐를 감싸고 있는 늑막에 생긴 염증)	폐, 기관지	복강 신경총, 횡격막, 부신, 림프계통	
폐렴(감염에 의해 폐에 생긴 염증성 질환)	폐, 기관지	복강 신경총, 횡경막, 부신, 비장, 림프계통	
임신	생식기 계통	모든 내분비 계통 기관, 복강 신경총, 횡격막, 척추, 방광	임신 초기 3개월간은 반사요법을 추천하지 않는다. 임신이 고혈압이나 정맥류를 유발할 수 있음 을 기억한다. 연구에 의하면 임신 중에 반사요법 을 시술 받은 여성이 그렇지 않은 여성에 비해 진통에 분만까지의 시간이 짧았고 분만이 순조로웠다고 한다.
생리전증후군	모든 내분비 계통 기관	머리. 시상하부, 횡격막, 복강 신경총, 신장, 림프계통	뇌에서 분비되는 세로토닌과 시상하부가 사람의 기분을 조절하는 것으로 알려져 있다.
전립선 질환	전립선(만성질환 구역)	모든 내분비계통 기관, 방광, 하부 척추	전립선 비대증은 중년을 넘어선 남자들에게 흔하다.
건선 (건조하고 염증이 생겨 붉게 변한 피부)	병변부위	간, 신장, 대장, 소장, 뇌하수체, 부신, 복강 신경총, 폐	간 기능이 저하되었거나 체내의 노폐물이 잘 배설 되지 않은 것이 원인일 수 있다. 부신에서 분비되는 코티솔은 항염증호르몬이다. 중국의 전통 의학 이론에 의하면 피부는 폐의 상태를 반영한다고 한다.
좌골 신경통 (엉덩이와 다리로 뻗 치는 허리통증)	좌골신경 구역, 좌골 신경(만성질환 구역)	요추, 미추, 다리, 골반/엉덩이	추간판(disc)에 의해 척수신경이 눌리는 것이 원인일 때가 많다.
대상포진	병변이 발생한 구역에 대한 발 반사점	림프계통, 비장, 복강 신경총, 머리/뇌, 부신, 면역계통	부신은 염증반응과 통증을 조절하며, 머리와 뇌에 대해 반사요법을 시행하면 통증조절 효과가 있다.
부비동염(부비동의 표면을 싸고 있는 막 구조물에 생긴 염증으로 통증을 유발)	부비동, 귀/눈, 안면부, 부신	회맹판, 부신, 림프계통, 경추	부비동에 대해 반사요법을 시행 시 충혈 해소. 부신은 염증 반응을 조절하며 통증을 완화하는 호르몬을 분비한다. 회맹판에 대한 치료는 점액 분비를 정상화시키는 효과가 있다.

증상	직접 반사요법	보조 반사요법	비고
스트레스/긴장	머리, 뇌, 횡격막, 복강 신경총, 척추, 내분비 기관	소화기계통	소화기계통은 스트레스의 영향을 쉽게 받으므로 이와 같은 상황에서는 영양분의 흡수가 중요하다.
중풍(뇌출혈 또는 뇌일혈로 인해 몸의 일부가 마비될 수 있다.)	머리, 척수, 뇌, 마비된 부위	심장, 부신, 복강 신경총	부신에서 나오는 코티솔은 심혈관계통의 기능유지에 필수적이다. 중풍이 온 직후에 반사요법을 시행하면 뇌출혈을 악화시키거나 혈관을 막았던 혈전을 이동시켜 다른 곳에 뇌일혈을 유발할 수 있으므로 의사와 상담 후 시술한다.
인후염	인후	목, 상반신의 림프계통, 부신	부신에서 분비되는 코티솔은 염증 반응을 조절하면 통증을 완화시키는 호르몬을 분비한다.
이명	귀, 유스타키오관, 뇌, 부비동	목, 신장, 복강 신경총, 횡격막	귀에 '윙' 소리가 들리는 상태, 귀에 병을 앓았었거나 또는 스트레스가 너무 많은 경우에 유발되는 증상. 중국 전통 의학에 의하면 귀는 신장과 깊은 관련이 있다고 한다.
편도염	인후, 부비도, 목	경추, 흉선, 모든 발가락, 림프계통, 부신, 면역 계통	부신에서 분비되는 호르몬은 염증을 조절하는데 효과가 있다.
피로	시상하부, 송과선, 뇌하수체	척추, 갑상선, 부신, 소화기관(대장, 간), 신장, 머리	갑상선 호르몬은 신진대사를 관장하여 체내 에너지를 조절한다. 시상하부와 송과선에 대한 반사요법은 활력을 증진하고 우울증을 해소시킨다. 부신에서 분비되는 코티솔은 시상하부의 가능과 마찬가지로 수면과 각성 패턴을 조절한다.
위, 십이지장 궤양	위장, 십이지장	복강 신경총, 횡격막, 부신	
요도염 (방광염이 요도로 퍼진 경우)	방광, 신장, 요관	림프계통, 부신, 복강 신경총, 골반부위	
정맥류	병변부위, 심장	연관부위, 부신	정맥류가 있는 부위를 직접 누르면 안된다. 부신에서 나오는 코티솔은 심장과 혈관계통의 기능 유지에 필수적이다.

2. 일상생활에서의 주요 응용 반사요법

1) 위염(급성위염)

(1) 증상

식욕부진, 간혹 상복부에 심한 통증이 발생하고, 명치 부분에 압박감과 불쾌감을 느끼며, 구토와 구역질이 주 증상이다.

(2) 발 반사요법

신장, 수뇨관, 방광, 요도, 부갑상선, 위장, 십이지장, 비장, 흉부임파선, 흉추, 복강신경총 반사구를 자극한다.

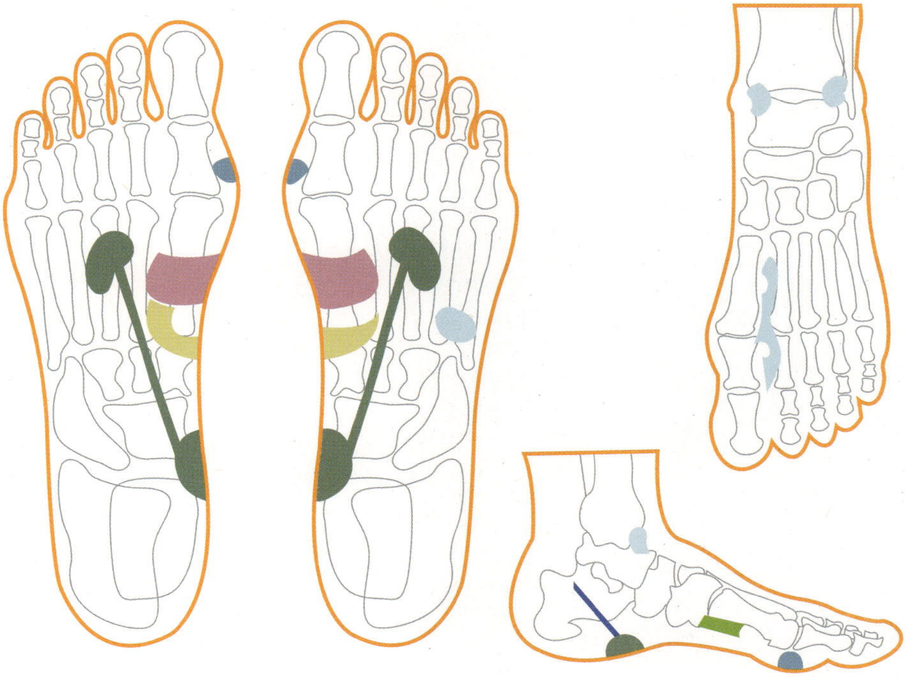

2) 변비증

(1) 증상

정상적인 변은 하루에 1~3회에서, 2~3일에 1회 정도인데, 장내의 대변이 비정상적으로 오랫동안 장내에 머무르는 상태를 변비라 한다. 압박감, 식욕부진, 구역질, 트림, 복통, 어지러움, 피로감, 집중력 감퇴, 불면증 등 여러 가지 증상이 나타난다. 이외에 어깨통증, 두통이 나타날 수 있으며 이때는 어깨와 전두동, 뇌하수체를 추가로 자극하면 효과적이다.

(2) 발 반사요법

신장, 수뇨관, 방광, 요도, 담낭, 소장, 대장, 직장, 항문, 요추, 천추, 미골, 내미골, 외미골 반사구를 자극한다.

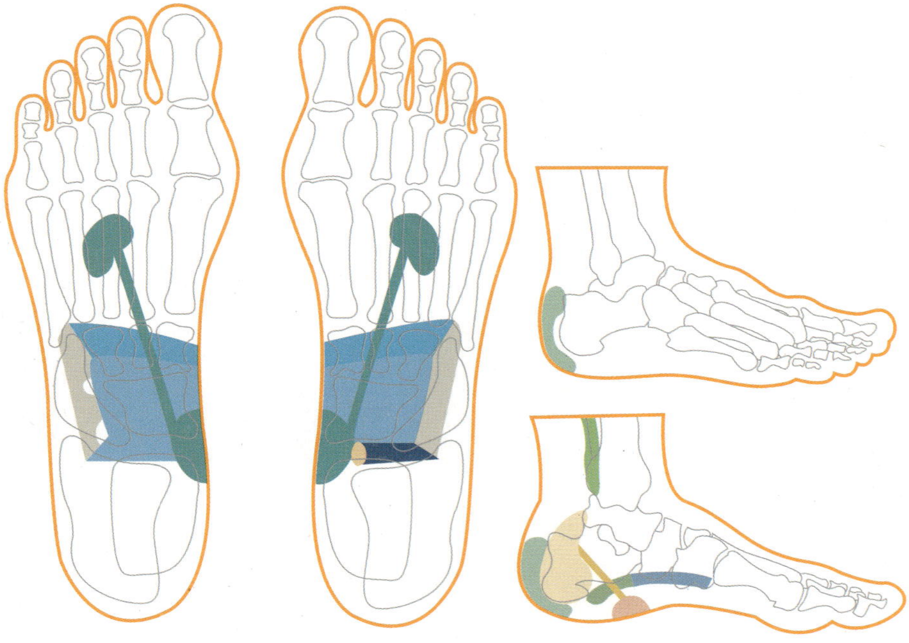

3) 설사

(1) 증상

만성 설사는 만성적 복부 불쾌감, 가스 참, 불면, 식욕부진 등의 증상을 나타낸다. 반면 급성 설사는 하루 2~3회에서 많게는 10회 이상 묽은 변을 몸 밖으로 내보내고 탈수증상, 고열, 구토, 복통을 동반하는 중증의 설사까지 나타날 수 있다.

(2) 발 반사요법

신장, 수뇨관, 방광, 요도, 심장, 복강신경총, 소장, 설사 반사구를 자극한다.

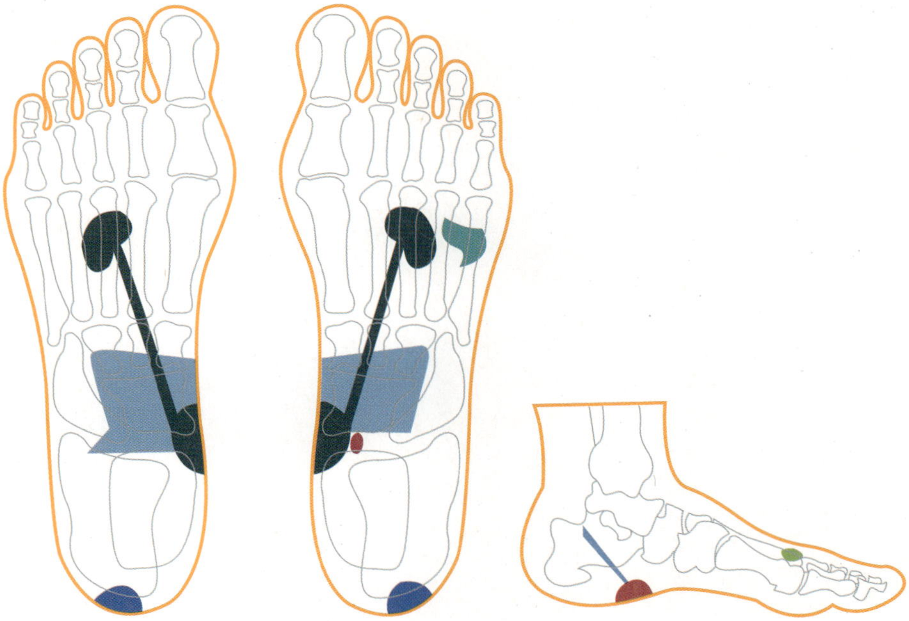

4) 식욕부진

(1) 증상

심리적으로 식욕이 없는 경우, 위장과 소화기계통에 원인이 있거나 만성적인 병으로 인하여 식욕이 없는 경우로 소화기계통의 기능을 활발하게 하여 식욕을 높일 수 있도록 한다.

(2) 발 반사요법

신장, 수뇨관, 방광, 요도, 심장, 비장, 간장, 담낭, 위장, 대장, 소장, 위턱, 아래턱 반사구를 자극한다.

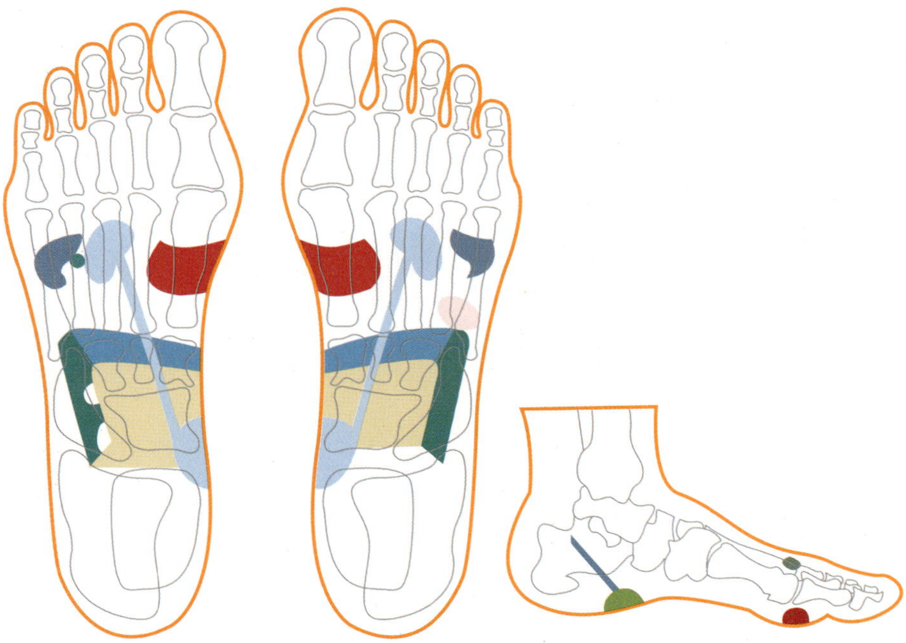

5) 비만

(1) 증상

체중 증가로 인해 비만이 되면 쉽게 피로해지고, 심장병, 당뇨병, 고혈압, 동맥경화 같은 심혈관 질환이 발생하기 쉬우며 여성의 경우는 불임증, 월경이상, 우울증의 원인이 되기도 한다.

(2) 발 반사요법

신장, 수뇨관, 방광, 요도, 뇌하수체, 갑상선, 부갑상선, 위장, 소장, 대장, 심장, 비장, 생식선(난소, 고환), 생식기(자궁, 전립선) 반사구를 자극한다.

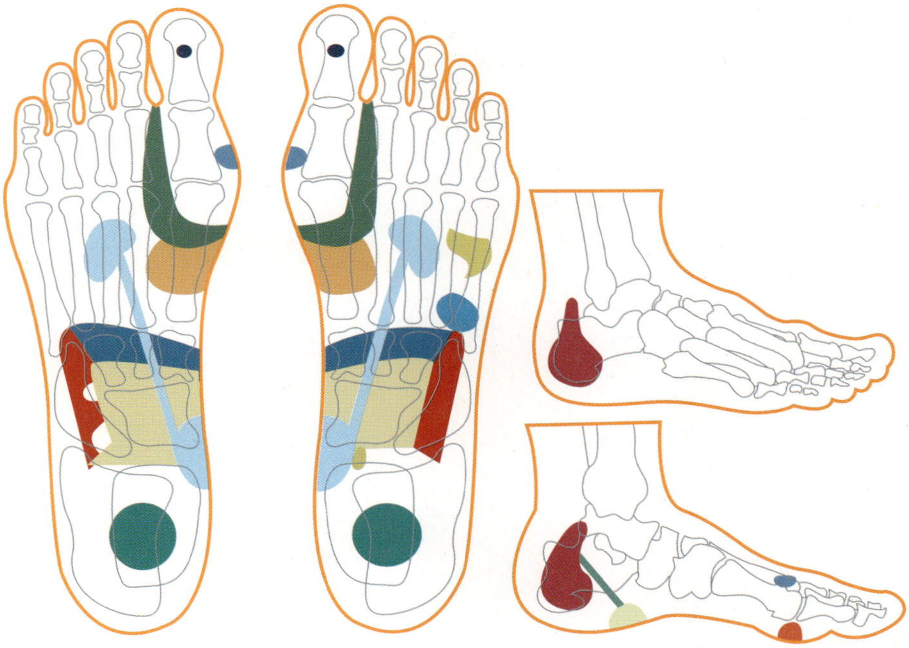

6) 눈의 피로

(1) 증상

눈꺼풀이 무거우며, 눈의 끝이 아프거나 밝은 곳으로 나오면 분이 부셔서 눈을 바로 뜰 수가 없고, 문자가 희미하게 보이는 증상이다.

(2) 발 반사요법

부신, 신장, 수뇨관, 방광, 요도, 대뇌, 뇌하수체, 소뇌, 삼차신경, 눈, 심장, 비장, 간장, 담낭, 위장, 췌장 반사구를 자극한다.

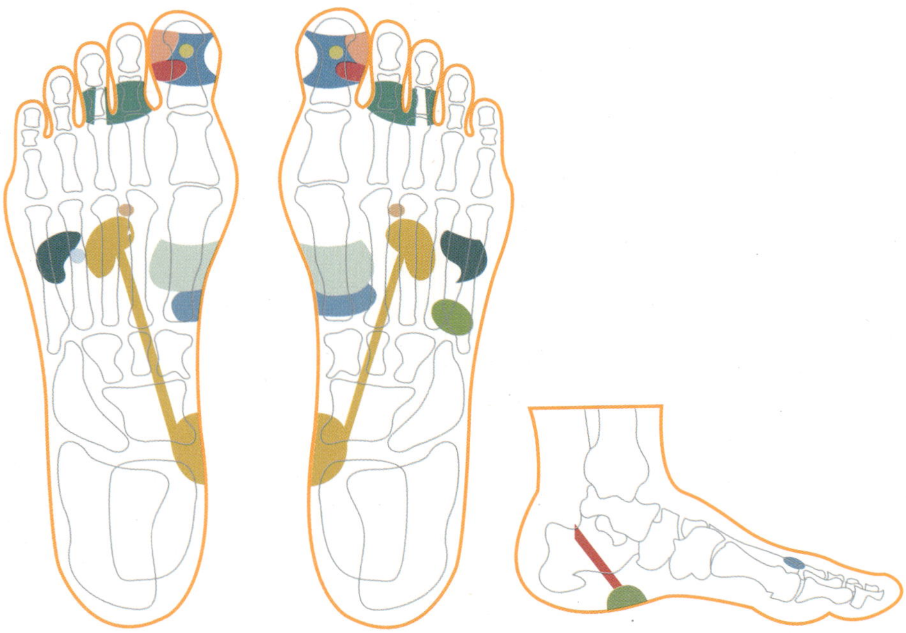

7) 비염

(1) 증상

콧속이 근질근질하고 기침, 코막힘, 재채기, 콧물이 많이 나오는 증상으로 심하면 냄새도 잘 맡지 못한다. 인후염, 기관지염, 중이염의 계기가 되는 경우도 있으며, 만성비염의 주 증상은 코막힘이다.

(2) 발 반사요법

부신, 신장, 수뇨관, 방광, 요도, 코, 귀, 인후·성대, 폐와 기관지, 임파선 반사구를 자극한다.

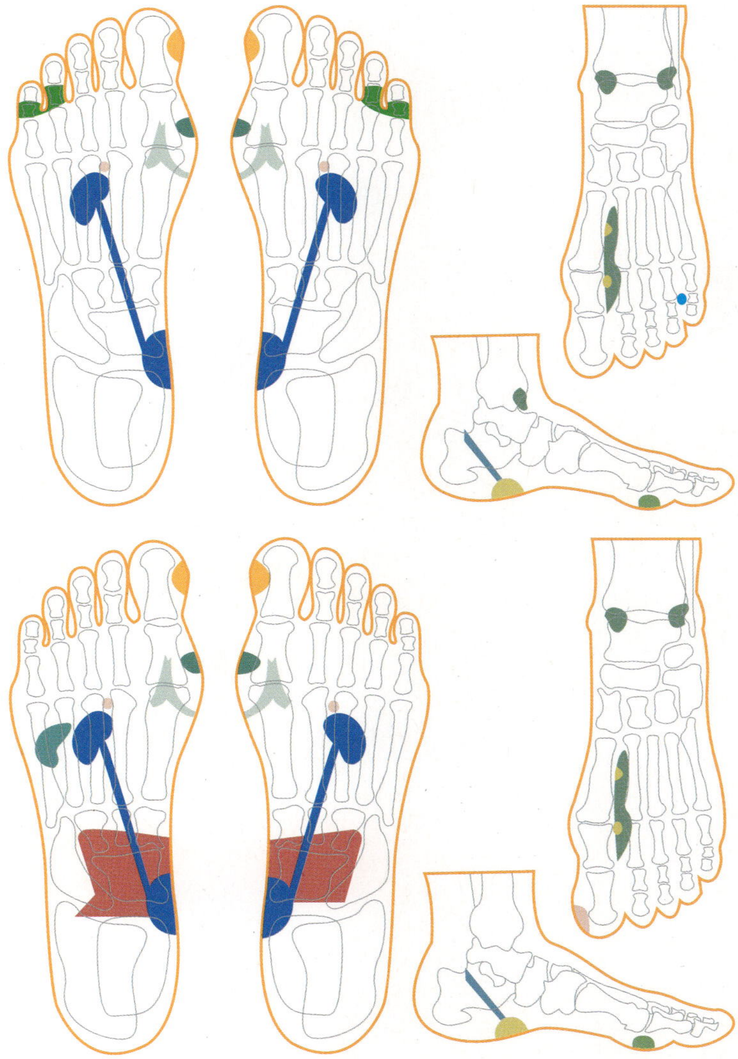

8) 축농증

(1) 증상

콧물, 코막힘, 두통, 머리가 무거운 느낌, 냄새를 못 맡는 증상이 나타난다. 만성인 경우는 콧물이 끈적한 점액성으로 변하고, 급성인 경우는 맑은 콧물이거나 염증상태이다. 치성 상암동염이 발생한 경우는 한쪽 코에서만 증상이 나타난다.

(2) 발 반사요법

부신, 신장, 수뇨관, 방광, 요도, 전두동, 뇌하수체, 코, 부갑상선, 폐와 기관지, 대장, 비장, 위턱, 아래턱, 임파선 반사구를 자극한다.

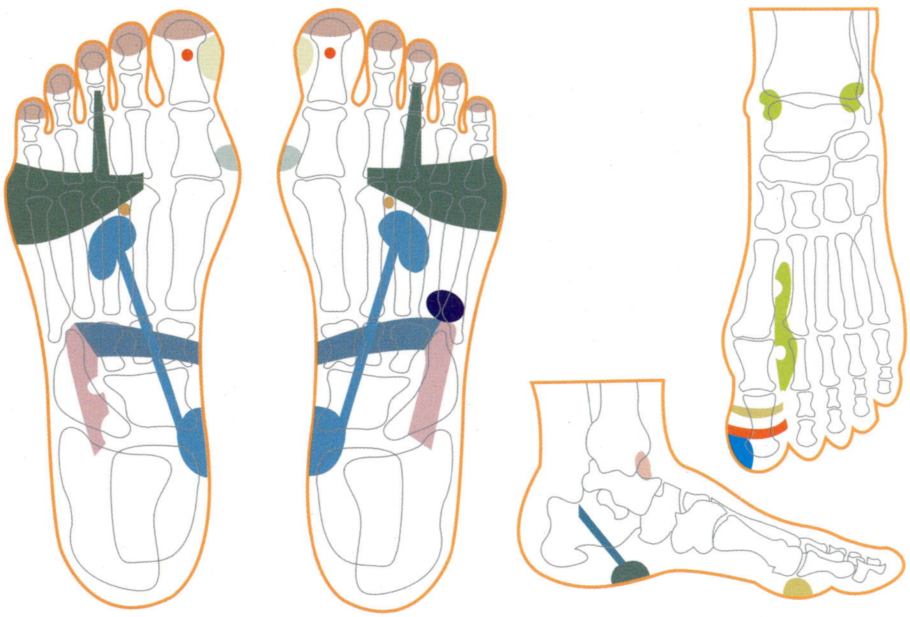

9) 중이염

(1) 증상

중이와 콧속을 이어주는 내부 점막이 붓고 막히면서 염증이 생기는 증상을 말한다. 중이염 증상 첫 번째는 농이 생기고 소리가 예전보다 잘 들리지 않는다. 이런 증상이 악화되면 어지럽다거나 얼굴마비 등도 생길 수 있다.

(2) 발 반사요법

부신, 신장, 수뇨관, 방광, 요도, 전두동, 삼차신경, 심장, 비장, 간장, 귀, 평형기관, 임파선 반사구를 자극한다.

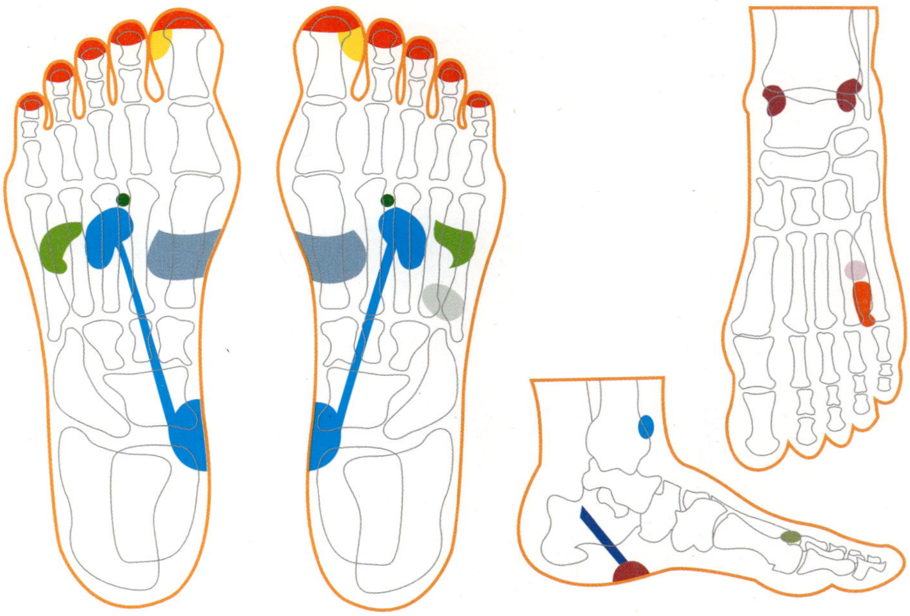

10) 이명증

(1) 증상

귀울림으로 외부에서 어떠한 소리나 자극없이 귀나 머리에서 느끼게 되는 이상 음감을 말한다.

이명증의 원인이 되는 피로가 누적, 수면부족, 스트레스 등이 너무 과도하게 쌓일 경우 만성 이명증이 되어 치료하기 어려워질 수도 있다.

(2) 발 반사요법

부신, 신장, 수뇨관, 방광, 요도, 삼차신경, 귀, 심장, 비장, 간장, 소장, 평형기관 반사구를 자극한다.

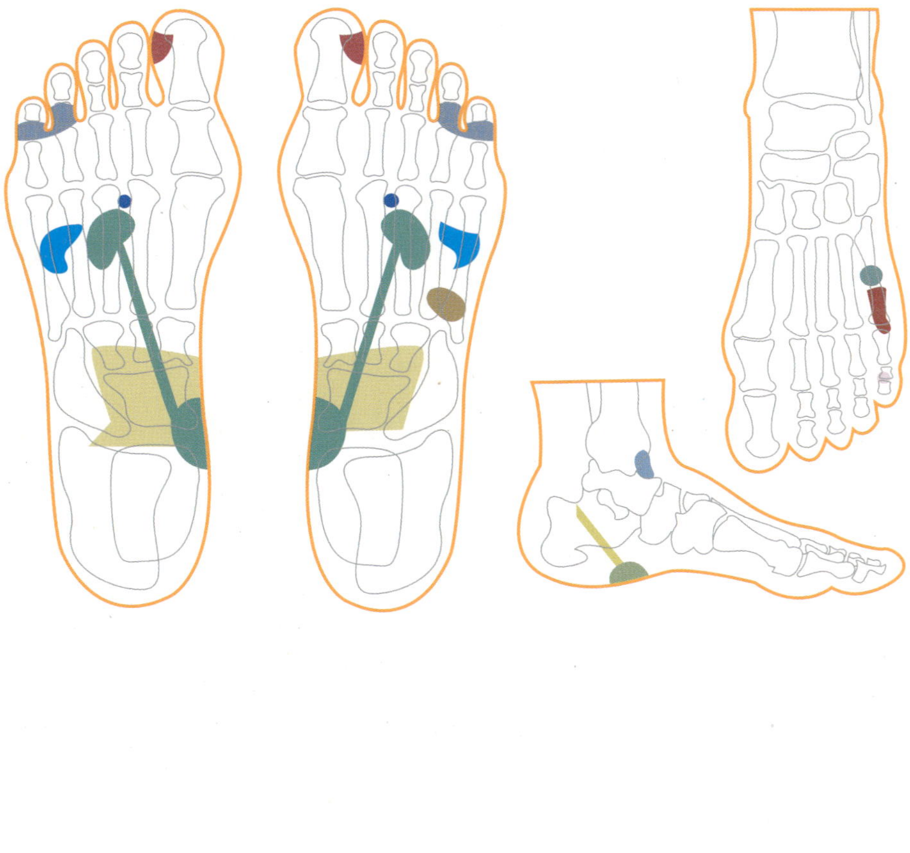

11) 빈혈

(1) 증상

빈혈은 몸속의 혈액량이 정상치보다 적은 증상으로 적혈구 내에서 산소의 운반을 담당하는 헤모글로빈이나 적혈구 자체가 감소하는 경우가 일반적이다. 빈혈 증상으로는 두통, 어지러움, 피로감, 창백함, 복부불쾌감, 식욕부진 등이 있다.

(2) 발 반사요법

부신, 신장, 수뇨관, 방광, 요도, 뇌하수체, 소뇌, 부갑상선, 갑상선 심장, 비장, 간, 위장, 소장, 대장 반사구를 자극한다.

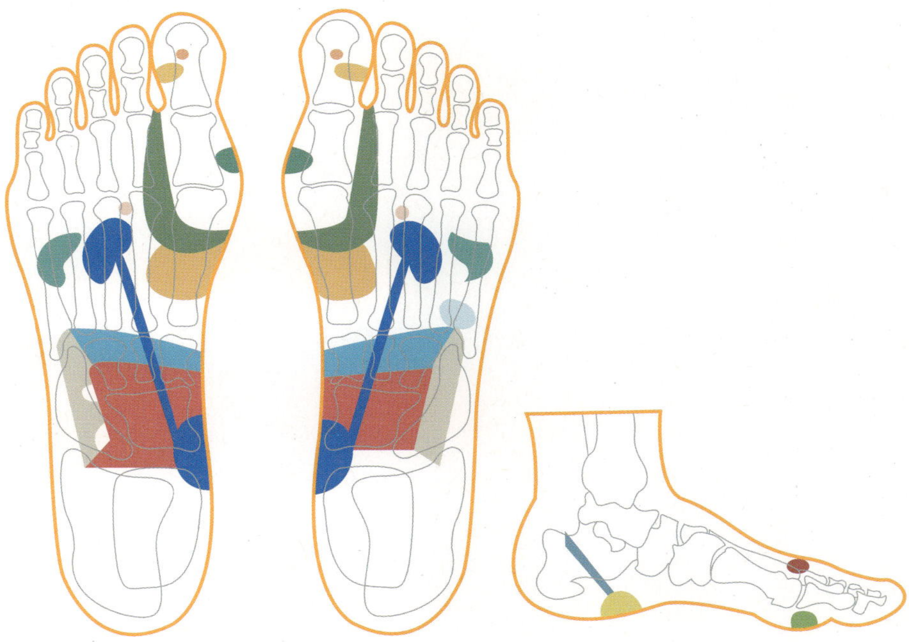

12) 두통

(1) 증상

두통의 증상은 한쪽 머리가 욱신욱신 하면서 맥박이 뛰듯이 고통스럽고 구역질을 동반하는 혈관성 두통, 후두부에 통증이 오거나 어깨 결림을 동반하는 근육긴장성 두통, 심인성 두통 등으로 나눌 수 있다. 두통은 원인에 따라 양상이 조금씩 다르며 뇌막염이나, 뇌염의 경우는 열이 나거나 구토 등의 증상이 동반되면서 두통이 지속적인 경향이 있다.

(2) 발 반사요법

부신, 신장, 수뇨관, 방광, 요도, 전두동, 대뇌, 뇌하수체, 소뇌, 삼차신경, 폐와 기관지, 부갑상선, 심장, 간, 담낭, 복강신경총, 횡경막 반사구를 자극한다.

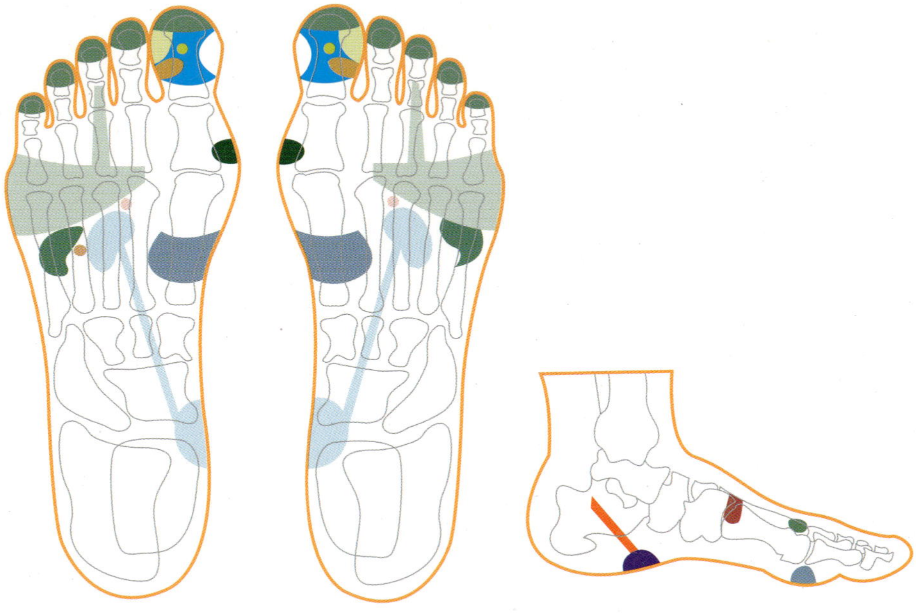

13) 감기

(1) 증상

감기 바이러스에 감염되면 콧물, 재채기, 기침, 열이 나고 목이 아픈 증세가 나타난다. 병의 진행 시에는 두통, 발열, 발한과 불쾌감 증상이 따르게 된다.

(2) 발 반사요법

부신, 신장, 수뇨관, 방광, 요도, 전두동, 코, 부갑상선, 폐와 기관지, 성대 인후기관, 임파선 반사구를 자극한다.

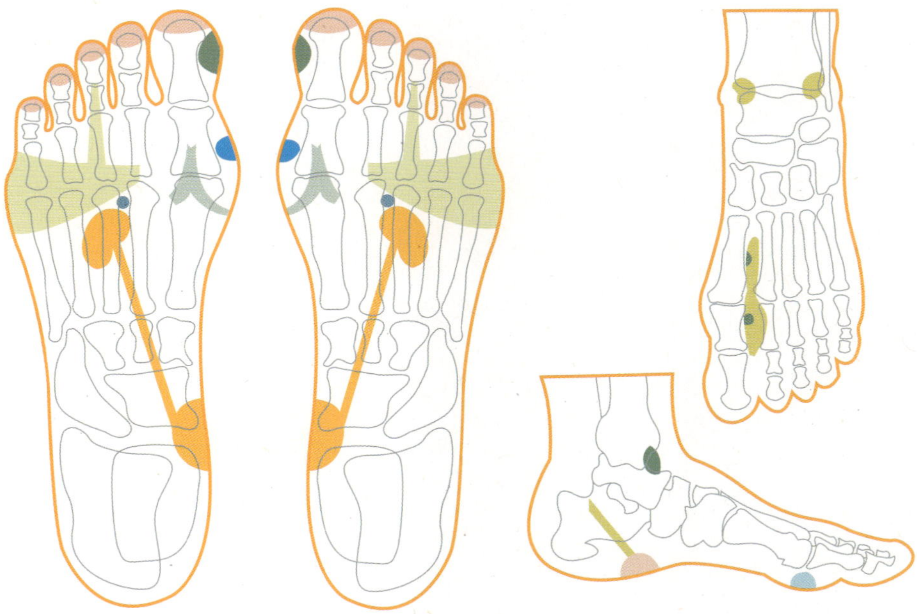

14) 불면증

(1) 증상

만성적으로 잠을 못자는 상태가 지속되는 것으로 불면증 환자는 잠들기가 힘들다거나 야간에 자주 깬다거나, 혹은 새벽녘에 일어나 잠을 설치게 된다.

(2) 발 반사요법

부신, 신장, 수뇨관, 방광, 요도, 전두동, 뇌하수체, 경추, 부갑상선, 갑상선, 심장, 간, 담낭, 골반강 반사구를 자극한다.

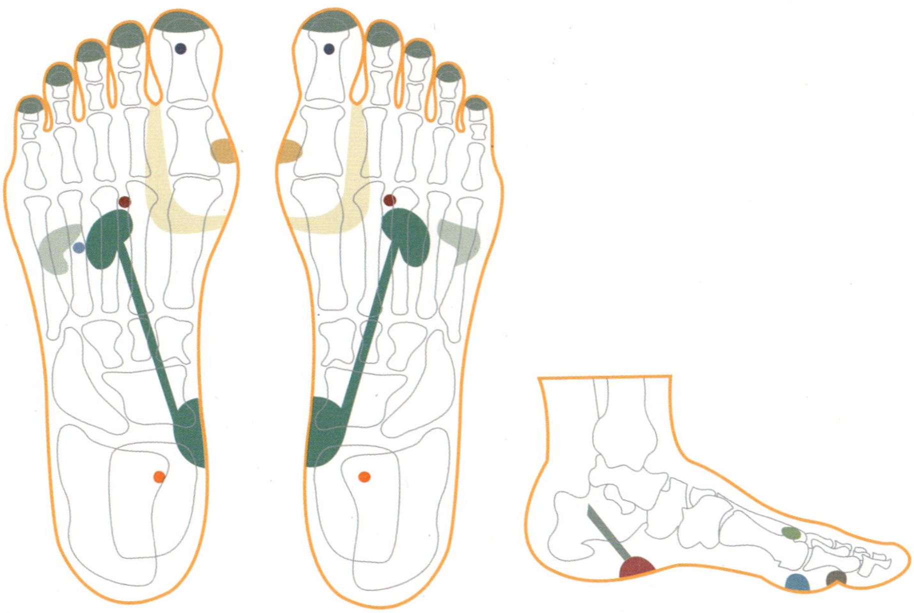

15) 냉증

(1) 증상

혈액순환의 기능장애로 인해 생기는 병증으로 허리, 등, 손, 발, 무릎 아래, 발목, 발끝, 몸 전체가 차가워지는 증상이다. 또한 하반신은 차고 상반신은 상기되거나 어깨 결림, 두통, 어지러움 같은 증상이 나타난다.

(2) 발 반사요법

부신, 신장, 수뇨관, 방광, 요도, 뇌하수체, 갑상선, 심장, 복강신경총, 생식선(난소·고환), 자궁·전립선, 어깨, 팔꿈치, 무릎, 서혜부, 흉부(가슴), 좌골신경 반사구와 비골근을 자극한다.

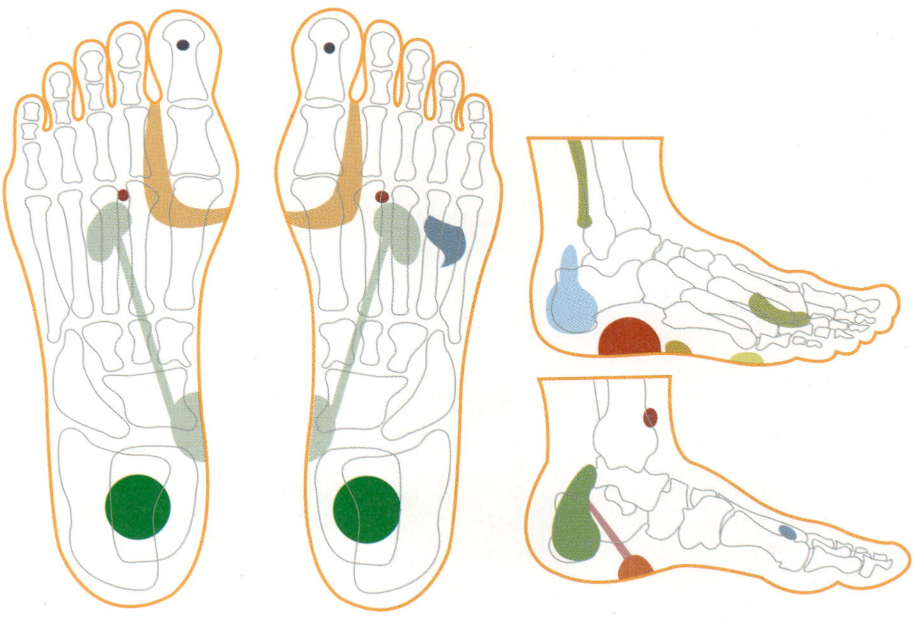

16) 월경이상

(1) 증상

무월경은 원발성 무월경과 속발성 무월경으로 구분된다. 원발성 무월경은 만 16세 이상이 되어도 첫 월경이 없는 것이며, 후자는 90일 이상 월경이 없는 상태가 계속되는 것이다. 희발월경은 월경주기가 38일 이상, 빈발월경은 24일 이내인 것이며, 과소월경은 월경이 2일 이내에 끝나고 혈액량이 적은 것을 말하며, 과다월경은 8일 이상 계속되거나 혈액량이 많은 것을 말한다. 또한 월경곤란증이란 월경기간 중에 하복통이나 요통, 두통, 구역질, 온몸이 나른한 증세가 심한 것을 말한다.

(2) 발 반사요법

부신, 신장, 수뇨관, 방광, 요도, 뇌하수체, 갑상선, 심장, 복강신경총, 간장, 담낭, 소장, 대장, 생식선(난소·고환), 생식기(자궁·전립선), 요추, 천골, 미골, 서혜부 반사구와 비골근을 자극한다.

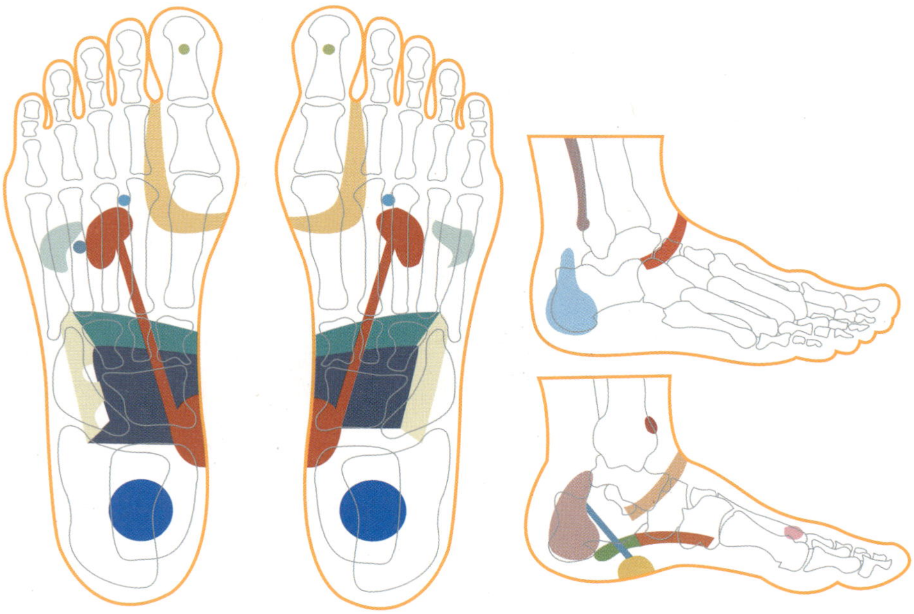

17) 생리통

(1) 증상

일반적으로 생리 시작 수 시간 전이나 생리 시작 직후에 통증이 시작되어 48~72시간 동안 지속된다. 통증은 방광 위쪽에서 진통과 비슷한 양상으로 느껴지며, 허리 및 천골 통증과 허벅지까지 통증이 전파될 수 있다. 오심 및 구토와 함께 설사를 동반할 수도 있다.

(2) 발 반사요법

부신, 신장, 수뇨관, 방광, 요도, 뇌하수체, 갑상선, 부갑상선, 심장, 비장, 간장, 복강신경총, 생식선(난소·고환), 생식기(자궁·전립선), 요추, 천골, 미골, 서혜부 반사구와 비골근을 자극한다.

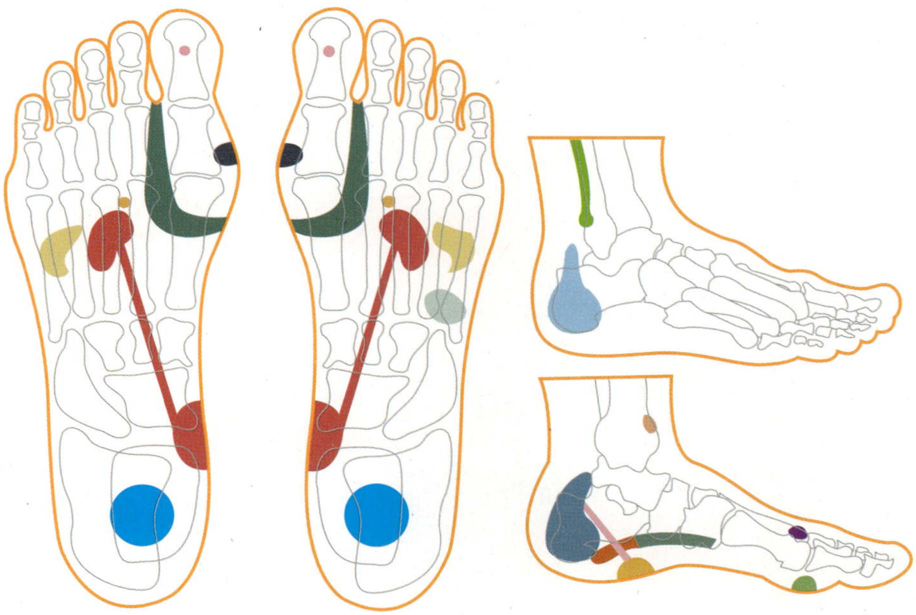

18) 자궁근종

(1) 증상

과다월경, 월경통, 빈혈이 주 증상으로 근종에 의해 월경 시 자궁벽의 울혈이 더욱 진행되어 월경통이 심해진다. 또한 골반 압박감, 변비, 요통, 빈뇨, 복통, 요통, 불임 및 생식기능 이상 등의 증상이 나타날 수도 있다. 그러나 자궁근종을 가진 여성이라도 50% 이상에서는 특별한 증상이 없을 수도 있다.

(2) 발 반사요법

부신, 신장, 수뇨관, 방광, 요도, 뇌하수체, 대뇌, 소뇌, 삼차신경, 갑상선, 심장, 비장, 복강신경총, 소장, 대장, 자궁, 전립선, 난소, 고환, 요추, 천골, 미골, 서혜부, 임파선 반사구와 비골근을 자극한다.

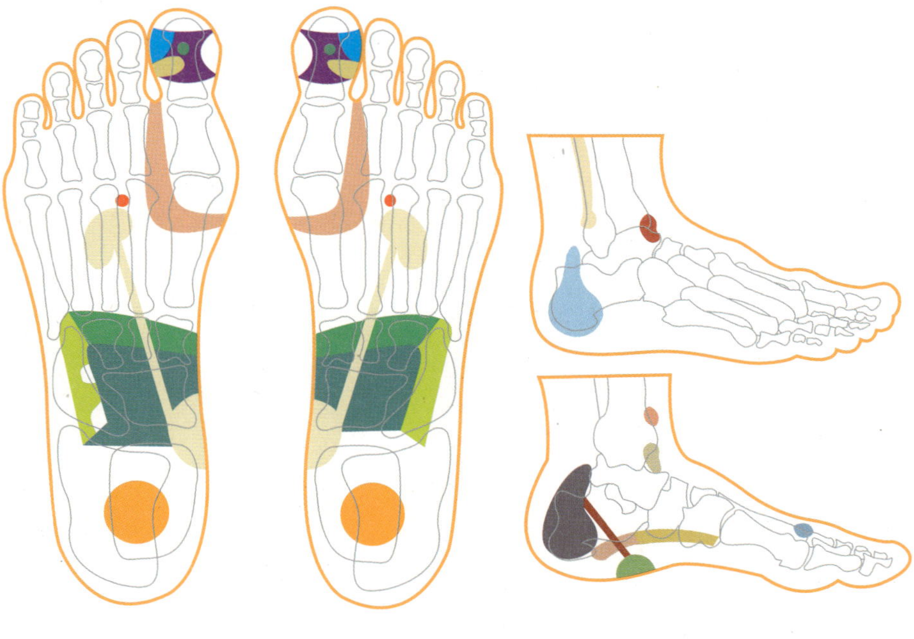

19) 삼차신경통

(1) 증상

초기 증상은 얼굴의 한쪽에 느끼지 못하는 통증이 있을 정도이며, 심해지면 뺨에서부터 턱, 이마나 눈 주위에 때로는 후두부에서 어깨까지 넓은 범위에 걸쳐서 찌르는 듯한 통증이 느껴진다.

(2) 발 반사요법

부신, 신장, 수뇨관, 방광, 요도, 전두동, 삼차신경, 눈, 귀, 부갑상선, 목, 심장, 간장, 위, 윗턱, 아래턱 반사구를 자극한다.

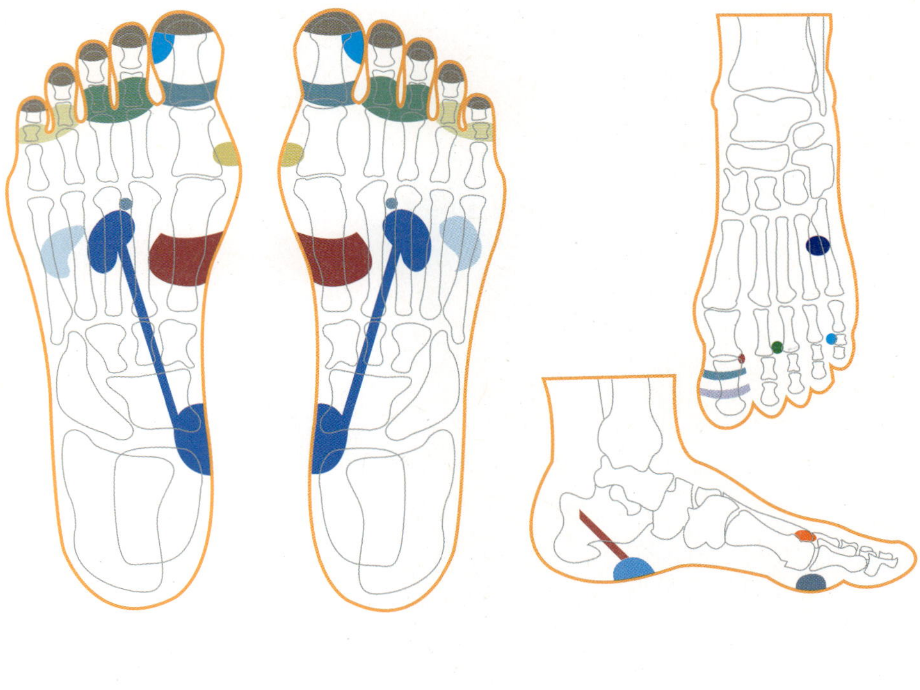

20) 어깨 결림

(1) 증상

어깨 결림은 목과 어깨를 연결하는 목덜미 부위가 뻐근하고 결리는 것을 말하며, 목덜미 주변의 근육과 인대가 단단하게 굳으면서 통증을 일으킨다. 특히, 목덜미가 결리고 머리가 무거운 증상은 고혈압, 저혈압 등의 만성질환이 있는 경우고, 어지러움, 발한 등을 동반하는 것은 갱년기 장애로 인한 경우이다.

(2) 발 반사요법

부신, 신장, 수뇨관, 방광, 요도, 목, 경추, 부갑상선, 갑상선, 승모근, 비장, 심장, 간장, 담낭, 어깨, 견갑골, 늑골, 고관절 반사구를 자극한다.

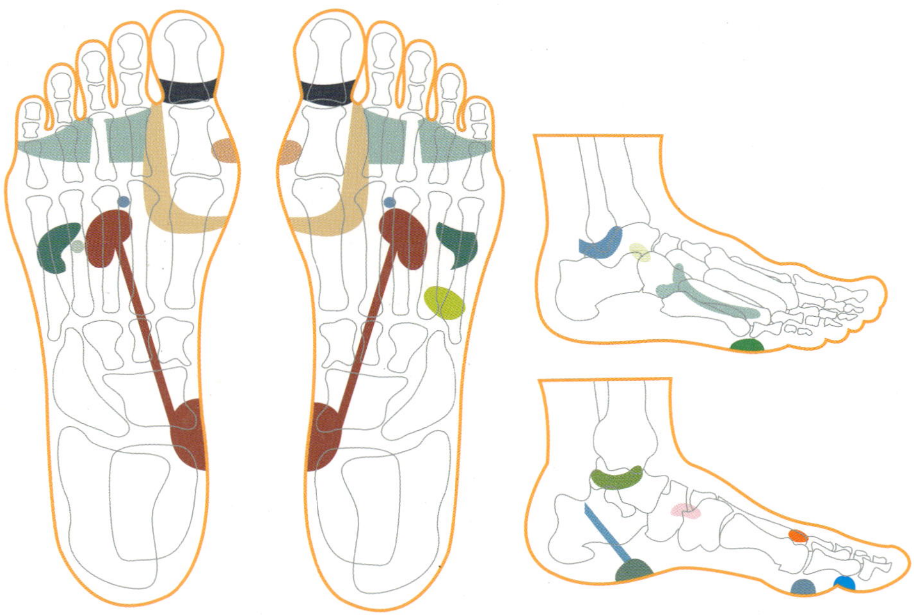

21) 여드름

(1) 증상

여드름은 피지선에 발생하는 만성염증성질환으로 호르몬의 변화, 세균감염, 유전성 요인 등 이 관련되어 있다. 대체로 사춘기에 일어나는 여드름은 남성호르몬의 자극에 의한 피지 과다로 인해 발생한다. 얼굴, 목, 등, 가슴과 같이 피지선이 발달한 피부 부위에 잘 생긴다.

(2) 발 반사요법

부신, 신장, 수뇨관, 방광, 요도, 심장, 비장, 간장, 소장, 대장, 생식선(난소·고환), 생식기(자궁·전립선), 임파선 반사구를 자극한다. 또한 추가로 발생부위(목 반사구, 가슴 반사구)등을 자극할 수 있다.

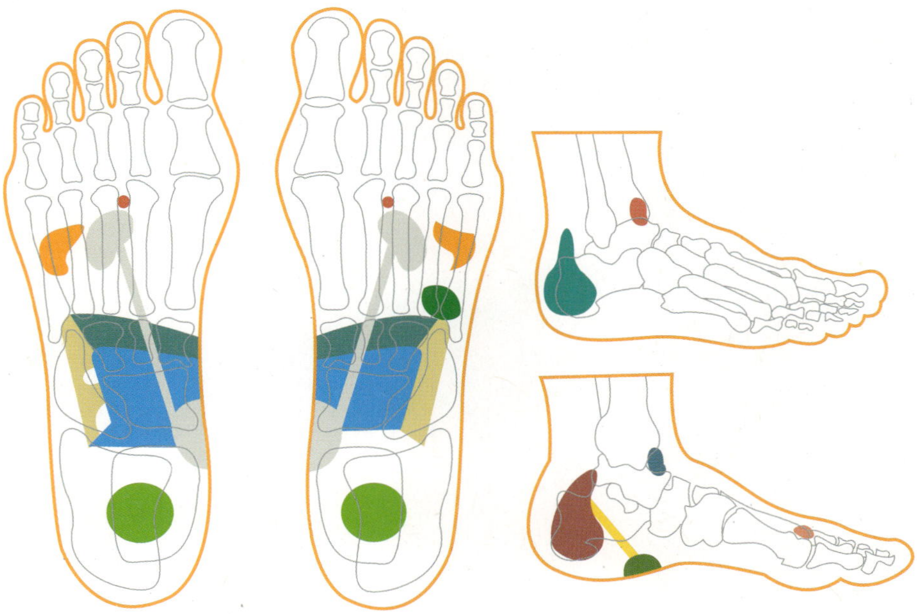

22) 주부습진

(1) 증상

주부습진은 잦은 물 사용으로 인한 피부접촉, 독성이 강한 세제나 비누, 세균에 의해 나타나며 병명은 '지장각피증'이라고 한다. 증상으로는 손가락 끝이 빨개지면서 피부가 굳어지며 갈라지고 간지러움을 유발한다.

(2) 발 반사요법

부신, 신장, 수뇨관, 방광, 요도, 심장, 비장, 소장, 대장, 팔꿈치, 임파선 반사구를 자극한다.

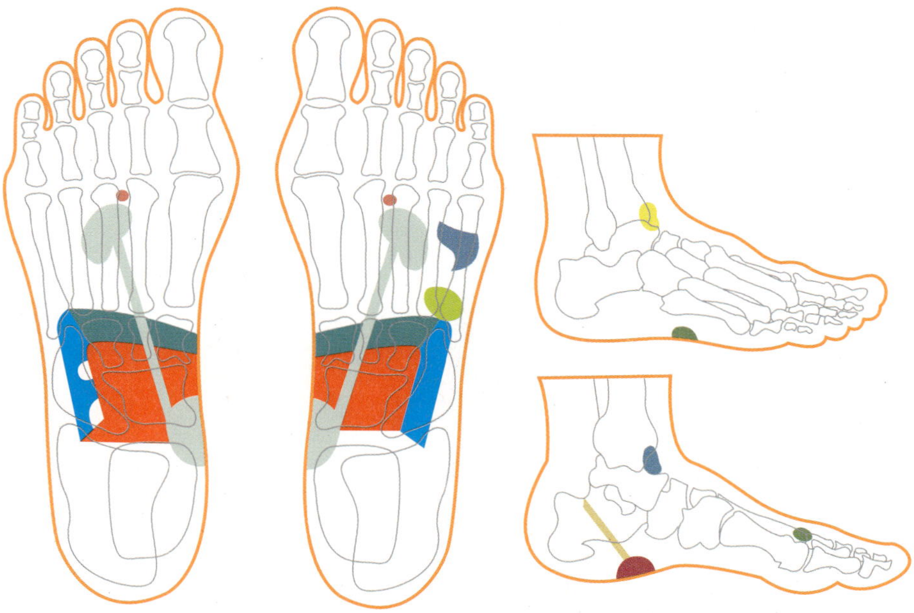

10장

발과 관련된 경락

10장
발과 관련된 경락

1. 경락의 개념

발반사요법에서 생명에너지가 이어져 있는 선(線)이 구역(zones)으로 알려져 있다면 한의학적 관점에서는 생명에너지가 이어져 있는 선을 경락이라 한다. 이들 모두 생명의 에너지선상에 막힌 곳이 생길 경우 우리는 이를 질병이라 정의하고, 이를 치료하기 위해서는 그 선들을 따라 여러 지점을 자극함으로써 막힌 곳을 뚫어 주어 질병을 예방하고 치료(치유)함으로써 면역력을 강화시켜 건강을 개선 할 수 있다.

발관리 시 경락을 함께 병행하여 관리한다면 질병의 경로를 보다 잘 이해하고 해결할 수 있는 기초가 될 수 있다. 발에는 여섯 개의 경락(족삼음, 족삼양)이 순행하는데 경락 중 주요한 혈점이 발가락에 분포되어 있다. 발반사요법과 경락의 공통점은 일정한 지점에 자극을 가함으로써 에너지 통로를 막고 있는 독소 및 노폐물을 제거한다는 것이다. 따라서 발관리를 시행한다는 것은 혈의 순행이 조화롭지 못해 생기는 울혈을 풀어주고 에너지(氣) 흐름을 자유롭게 함으로써 인체가 균형을 이루게 한다.

경락은 동양의학의 자연철학 사상에 기초를 두고 있다. 경락요법은 인체의 기(氣)를 원활히 하기 위해 경락선(경맥과 낙맥)을 자극함으로써 전신의 기혈을 운행하고 각 부분을 조절하여 인체의 기관과 조직에 충분한 영양대사를 촉진시켜 건강을 증진시킨다.

경락은 안(內)으로는 장부에 연결되어 있어 인체 안에서 기혈(氣血), 진액이 운행되는 주요 통로이고, 외부로는 표피, 털, 근육은 물론 인체의 전신에 걸쳐 있어 인체 내에서 계통으로 존재하며, 각 조직의 장기 사이에서 상호 긴밀한 관련성을 갖고 있다. 그러므로 인체의 병변 발생은 순조롭게 흘러야 하는 경락의 흐름이 막혀 해당 계통에 여러 가지 증후가 나타나는 것이라 볼 수 있다.

경락이 흐르는 기(氣)와 혈(血)이 인체의 표면까지 올라와 머무르고 통과하는 부위, 즉 경락의 기(氣)가 반응하는 구멍을 경혈(經血)이라 말하는 것으로 경혈은 모든 병의 반응점이며 병을 치료하고 개선하는 자극점이다. 이러한 경혈은 인체의 신경 위, 혈관, 근육, 근육과 근육 사이, 움푹 들어간 곳, 맥이 뛰는 바로 옆, 뼈와 뼈 사이, 관절 등 매우 많은 부위에 존재한다.

2. 음양오행

1) 음양오행이란

한의학에서 오행이란 지구의 모든 구성물을 5가지로 나눈 것이라 한다.

오행설은 음과 양이 교차하여 다섯 가지의 물질을 생성하고 삼라만상의 모든 현상은 목(木) 화(火) 토(土) 금(金) 수(水)의 다섯 개의 원소들이 서로 조합하여 생성되고 존재되고 소멸한다는 학설이다.

음양설은 우주가 생성될 때 태극(太極)(역학에서 태극이란 말은 가장 크고 넓은 무상의 근본 원리라는 철학적인 의미이다.)이라는 것이 존재하였고, 그것이 음과 양이라는 두 개의 성질을 생성하였으며, 모든 사물을 음과 양이라는 두 개의 개념에 대입시키는 것이다. 즉 하나의 사물을 두 가지 관점으로 관찰하여 상대적인 특징을 구분하는 방법이다.

세상의 모든 물질이나 보이지 않는 힘(氣)이라 할지라도 음과 양적인 것이 존재하고 오행 안에서 존재한다는 것이다. 한의학과 역학의 기본적인 체계가 되었고 현재까지 응용되는 분야로 음양의 이론으로 인체의 구조를 설명하며 생리기능과 병리변화를 설명한다. 또한 질병의 진단에 이용되기도 한다.

서양학에서의 인체에 적용시켜 보면 인체의 외부(外)는 양이고 내부(內)는 음이며, 장(臟)은 음에 속하고 부(賦)는 양에 속한다. 인체에서 이 음양의 균형이 조화를 잃으면 병이나 통증을 유발하게 된다.

인체의 내부 장기에는 오행과 대비되어진 오장(오장(五臟) - 간장(肝)·심장(心) 비장(脾) 폐(肺) 신장(腎))과 육부(육부(六腑) - 담(膽) 위장(胃) 소장·대장·방광·삼초(三焦))가 있고 경락은 모든 장기와 연결되어 유주되어진다.

(1) 음양의 특징

음양은 자연계를 두 가지로 구별한다. 음양은 각각 상대적인 개념이다.

음양은 서로 생성 - 발전 - 소멸의 과정을 겪는다. 음양은 서로 대립하나 서로에게 뿌리가 된다. 음양의 속성 안에 다시 음양이 있다.

음양은 서로 극한까지 발전하면 상대의 성질로 바뀐다.

(2) 오행의 상생상극

모든 사물은 목(木) 화(火) 토(土) 금(金) 수(水) 등 다섯 가지 기본물질의 운동변화로 상생, 상승, 상극의 관계로 존재한다.

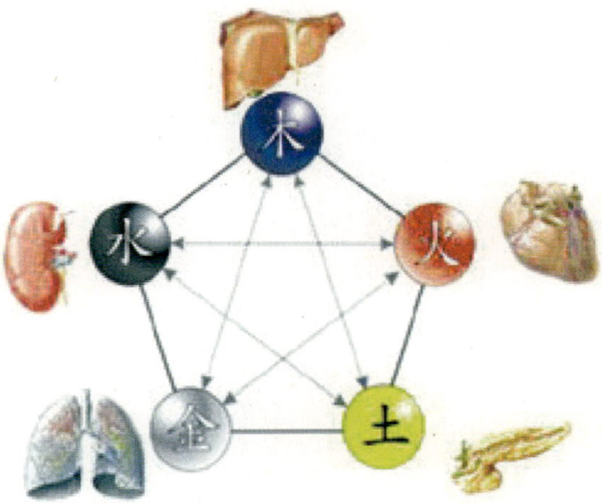

① 오행의 상생론은 모자관계에 비유한다.

목은 화를 생하고, 화는 토를 살리며, 토는 금을, 금은 수를 생한다.

- 나무가 불을 생함은 나를 버리고 불을 살림이고(목생화), 내 몸을 불태워서 재로 남음으로써 땅을 비옥하게 하며(화생토), 땅은 은근함으로 오랜 세월 묻어두었던 금을 토해내고(토생금), 바위가 많은 곳에서 흐르는 물은 맑고 깨끗하며(금생수), 물은 땅으로 스며 들어 나무의 뿌리에 수분을 공급한다(수생목).

② **오행의 상극론은 부부의 관계로 비유된다.**

이는 한쪽이 다른 한쪽을 지배하는 형상이며 위계질서를 나타내고, 직장에서의 상하관계로도 볼수 있다.

- 목으로 표현되는 나무는 땅에 뿌리를 내려서 땅의 양분을 흡수하며(목극토), 토(土)로 표현되는 흙은 논의 물꼬를 가두며 물의 흐름을 저해하고(토극수), 수(水)인 물은 불을 끄며(수극화), 화(火)인 불은 금을 녹이고(화극금), 금은 도구로서 나무를 벤다(금극목).

3. 경락의 기능

1) 교환 배설계

폐·대장경은 에너지 교환, 물질 교환을 한다. 폐는 외기(산소)를 호흡해서 노폐물(탄산가스) 을 배출하고, 대장은 분해해서 배출하고 있다. 피부도 호흡을 하므로 하나의 교환배출계로서 이 기능은 피부에도 큰 영향을 미친다.

이 기능이 원활하지 않을 경우 피부표면이 칙칙해지고 견갑근과 팔(상완근)에 통증 등의 증상이 나타날 수 있다.

2) 소화 발효계

비경·위경으로, 소화발효를 촉진하는 기능으로 음식물을 소화·흡수한다. 또한 근육의 운동, 체온 발생의 기능에도 관여한다.

이 기능이 원활하지 않을 경우 상복부비만, 여드름, 광대주변 색소침착 등이 발생할 수 있다.

3) 전화 통제계

심경·소장경으로 소장은 비위에서 소화된 음식을 기혈로 전환하고 영양조절기능을 한다. 심장은 신체를 조절하는 통제 기관으로써 심리적인 작용을 미친다.

이 기능이 원활하지 않을 경우 가슴 두근거림, 수족저림, 복부팽만, 복부비만 등이 나타날수 있다.

4) 정기 청정계(비뇨배출계)

신경·방광경으로, 특히 경맥 중에서 발끝에서 머리까지 펼쳐진 긴 선으로 자율신경에 큰 영향을 미친다. 특히 생명력을 높이는 체액의 청정화와 노폐물 배출 등의 기능을 가지고 있는 중요한 경맥이다.

이 기능이 원활하지 않을 경우 머리가 무겁고, 얼굴부종, 다리부종 등의 증상이 나타날 수 있다.

5) 순환 보호계

심포·삼초의 경락으로 실제로 존재하는 장기가 아니다. 심포는 심장을 싸고 있는 심막을 말하는데 생리적 측면에서는 림프계를 의미하는 것으로 해석해도 좋다. 삼초는 상초(호흡기계통), 중초(소화기계통), 하초(비뇨기계통)로 나뉜다.

6) 저장 배분계

간·담경맥은 상호 협력해서 에너지의 영양을 저장하고 각 기관에 배분한다. 또한 호르몬 분비를 촉진하여 피부 및 모발에도 큰 영향을 미친다.

4. 경락의 구성

경락은 크게 경맥과 낙맥으로 구분된다.

경(經)이란 팔, 다리, 몸통, 뇌 등 심층의 일정 부위에 분포하는 큰 지맥을 의미하며 직통하는 경로와 같이 경락계통의 주요 간선으로 경맥을 가리킨다. 낙(絡)이란 경(經)에서 갈라진 지맥으로 그물과 같이 선 사이를 서로 연락하는 경맥의 가늘고 작은 분지로 낙맥을 가리킨다.

경맥은 십이경맥, 십이경별, 기경팔맥으로 분류되며, 낙맥은 십오락맥, 손락맥, 부락맥, 혈락맥으로 분류된다. 이중 우리가 적용하는 미용 및 건강관리의 응용범위가 되는 경맥이 바로 십이경맥이다.

십이경맥(十二經脈)은 전신의 기혈을 운행하는 경락계통의 주요한 통로로 6장(심장, 심포, 비장, 폐, 신장), 6부(담, 소장, 삼초, 위, 대자, 방광)에 각각 한 경맥씩 연계되어 상호연결 배합함으로써 기능을 발휘한다. 십이경맥은 일정한 시작점과 끝점이 있고, 일정한 순행 부위와 접하는 순서가 있으며, 체내의 장부와도 직접적인 낙속관계가 있어 인체의 생리기능과 병리변화에 매우 중요하다. 이러한 십이경맥은 여섯 개의 수경(水經)과 족경(足經)으로 나뉘어진다.

*** 십이경맥의 유주순서**

폐경 → 대장경 → 위경 → 비경 → 심경 → 소장경

↑ ↓

간경 ← 담경 ← 삼초경 ← 심포경 ← 신경 ← 방광경

5. 발 관련 경락의 기능

음양	명명	기점	종점	기능
족삼음경 (발가락, 내장)	족태음비경 족궐음간경 족소음신경	엄지발가락(은백) 엄지발가락(대돈) 발바닥안쪽(용천)	내장(대포) 내장(기문) 내장(유부)	소화 발효 저장 배분 정기 청정
족삼양경 (얼굴, 발가락)	족양명위경 족소양담경 족태양방광경	얼굴(승읍) 얼굴(동자료) 얼굴(정명)	둘째발가락(여태) 넷째발가락(규음) 다섯째발가락(지음)	소화 발효 저장 배분 정기 청정

1) 족삼음 경혈

(1) 비경

다리 내측에 위치하고 첫째발가락(은백)에서 시작하여 내장(대포)에서 끝난다.

★ 주요 경혈점

① **은백**(殷白) **: 첫째발가락 내측 1/10분**

관련 증상 - 설사, 구토, 히스테리, 노이로제, 흥분

② **공손**(公孫) **: 발등 내측 엄지발가락 중족골 태백 후방 1촌**

관련 증상 - 위통, 구토, 복통, 요통

③ **삼음교**(三陰交) **: 복사뼈 안쪽 위 3촌**

관련 증상 - 하지마비, 생식기질환, 부인병에 효과

④ **음릉천**(陰陵泉) **: 정강이 안쪽 무릎 아래의 튀어나온 커다란 뼈에 부딪치는 곳**

관련 증상 - 무릎의 통증, 슬관절염, 부종

⑤ **혈해**(血海) **: 슬개골 내측 상연 위로 2촌, 다리를 폈을 때 생기는 움푹한 곳**

관련 증상 - 다리부종, 부인병, 변형성 무릎관절

(2) 간경

다리 내측에 위치하고 첫째발가락(태돈)에서 시작하여 내장(기문)에서 끝난다.

★ 주요 경혈점

① **태돈**(太敦) **: 엄지발가락 내측 발톱 뿌리 0.1촌**

관련 증상 - 부인과 질환, 폐경, 월경 부조

② **행간(行間) : 발등 엄지발가락과 둘째발가락 사이**

관련 증상 - 소변불리, 야뇨증, 중풍, 간 질환

③ **태충(太衝) : 발등 제 1, 2 중족골 결합부**

관련 증상 - 간 질환, 생리불순, 만성 위장 질환

④ **곡천(曲泉) : 무릎을 굽혔을 때 대퇴 후면 주름이 끝나는 부분 위**

관련 증상 - 월경통, 무릎 통증, 근 무력

(3) 신경

다리 내측에 위치하고 발바닥 1/2(용천)에서 시작하여 내장(유부)에서 끝난다.

★ 주요 경혈점

① **용천(湧泉) : 발바닥 상 1/3 지점**

관련 증상 - 원기부전, 부인병, 두통, 정신질환, 소아경련, 수족냉증

② **연곡(然谷) : 발의 내측 가장자리**

관련 증상 - 발바닥의 통증

③ **태계(太谿) : 복사뼈 내측 바로 위**

관련 증상 - 발목의 류머티즘, 월경불순

④ **축빈(築賓) : 다리의 복사뼈 내측 위로 5촌**

관련 증상 - 종아리에 나는 쥐

2) 족삼양 경혈

(1) 위경

다리 정면에 위치하고 얼굴(승읍)에서 시작하여 둘째발가락(여태)에서 끝난다.

★ 주요 경혈점

① 양구(梁丘) : 슬개골 상외측 2촌

관련 증상 - 하지불수, 슬관절통, 무릎과 위의 통증

② 독비(犢鼻) : 슬개골 인대 외측의 오목한 부위

관련 증상 - 무릎관절염, 무릎통증, 굴신불리, 슬통

③ 족삼리(足三里) : 경골 조면 외측, 무릎에서 약 3촌 아래

관련 증상 - 신경통, 하지마비, 무병장수, 발 통증, 무릎 통증, 위장 질환

④ 해계(解谿) : 발등과 발목 관절 횡문의 중앙

관련 증상 - 발목의 통증, 하지마비, 장딴지의 경련, 관절염

(2) 담경

다리 측면에 위치하고 얼굴(동자료)에서 시작하여 넷째발가락(규음)에서 끝난다.

★ 주요 경혈점

① 풍시(風市) : 자연스럽게 손을 내렸을 때 중지 끝이 닿는곳

관련 증상 - 좌골신경통, 하지동통, 대퇴신경통, 고관절통

② 양릉천(陽陵泉) : 무릎 외측 바로 옆

관련 증상 - 근육통, 하퇴부경련, 좌골신경통, 무릎관절통

③ 양교(陽交) : 외측 복사뼈 위로 7촌

관련 증상 - 요통, 하지불수, 신경통, 무릎관절통, 발목동통

④ 구허(丘墟) : 외측 복사뼈 전하방, 오목한 부위

관련 증상 - 발목염좌

⑤ 족임읍(足臨泣) : 발등 제4, 5 종족골 결합 부위의 앞쪽 오목한 부분

관련 증상 - 발목동통, 요통, 족부동통, 관절통

(3) 방광경

다리 후면에 위치하고 얼굴(정명)에서 시작하여 다섯째발가락(지음)에서 끝난다.

★ 주요 경혈점

① 위중(委中) : 슬와횡문의 정중선

관련 증상 - 무릎관절통, 요통, 종아리 부분 경련과 통증

② 승산(承山) : 위중 아래의 8촌

관련 증상 - 하지경련, 종아리, 근육통

③ 비양(飛陽) : 곤륜 위 7촌

관련 증상 - 정신질환, 관절염

④ 곤륜(崑崙) : 외측 복사뼈와 아킬레스건 사이의 오목한 곳

관련 증상 - 발 뒤꿈치의 통증, 좌골신경통

3) 족삼음, 족삼양 경혈도

① 족태음 비경

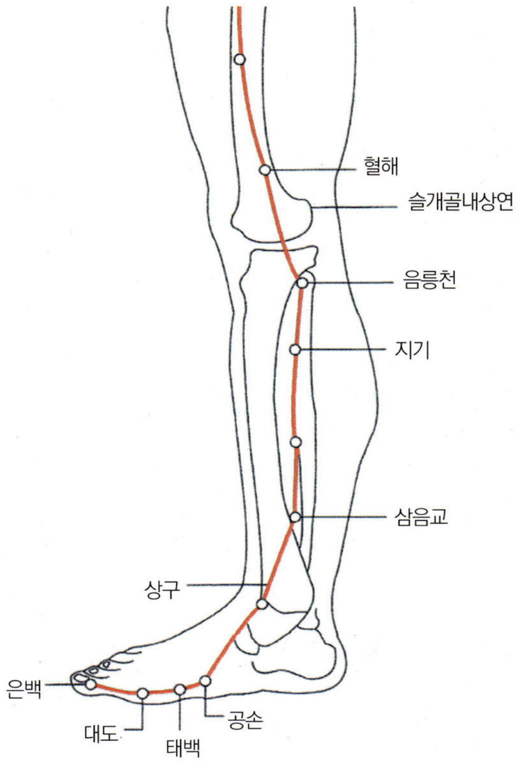

② 족궐음 간경

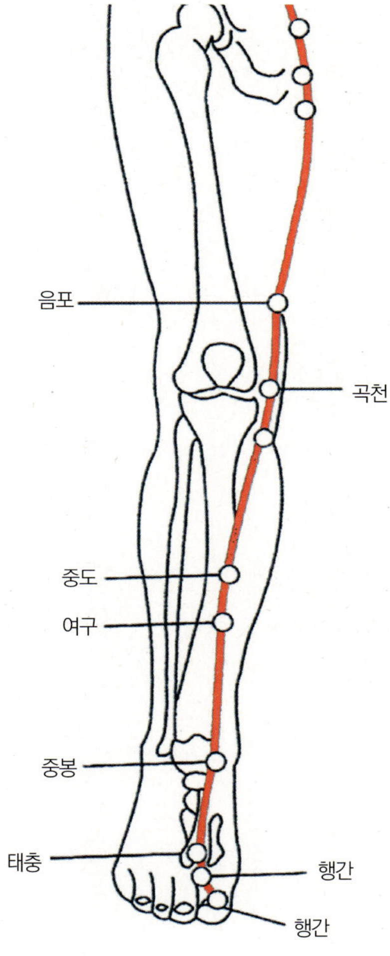

③ 족소음 신경

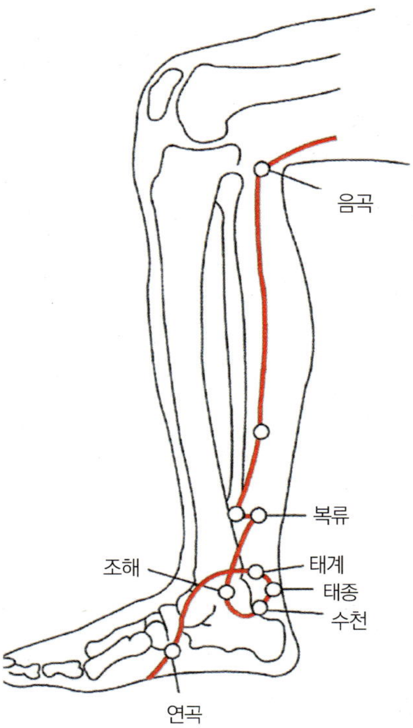

④ 족양명 위경

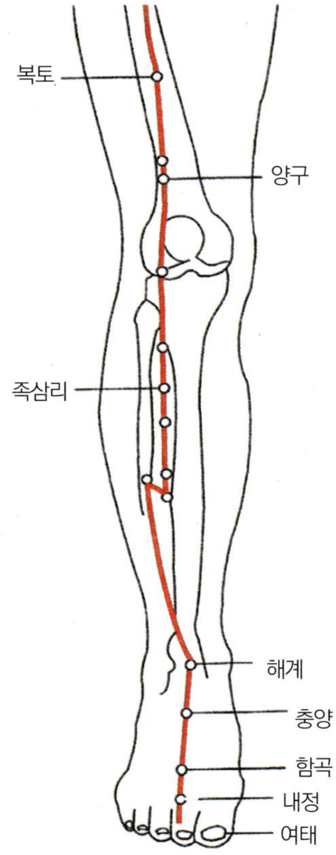

⑤ 족소양 담경

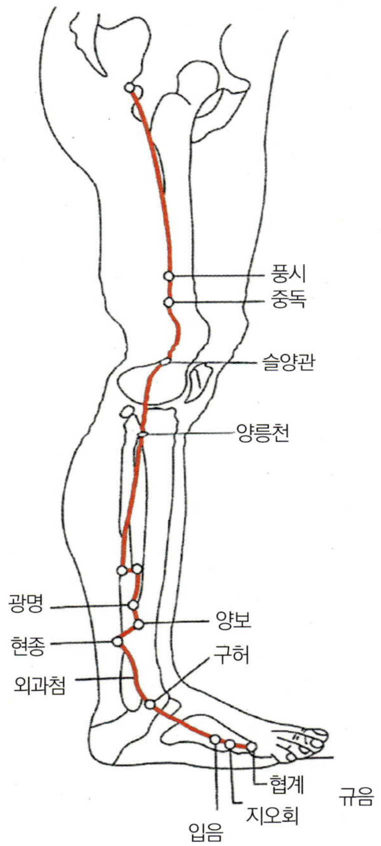

⑥ 족태양 방광경

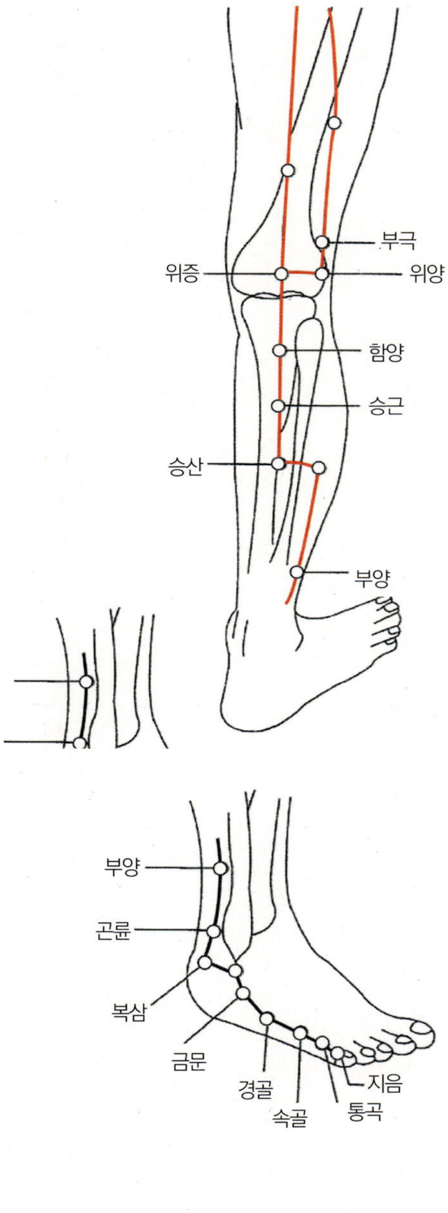

참고문헌

국제오약석발건강 교류협회자료집, 2005

김광옥외, 발관리학, 수문사, 2004

김수자외, 발정맥마사지와족부반사학, 청구문화사, 2006

양상구외, 발건강 예방 치유요법, 국제약석, 1997

소정룡, 발반사건강법, 도서출판 진리탐구, 1998

허맹자, 발반사요법과 마사지,도서출판 예림, 2008

발관리학, 김기연외 현문사, 2010

조수현, 足 발반사학, 정담미디어, 2003

발관리학 원윤경외 , 훈민사, 2009

최영순외, 발관리학, 청구문화사, 2004

박지영, 소독과전염병학, 정담미디어, 2003

김윤정외 공중위생관리학, 퍼시픽북스 2008

이정수외 해부생리학, 현문사, 2003

Herlihy, 알기쉬운해부생리, 정담미디어, 2011

박성기외 경락원론, 정문각, 2001

김정자외, 한방미용과 경락, 훈민사, 2003

이혜영외 홀리스틱테라피스트를 위한 발관리학, 군자출판사, 2006

오홍근외, 피부미용인을 위한 아로마테라피 훈민사, 2002

장매화외, New 한방미용과 경락, 구민사, 2016

최윤경외, 해부생리학, 구민사, 2014

저자약력

이재남(건국대학교 산업대학원 향장학과 조교수(교육))

김미정(건국대 미래지식교육원 지도교수)

김유정(여주대학교 뷰티미용과 교수)

발건강관리학

2017년 3월 2일 초판 인쇄
2017년 3월 5일 초판 발행

지은이 이재남 | 김미정 | 김유정

발행인 조규백

발행처 도서출판 구민사

주　소 (07299)서울특별시 영등포구 당산로2길 12, 1004호
Tel (02)701-7421　　　　**Fax** (02)3273-9642
Http://www.kuhminsa.co.kr
신고번호 제313-1980-3호(1980년 2월 4일)

ISBN 979-11-5813-424-2 93150
값 24,000원